Die „Monographien aus dem Gesamtgebiete der Neurologie und Psychiatrie" sind in zwei selbständige Reihen, und zwar

Schriftenreihe Neurologie / Neurology Series und

Monographien aus dem Gesamtgebiete der Psychiatrie / Psychiatry Series

aufgeteilt worden, da das Gesamtgebiet der Neurologie und Psychiatrie nicht mehr vom einzelnen übersehen werden kann. Die sprunghafte Entwicklung der Grundlagenforschung, die Erschließung neuer Methoden und Anwendungsgebiete haben jeder der beiden Nachbardisziplinen so viel Eigenleben und Eigenständigkeit gegeben, daß sich die Organisation der wissenschaftlichen Mitteilung auf diese neue Situation einstellen mußte.

Schriftenreihe Neurologie — Neurology Series

Band 2

Armin Prill

Die neurologische Symptomatologie der akuten und chronischen Niereninsuffizienz

Befunde zur pathogenetischen Wertigkeit von Stoffwechsel-, Elektrolyt- und Wasserhaushaltstörungen sowie zur Pathologie der Blut/Hirn-Schrankenfunktion

Mit 49 Abbildungen

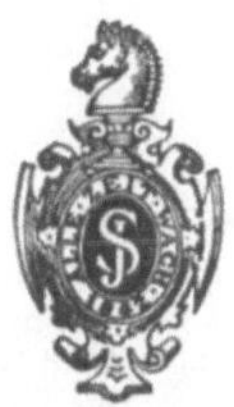

Springer-Verlag Berlin · Heidelberg · New York 1969

Dr. med. Armin Prill
Privatdozent für Neurologie und Oberarzt der
Neurologischen Universitätsklinik in Göttingen

Diese Arbeit wurde mit dem „Heinrich Pette-Preis‘
der Deutschen Gesellschaft für Neurologie (31. 3. 1969)
ausgezeichnet

ISBN-13: 978-3-540-04704-9   e-ISBN-13: 978-3-642-48825-2
DOI: 10.1007/978-3-642-48825-2

Titel-Nr. 3422

Geleitwort

Es entsprach einer logischen Entwicklung, daß nosographische Studien, die Abgrenzung von Krankheitsentitäten und deren Zuordnung zu morphologischen Veränderungen in einer ausschließlich auf das Nervensystem orientierte Betrachtung, die klinische Neurologie zunächst prägten. Auch die Neurophysiologie war sowohl in ihrer experimentellen Ausrichtung wie in der Analyse neurologischer Krankheitsbilder bis in die jüngste Zeit hinein überwiegend auf die Erfassung der spezifischen Funktionen des zentralen und peripheren Nervensystems als Information vermittelnden und verarbeitenden Strukturen ausgerichtet. Sowohl im klinischen wie im neurophysiologischen Bereich handelt es sich um Entwicklungen unseres Faches, die noch lange nicht abgeschlossen sind.

Auffallend spät rückte die Betrachtung des Gehirns als Organ mit hochdifferenzierten biochemischen Funktionen, welches von der Gesamtstoffwechsellage des Organismus sowie von Regulationen aus der Peripherie abhängig ist und an extraneuralen Krankheiten partizipiert, stärker in den Vordergrund. Dabei wurde allerdings auch klar, daß das Hirnparenchym hinsichtlich seiner vasculären Regulation und des Stoffaustausches an seinen Grenzflächen eine Sonderstellung einnimmt und in der Bluthirnschranke über einen Funktionskomplex verfügt, der sein physikochemisches Milieu gegen Fluktuationen von außen in gewissen Grenzen sichert.

Die klassischen Grundlagen der Neurologie haben durch diese Weiterentwicklung nicht an Gültigkeit verloren. Das Verständnis der Pathogenese einer Reihe neurologischer Erkrankungen wird aber nur bei Berücksichtigung des extraneuralen Krankheitsgeschehens erweitert, andererseits sind Symptomatik und Verlauf vieler Krankheiten, die primär nicht dem Fachgebiet der Neurologie zuzuordnen sind, durch die Beteiligung des Nervensystems maßgeblich, ja entscheidend determiniert. Damit ergeben sich in Methodik und Denkweise der Neurologie immer breitere Berührungsflächen besonders mit der inneren Medizin. Zwangsläufig entsteht aus dieser Entwicklung für beide Fächer die Notwendigkeit einer verstärkten Kooperation sowohl auf der Ebene des klinischen Handelns wie der experimentellen Forschung.

Die Monographie von Herrn Dozent Dr. PRILL belegt diese Erkenntnis mit einer Studie über die neurologische Symptomatologie der akuten und chronischen Niereninsuffizienz.

Aus der neurologischen Konsiliartätigkeit auf der Dialysestation der Medizinischen Klinik der Universität Göttingen entwickelte sich eine wissenschaftliche Zusammenarbeit mit den Internisten. Während hierbei zunächst Störungen des peripheren Nervensystems im Vordergrund standen, ergab sich sehr bald bei den Dialyse-behandelten Patienten die Notwendigkeit, intensiver auf die Besonderheiten der zentralnervösen Funktion und deren Störungen unter den veränderten Stoffwechselbedingungen des Nierenversagens und der Dialysebehandlung einzugehen. Ein wesentlicher Ansatz der Studie betrifft den Versuch, Auswirkungen der renalen Insuffizienz auf die Zusammensetzung der Cerebrospinalflüssigkeit zu erfassen, Änderungen unter dem Aspekt der gestörten Bluthirn/Blutliquor-Schrankenfunktion zu analysieren und festzustellen, inwieweit Liquorbefunde ergänzende oder aufschluß-reichere Information über Störungen der zentralnervösen Tätigkeit vermitteln kön-nen als die Ergebnisse der Blutuntersuchungen allein. Dabei zeigten besonders die Elektrolytverschiebungen im Liquor sehr deutlich, daß auch in der pathologischen Situation der Azotämie die Tendenz besteht, physiologisch einregulierte Elektrolyt-konzentrationen im Zentralnervensystem soweit und solange wie möglich aufrecht zu erhalten. Die ermittelten Daten belegen den besonderen Informationswert einer Korrelation von Serum- und Liquorbefunden. Hirnelektrische Befunde, Einzelheiten der klinischen Symptomatologie bei psychischen und organneurologischen Kompli-kationen, speziell die Polyneuropathie, werden ausführlich dargestellt.

Die Studie von Herrn PRILL bringt aufschlußreiche Befunde und zum Teil neue Erkenntnisse über die Beteiligung des zentralen und peripheren Nervensystems am Krankheitsbild der Niereninsuffizienz, die sowohl für den Neurologen wie für den Internisten von Interesse sind. Mit den noch offenen Problemen dokumentiert sie die Notwendigkeit einer noch intensiveren Kooperation zwischen Vertretern beider Fächer, die vor allem von der akuten Situation am Krankenbett ausgehen muß, wenn sie fruchtbar sein soll.

Göttingen, Mai 1969 H. J. BAUER

Vorwort

Die Resultate der vorliegenden Untersuchungen geben das Bild der neurologischen Symptomatologie der akuten und vor allen Dingen der chronischen Niereninsuffizienz wieder. Da es von vornherein auf eine pathogenetische Analyse der Wertigkeit von renalen Stoffwechsel-, Elektrolyt-, Säure/Basen- und Wasserhaushaltstörungen ankam, genügte nicht die Beschreibung allein des neurologischen Status. So war es für mich von entscheidender Bedeutung, Patienten der Medizinischen Universitätsklinik Göttingen untersuchen und deren Krankengeschichten einsehen und vorliegende intern-medizinische Befunde zur Analyse des neurologischen Status auswerten zu dürfen. Diese Unterstützung und das Entgegenkommen bei der Durchführung der Untersuchungen durch Herrn Prof. Dr. W. Creutzfeldt, Direktor der Medizinischen Klinik und Poliklinik der Universität Göttingen, und durch Herrn Prof. Dr. F. Scheler, Leiter der Nephrologischen Abteilung der Medizinischen Universitätsklinik, sowie nicht zuletzt der Förderung durch Herrn Prof. Dr. H. Bauer, Direktor der Neurologischen Klinik und Poliklinik der Universität Göttingen, haben die vorliegende Arbeit ermöglicht. Hierfür sei an dieser Stelle verbindlich gedankt.

Aus der Beschäftigung mit dem anstehenden Thema ergab sich ein zunehmend enger Kontakt mit den Kollegen der Nieren- und Dialyse-Abteilung sowie des Labors der Medizinischen Universitätsklinik. Ihnen sei hiermit für ihr entgegenkommendes Verständnis für meinerseits als wünschenswert erachtete Untersuchungen gedankt. Mein besonderer Dank gilt auch Herrn Dr. E. Volles, der mir bei der Durchführung vor allem der elektrophysiologischen Untersuchungen behilflich war, und Herrn Dr. E. Quellhorst für seine stete Bereitschaft zur Diskussion nephrologischer Fragenstellungen.

Dem Springer-Verlag und den Herausgebern der Schriftenreihe danke ich für die Bereitschaft zur Veröffentlichung der Arbeit, dem Verlag darüber hinaus für die gute Ausstattung des Buches.

Göttingen, Mai 1969 Armin Prill

Inhaltsverzeichnis

1a. Einleitung

Neurologische Komplikationen als Folge renaler Insuffizienz entsprechen klinischen Erfahrungen, die bereits vor mehr als 100 Jahren gemacht wurden, als z. B. ADDISON, 1839 [1.1] komatöse Zustände, Konvulsionen, psychotische Episoden, psychische Leistungsminderungen und Bewußtseinstrübungen beschrieb. Etwa gleichartig waren die Erfahrungen u. a. von GOWERS [1.8], DEJERINE [1.7] und OPPENHEIM [1.15]. Als eindringlich werden gegen Ende des vorigen Jahrhunderts cerebrale Anfallszustände bei renaler Insuffizienz u. a. von GOWERS [1.9], CHAUFFARD [1.5], CHANTEMESSE u. TENNESON [1.4] sowie OSLER [1.16] beschrieben. Bereits einige Jahre zuvor — 1842—1874 — waren die ersten für die Nierenphysiologie wesentlichen Arbeiten von BOWMAN [1.3], LUDWIG [1.14] sowie HEIDENHAIN [1.11] über Aufbau und Funktion der Glomerula und Tubuli sowie über renale Blutdruckregulation erschienen. Die aber noch unsichere Einsicht in die pathogenetische Situation neurologisch-psychiatrischer Komplikationen kommt jedoch z. B. darin zum Ausdruck, wenn CULLERE [1.6] 1901 schreibt, man solle jenseits des 41. Lebensjahres bei Auftreten katatoner Zustände durchaus auch an eine Urämie denken. — Ein neuer intensiver Abschnitt der Erforschung der Nierenkrankheiten wird sodann später in Deutschland durch VOLHARD eingeleitet, der mit der Unterscheidung einer „akuten oder eklamptischen Form der (falschen) Urämie" gegenüber „chronischer Pseudo-Urämie" und „echter Urämie" gleichzeitig versucht, eine Ordnung der zentralnervösen Komplikationen der Niereninsuffizienz zu inaugurieren [1.25]. Differenzierter werden schließlich die Erfahrungen, als es zunehmend gelingt, die renalen Störungen des Säure-Basen- und Elektrolythaushaltes zu erfassen. Hierher gehören etwa die von WYNN u. ROB [1.28] vorgenommenen Differenzierungen einer schnell entwickelten Wasserintoxikation mit akuter cerebraler Symptomatologie in Form von Konfusionen, Somnolenz, deliranten Episoden, Aufmerksamkeitsstörungen und Lokalzeichen wie Aphasie oder Koordinationsstörungen gegenüber der langsam einsetzenden Überwässerung mit allgemeiner Schwäche, Lethargie, Apathie, Desorientierung und schließlich Koma. Diese im Grunde unspezifischen neurologisch-psychiatrischen Komplikationen wecken jedoch nicht wesentlich das Interesse in einer speziellen pathogenetischen Situation, da Verlaufsbeobachtungen und Studien zur Entwicklung der Symptomatologie renaler neurologischer Erkrankungen in Abhängigkeit zu Stoffwechselbefunden in Anbetracht des baldigen Ablebens der Patienten praktisch nicht möglich sind.   Hier ändert sich sodann die Situation erneut, als nach der Schaffung eines brauchbaren Dialysators durch KOLFF [1.13] und der Möglichkeit einer dauerhaften Shuntung von Arterien und Venen durch QUINTON, DILLARD u. SCRIBNER [1.20] die extrakorporale Hämodialyse und prinzipiell gleichwertig die Peritonealdialyse zur Behandlung der akuten und chronischen Niereninsuffizienz eingeführt und damit die Überlebenschance der einzelnen Patienten wesentlich verbessert wird. Für Großbritannien errechnen z. B. WOODRUFF [1.27] sowie DE WARDENER [1.26], daß dort jährlich ca. 7000 Patienten an den Folgen einer angeborenen

oder erworbenen Nierenerkrankung, im wesentlichen also chronischen Glomerulo-
bzw. Pyelonephritiden versterben. Trotz der durch den Aufwand bedingten tech-
nischen Einschränkungen in der Behandlungskapazität und der immensen Kosten
für intermittierende Dialysen eines Patienten pro Jahr von ca. 25000 DM [1.10] wird
ein Teil dieser Patienten am Leben und nicht selten arbeitsfähig erhalten. TENCKHOFF
u. SCRIBNER [1.23] berichten für die seit 1960 in Seattle (USA) bestehenden Dialyse-
zentren, daß von insgesamt 29 behandelten Patienten 17 voll rehabilitiert wurden und
je drei 90%ige bzw. 80%ige und nochmals drei 60%ige Arbeitsfähigkeit (unter Zu-
grundelegung einer 40-Std-Woche als 100%ige Rehabilitation) erreichten. Dennoch
ist nicht zu übersehen, daß mit dieser Verbesserung der Lebenschance auch zahlreiche neuartige Komplikationsmöglichkeiten auftauchen und nun auch sekundäre
Krankheitszustände der renalen Insuffizienz zur Beobachtung kommen, die bis dahin
nur wenig oder gar nicht bekannt waren. Hierzu wurde in den letzten Jahren vor
allen Dingen über nephrogene Polyneuropathien, so insbesondere von TENCKHOFF
[1.21], TENCKHOFF et al. [1.22], TYLER [1.24], ASBURY et al. [1.2], JEBSEN et al. [1.12]
und uns selbst [1.17, 1.19] berichtet. Unsere Erfahrungen [1.18] über neurologische
Komplikationen renaler Genese an Hand der 1965 in der Medizinischen Universitätsklinik Göttingen dialysierten Patienten faßten wir dahingehend zusammen, daß die
nephrogene Polyneuropathie eine sehr häufige Komplikation im Finalstadium der
Niereninsuffizienz sei und zentralnervöse Syndrome in mehr oder weniger schwerer
Ausprägung vor allen Dingen mit hirnorganischer Leistungsminderung, neurasthenischen Symptomen, Hyperreflexie, Myoklonien, andersartigen extrapyramidalen
Hyperkinesen und cerebralen Anfällen unter eben den gleichen Ausgangsbedingungen bei einem Großteil der Patienten zur Ausprägung kommen. Wesentlicher aber
als diese Aufführung von Einzelsymptomen ist der Umstand, daß einerseits mit
Wahrung der Lebenschance chronisch nierenkranker Patienten, aber unter kompensiert fortbestehender pathologischer Stoffwechsellage, nun andererseits bislang nicht
bekannte Sekundärerkrankungen zur Ausprägung kommen, die u. a. und z. T.
schwerwiegend das zentrale und periphere Nervensystem betreffen. Wir haben darüber hinaus kürzlich [1.17] in Herausstellung einer konträren Situation zusammengefaßt, „daß einerseits die Dialyse grundsätzlich und speziell ihre Intensität erforderlich ist, um neurologische Symptome der Niereninsuffizienz einzudämmen, andererseits aber u. U. durch die gleiche durchaus notwendige Methode prinzipiell auch
neurologische Komplikationen gefördert werden können", wenn hierbei vor allen
Dingen akute Verschiebungen im Elektrolytstoffwechsel sowie Säure-Basen- und
Wasserhaushalt berücksichtigt werden. — Insgesamt handelt es sich hier um ein
komplexes neurologisches Syndrom der renalen Insuffizienz, dessen Einzelsymptome
in den letzten Jahren zwar häufiger beschrieben, das andererseits aber bislang zusammenfassend nicht ausreichend charakterisiert wurde, wobei vor allen Dingen die
Parallelität der Entwicklung der Störungen am peripheren und zentralen Nervensystem bei den gleichen Patienten, langzeitige Verlaufsbeobachtungen und Versuche
einer Korrelation zu internmedizinisch erfaßten pathologischen Stoffwechseldaten
zur Debatte stehen.

1b. Eigene Untersuchungen

Unsere eigenen Untersuchungen reichen bis in das Jahr 1965 und in Einzelfällen bis 1964 zurück, so daß wir z. T. Verlaufsbeobachtungen für einzelne Patienten bis zu 3 Jahren zur Verfügung haben. Zur Auswertung liegen die Befunde von 133 Patienten mit chronischem und akutem Nierenversagen vor. Diagnosen, Alter und Geschlecht sind in Tabelle 1/1 differenziert.

Tabelle 1/1. *Gliederung der untersuchten Patienten nach Diagnosen, Geschlecht und Alter*

Diagnose	Pat. Zahl	♂	♀	Alter in Jahren z. Z. der ersten Untersuchung				
				10—20	21—30	31—40	41—50	über 50
1	14	10	4		6	1	3	4
2	1	1			1			
3	3	3			1	2		
4	48	31	17	4	14	15	9	6
5	42	11	31	1	9	12	11	9
6	1		1	1				
7	3	2	1		2	1		
8	7	5	2			1	3	3
9	8	3	5			3	3	2
10	3	2	1				1	2
11	3		3	3				
	133	68	65	9	33	35	30	26

Diagnose: 1 Akutes Nierenversagen (Schock, post-operativ, Intoxikation, Pankreatitis). 2 Akute Glomerulonephritis. 3 Subakute Glomerulonephritis. 4 Chronische Glomerulonephritis. 5 Chronische Pyelonephritis — interstitielle Nephritis bei Phenacetinabusus. 6 Salt losing nephritis. 7 Angeborene Nierenerkrankungen (Cystennieren usw.) mit sekundärer Niereninsuffizienz. 8 Nicht klassifizierte Niereninsuffizienzen. 9 Andere Nierenerkrankungen (Tuberkulose, Periarteriitis nodosa, Tumor, Nierenarterienverschluß, sekundäre Niereninsuffizienz bei Elektrolyt-Dysequilibrium). 10 Niereninsuffizienz bei Diabetes mellitus. 11. Lipoidnephrose.

Nephrotische Syndrome bei Glomerulonephritis sind unter (4) eingegliedert, Elektrolytstörungen mit klinischer Wertigkeit (z. B. Hypernatriämie-Syndrom) bei den entsprechenden Grundkrankheiten berücksichtigt worden.

Im einzelnen wurden die *Krankengeschichten* der Medizinischen Universitätsklinik und in wenigen Fällen der Neurologischen Universitätsklinik Göttingen ausgewertet. Gleichzeitig wurden, so weit wie möglich, Krankengeschichten auswärtiger Krankenhäuser und Einzelbefunde behandelnder Hausärzte herangezogen, um Verlaufsanalysen des internen und neurologischen Status zu ermöglichen. Berücksichtigt wurden insbesondere die (in den Krankenblättern der Medizinischen Universitätsklinik fortlaufend aufgeführten) Daten zum Wasser-, Elektrolyt- und Säure-Basen-Haushalt sowie über Retentionen harnpflichtiger Substanzen (Harnstoff-N, Kreatinin, Harnsäure im Serum). Zusätzlich sind die Untersuchungen zum Kohlenhydrat- und Eiweißstoffwechsel in Beziehung zur neurologischen Fragestellung ausgewertet worden.

Ohne die in den herangezogenen Krankenblättern aufgezeichneten neurologischen Befunde wurden (an 133 Patienten) *311 neurologische und psychopathologische Untersuchungen* (jedoch ohne psychologische Testprotokolle) durchgeführt. Differenziert wurde in jedem Fall nach dem peripheren und zentralnervösen Status.

Insgesamt wurden *261 hirnelektrische Untersuchungen* durchgeführt — in wenigen Ausnahmen bei extremem Hypertonus oder starker Bewußtseinstrübung ohne Provokation durch Hyperventilation, in einzelnen Fällen jedoch gleichzeitig mit Photostimulation. Die EEG wurden überwiegend unabhängig von Dialysen, z. T. vor, während oder unmittelbar nach Peritoneal- bzw. Hämodialysen geschrieben. (Die Ableitungen erfolgten in der Abteilung für Klinische Neurophysiologie der Nerven-kliniken der Universität (Leiter: Prof. Dr. F. DUENSING)).

Zur Ergänzung der peripher-neurologischen Befunde wurde *115mal der elektrophysiologische Status des peripheren Nervensystems* festgelegt. Im Rahmen der dabei durchgeführten *elektroneurographischen Untersuchungen* wurden jeweils im einzelnen die Nervenleitgeschwindigkeiten im Nervus ulnaris, Nervus medianus und Nervus peroneus in den distalen und proximalen Extremitätenabschnitten, die terminale Überleitungszeit und die Parameter des (mit Oberflächenelektroden abgeleiteten) Muskel-antwortpotentials gemessen. Zusätzlich wurde in Einzelmuskeln der oberen und unteren Extremi-tät das *Elektromyogramm* registriert. In einigen Fällen erfolgte außerdem eine Aufzeichnung der *Reizstärke/Reizzeit(i/t)Kurven* sowohl für „Viereck"- als auch für Exponentialstromimpulse zur Abgrenzung des Ausmaßes der Entartungsreaktion im gesamten Muskelquerschnitt bei Polyneuro-pathie sowie die *elektrophysiologische Prüfung der motorischen Endplattenfunktion* durch frequenzabhängige Reizbelastung.

Insgesamt wurden *73 Untersuchungen des lumbalen Liquors* durchgeführt. Das Augenmerk richtete sich hierbei auf die Bestimmung des *Gesamtproteins*, die *Mastixkurve*, die *Zellzahl*, die *Elektrophorese*, *quantitativ-immunophoretische Analysen*, die *Retention von Harnstoff, Kreatinin und Harnsäure* sowie den *Elektrolytstatus* und die *Osmolarität*. Diese Daten wurden zeitgleich zu den Ergebnissen der ent-sprechenden Serum- bzw. Plasmauntersuchungen festgelegt.

Die aus diesen Analysen ausgewerteten Resultate sind nachfolgend in einzelnen Kapiteln zu-sammengefaßt, wobei entgegen der sonstigen Gewohnheit die Bewertung der Liquordaten an erster Stelle erfolgt. Diese u. E. jedoch wesentliche Konsequenz ergab sich aus der Erkenntnis, daß die sich in der Zusammensetzung der Cerebrospinalflüssigkeit zumindest teilweise widerspiegelnde Stoff-wechselsituation des zentralen Nervensystems grundlegend wichtig für Analysen der nervösen Funk-tion ist.

2. Auswirkungen der renalen Insuffizienz auf die Zusammensetzung der Cerebrospinalflüssigkeit, den Stoffwechsel des ZNS und zentralnervöse Funktionen

Gegenüber den weitgehend im Vordergrund des Interesses stehenden nephrogenen Polyneuropathien sind die zentralnervösen neurologischen Komplikationen bei renaler Insuffizienz bislang weniger beachtet worden. Vor der Ära der Dialysetherapie wurden meist lediglich die beim plötzlichen Nierenversagen auftretenden akuten neurologisch-psychiatrischen Reaktionstypen mit Bewußtseinstrübung bis zu Somnolenz, Myoklonien und Reflexsteigerungen beobachtet. Diese Komplikationen wurden vornehmlich als unspezifische zentralnervöse Funktionsstörungen durch abrupte Intoxikation mit retinierten, ansonsten harnpflichtigen Substanzen angesehen. Die Situation änderte sich erst nach Einführung und zunehmender Anwendung der Dialysetherapie, obwohl jetzt — aus äußerem Anlaß auf die internen Nierenstationen beschränkt — vornehmlich den gelegentlich unter oder unmittelbar nach der Dialysebehandlung auftretenden zentralnervösen Komplikationen mit Bewußtseinstrübung, zunehmenden encephalopathischen Beschwerden und sogar Krampfanfällen, dem sog. Dysequilibriumsyndrom, Beachtung geschenkt wurde. — Unsere Untersuchungen richten sich umfassender auf das anstehende Thema und sollen der Versuch einer allgemeineren Analyse der zentralnervösen nephrogenen Komplikationen unter Bezug auf die zur Verfügung stehenden internmedizinischen Stoffwechselanomalien sein. Aus dieser Grundforderung ergibt sich bereits die Konsequenz, schon anfänglich zu überprüfen, ob die aus den Analysen vornehmlich des Blutserums für den extracerebralen Körperbereich nachgewiesenen Funktionsstörungen gleichwertig auch für das Zentralnervensystem gelten, zumal hier mit der Einschaltung der Blut/Hirn- bzw. Blut/Liquor-Schranke als wichtiger, aber für einzelne Stoffwechselprodukte auch unterschiedlich wirksamer Barriere zu rechnen ist. Auf jeden Fall erscheint es uns unkritisch, bedenkenlos lediglich internmedizinische Daten zur Korrelation mit klinisch-neurologischen, psychopathologischen oder hirnelektrischen Befunden in *pathogenetischer Hinsicht* zu verwerten. Unsere Aufgabe konzentriert sich daher vorerst auf die Erfassung einiger u. E. wesentlicher Liquordaten zur Retention harnpflichtiger Substanzen bzw. zur Überprüfung nephrogener Störungen des Elektrolyt- und Säure-Basen-Haushaltes. Es erweist sich darüber hinaus als zweckmäßig, nicht nur vom Ausmaß der Nierenfunktionsstörung und deren Auswirkungen auf den Liquormechanismus Beziehungen zur klinisch-neurologischen Symptomatologie zu ziehen, da die Verteilungsrate der retinierten Stoffe in der Cerebrospinalflüssigkeit und damit indirekt im zentralnervösen Parenchym durchaus unterschiedlich zu den Serumbefunden sein kann. Wir werden daher auch umgekehrt vorgehen müssen, d. h. vom komplexen klinischen Syndrom ausgehend dessen

Korrelation zu einigen wichtigen Stoffwechselanomalien zu untersuchen, um Rückschlüsse auf die Wertigkeit einzelner pathophysiologischer Dysregulationen für die Ausprägung zentralnervöser Störungen ziehen zu können. Es wird sich hierbei als zweckmäßig erweisen, die zentralnervöse Symptomatologie bei chronischer und akuter Niereninsuffizienz in fünf Gruppen nach klinischen, psychopathologischen und hirnelektrischen Gesichtspunkten aufzugliedern (Tabelle 2/1).

Tabelle 2/1. *Gruppeneinteilung der zentralnervösen Störungen*

I. *Keine Störungen.*

II. *Unspezifische „Spur"-Befunde* (z. B. leichte Reflexerhöhungen; neurasthenische Syndrome (Hypertonus!)).

III. *Leichte bis mittelgradige neurologische Störungen* (Hyperreflexien; leichte EEG-Allgemeinveränderungen; Reduzierung der permanenten psychischen Leistungsfähigkeit; geringe Asymmetrien im neurologischen und EEG-Befund).

IV. *Schwere neurologische Störungen* (erhebliche Hyperreflexien; Myoklonien; mittelgradige EEG-Veränderungen mit deutlicher Verlangsamung des Grundrhythmus, fehlender bzw. paradoxer arousel-Reaktion sowie Zeichen einer Hirnstammirritation; leichte Bewußtseinstrübungen bzw. mäßige Hirnleistungsschwäche).

V. *Schwerste neurologische Störungen* (erhebliche Hyperreflexien mit Asymmetrien des Befundes und gegebenenfalls Pyramidenbahnzeichen; Hirnstammsymptome; schwere EEG-Veränderungen mit ϑ-δ-Dysrhythmie und Zeichen gesteigerter cerebraler Krampfbereitschaft; Krampfanfälle; Bewußtseinstrübungen bis zur Somnolenz).

Diese Gruppen werden ferner nach chronischen und akuten Verlaufstypen differenziert, wobei sich in den Gruppen I—III lediglich chronische und in der Gruppe V ausschließlich akute Manifestationen (teils als Exacerbation einer chronischen Erkrankung) finden, während in der Gruppe IV eine Überschneidung erfolgt. Diese nach *neurologischen* Gesichtspunkten gegliederte Aufteilung ist nicht — was besonders hervorzuheben ist — identisch mit der klinisch-internen Symptomatologie, wo z. B. eine kardiale Dekompensation, eine Hypertonuskrise oder dergleichen akute Verschlechterungen des Zustandsbildes bedingen können, während hiervon der neurologische Status u. U. weitgehend unberührt bleibt.

2a. Liquorsystem

Die Beschaffenheit des Liquors wurde 1961 von BAUER [2.16] als „physiologisch sinnvolle Einrichtung zur Aufrechterhaltung der Homoiostase des Nervengewebes" charakterisiert. Um unter diesen Bedingungen aus der anormalen Zusammensetzung der Cerebrospinalflüssigkeit Rückschlüsse auf pathologische Funktionen des ZNS ziehen zu können, ist also vorangehend die Kenntnis der physiologischen Beziehungen des Stoffaustausches zwischen diesen beiden Kompartimenten erforderlich. Entscheidend ist diesbezüglich die heute als gesichert geltende Annahme eines *cerebralen Extracellulärraumes* und zum anderen, daß dieser funktionell mit dem Liquorsystem der Hirnventrikel und des Subarachnoidalraumes funktionell in Beziehung steht [2.17, 2.49, 2.49a, 2.50, 2.51].

Das Volumen des cerebralen Extracellulärraumes ergibt sich aus der Summe der elektronenoptisch vielfach nachgewiesenen Intercellularspalten zwischen Glia- und Nervenzellen mit einer

Weite von ca. 100—250 Å [2.59, 2.101]. Gegenüber dem Nachweis dieses extracellulären Verteilungs-raumes ist für unsere Betrachtungen zunächst nicht so entscheidend, daß die diesbezüglich absoluten Volumengrößen unterschiedlich angegeben werden. Hierbei spielen offenbar nicht nur die Unter-suchungsart sondern auch die Befunderhebungen an verschiedenen Tierspecies eine Rolle. So ergaben Bestimmungen mit Inulin und Saccharose einen corticalen extracellulären Verteilungsraum beim Meerschweinchen von 21%, bei der Katze von 27% und beim Schimpansen von 39%. Die niedri-geren Volumenwerte zwischen 3—5% auf Grund elektronenoptischer Untersuchungen [2.89, 2.119, 2.120, 2.273] resultieren z. T. wohl aus Untersuchungen an nicht lebendfrischem Hirngewebe und fixationsbedingten Schrumpfungen des Parenchyms. Auch die Angaben eines Cl- bzw. Na-Extra-cellulärraumes von ca. 30—34% nach MANERY u. HASTINGS [2.171] sowie von 42% und 50% für Cl- bzw. ^{24}Na (bei in vivo-Werten von 35%) nach DAVSON et al. [2.47, 2.53, 2.50] können heute nicht mehr als uneingeschränkt akzeptabel angesehen werden. Im Gegensatz zu früheren Annahmen durch-dringen diese Ionen nicht nur das Intercellularfugensystem, sondern sind zudem auch (im Gegensatz zum überwiegenden Teil anderer Körperzellen) in stärkerer Konzentration in Gliazellen angereichert [u. a. 2.90, 2.196, 2.203]. Somit wird offenbar ein Teil des intracellulären Astrocytenraumes fehlerhaft als (Na- bzw. Cl-)Extracellularraum interpretiert. — Kritisch sind auch die Meßergebnisse an Hirn-schnitten mit Bestimmung eines Extracellularraumes von 50—60% [2.7, 2.10, 2.210, 2.211, 2.213] zu bewerten. Auf Grund der vorangegangenen histologischen Untersuchungsmethodik und nicht zuletzt wohl auch der Devitalisierung des Ionen-Transportsystems der Zellmembranen wird hier offenbar ein größerer Teil echten Intracellularraumes fälschlicherweise als extracellulärer Verteilungs-raum erfaßt. Schließlich bleibt zu berücksichtigen, daß bei der Bestimmung der Extracellularräume über in die Blutbahn gegebene Substanzen die Diffusionsbarriere der Blut/Hirn-Schranke in Rech-nung gestellt werden muß, was sich u. a. aus unterschiedlich großen Endverteilungsräumen je nach dem Zeitpunkt der Untersuchung [2.138, 2.139] ergibt. — Am besten gesichert dürfen somit jene Meßergebnisse auf Grund der Bestimmung der Verteilungsräume für praktisch nicht oder nur kaum in den Intracellularraum eindringende Substanzen gelten. Es ergeben sich hierbei extracelluläre Volumenwerte in der Größenordnung von ca. 15% [2.50]. Im einzelnen wurden u. a. folgende Werte angegeben: DAVSON u. SPACIANI [2.53] 14—15% auf Grund von in vitro-Versuchen mit Sucrose; STREICHER [2.301] 15—17% durch Bestimmung mit Thiocyanad; REED et al. [2.243] 14% unter Anwendung von Brom und 15% unter ^{131}J; DAVSON et al. [2.52] 12% auf Grund von Bestim-mungen mit Sucrose bzw. PAH.

Gegenüber der Diffusionsbarriere der Blut/Hirn- bzw. Blut/Liquor-Schranke ist die Austauschmöglichkeit von im Liquor suspendierten Stoffen, u. U. sogar größeren Molekülen wie Inulin, mit dem intracerebralen Extracellularraum nicht nennenswert behindert [2.140, 2.236], sofern die Molekül- bzw. Ionenradien den morphologischen Struktureigenheiten der Ependym- bzw. Gliagrenzmembranen adäquat sind. Auf dieser Grundlage kann also ein Stoffaustausch zwischen Liquor und cerebralem extracellulärem Verteilungsraum und damit indirekt auch zwischen Liquor und ner-vösem Parenchym stattfinden, wie es letzthin insbesondere von DAVSON u. BRAD-BURY [2.51] hervorgehoben wurde. Dieser Austausch erfolgt komplex, z. T. in sei-nem *Nettowert* vom Liquor in Richtung des Extracellularraumes, wie es für Kalium hinreichend belegt ist [2.8, 2.60], z. T. vom Extracellularraum in Richtung der Cerebrospinalflüssigkeit, wie z. B. von Harnstoffanalysen her bekannt ist [2.29, 2.140]. Aktive Transportvorgänge spielen hierbei zumindest teilweise eine Rolle, was z. B. von KATZMAN et al. [2.129] für den Kaliumaustausch nach ATP-Hemmung durch Ouabain belegt wurde.

(Monographische Darstellungen über die Hirnschrankenfunktion und -struktur finden sich im neueren Schrifttum u. a. in "The cerebrospinal fluid". Ed. by G. E. W. WOLSTENHOLM and C. M. O'CONNOR (Ciba Foundation Symposium), Churchill, London 1958, sowie bei J. B. BRIERLEY [2.33], L. BAKAY [2.11], A. LAJTHA [2.152], II. DAVSON u. M. BRADBURY [2.50, 2.51], H. DAVSON [2.49a].)

2b. Proteine

Das *Proteinspektrum des Serums* bei renaler Insuffizienz wurde in den letzten Jahren häufiger analysiert. Für das akute bzw. subakute Stadium (unter Ausschluß des hier nicht zur Debatte stehenden nephrotischen Syndroms) wird von VORLAENDER et al. [2.321], WUHRMANN u. MÄRKI [2.337], HITZIG [2.115] u. a. übereinstimmend bei normalem bzw. höchstens gering vermindertem Gesamtprotein der „Konstellationstyp der akuten Entzündung" [2.338] mit relativer Vermehrung der (α_1- und) α_2-Globuline beschrieben. Der Übergang in eine (sub)chronische Krankheitsphase manifestiert sich in einer stärker werdenden Hypo- und Dysproteinämie bei gleichzeitigem Anstieg der γ-Globulinfraktion und einer evtl. stärker werdenden Albuminverminderung. VORLAENDER [2.320] differenziert hierzu weiterhin, daß auf Grund des Zurücktretens immunologischer Reaktionsabläufe bei den interstitiellen Nephritiden (Pyelonephritiden) die γ-Globulinfraktion nicht bzw. nicht in gleichem Maße wie bei den Glomerulonephritiden erhöht ist. Die Immunologie dieser Erkrankungen mit Darstellung der Antigen-Antikörperreaktionen an der Glomerulummembran wird im neueren Schrifttum zusammenfassend u. a. von PETERS [2.219], SCHWARTZ u. KASSIRER [2.280], RELMAN [2.244], SCHÄFER u. SCHÄFER [2.264, 2.265] besprochen. Die γ-Globulinvermehrung einschließlich der relativen Anreicherung der zur γ-Fraktion gehörigen β_{2A}- und β_{2M}-Globuline [2.115] ist somit nach VORLAENDER [2.320] nicht nur als reaktives Geschehen, sondern als Ausdruck einer Immunoreaktion aufzufassen.

Systematische *Proteinanalysen im Liquor* bei Niereninsuffizienz wurden demgegenüber bislang unseres Wissens nicht durchgeführt. SCHEITLIN u. HUNZIKER [2.267] geben lediglich Gesamtproteinwerte zwischen 37 mg% und 109 mg% bei 10 Patienten mit akutem Nierenversagen an, während EDEL et al. [2.67] sich für 28 Patienten mit Azotämie unterschiedlichen Grades auf die Angabe eines Durchschnittswertes von 100,1 mg% vor und 102,9 mg% nach Hämodialyse (Biuretmethode) beschränken.

Ergebnisse

Die Gesamtproteinbestimmungen im Serum und Liquor wurden nach der Mikro-Biuretmethode, die Auftrennungen der Fraktionen mittels Papierelektrophorese, zuletzt auch auf Acetatfolien vorgenommen (s. bei BAUER [2.17]). Die quantitativ-immunochemischen Analysen führte Herr GOTTESLEBEN durch. Als Methode wurde die eindimensionale Immunodiffusion für Serum im Agar-Gel nach MANCINI et al. [2.169] in der Weiterentwicklung der Behring-Werke durch SCHWICK u. STÖRIKO [2.282, 2.283] und der Adaptation auf Liquorproteine nach BAUER [2.17] sowie GOTTESLEBEN u. BAUER [2.94] angewandt. Bestimmt wurden α_1-Glykoprotein (Orosomucoid), Haptoglobin, α_2-Makroglobulin, in einigen Fällen β-Lipoprotein, γ_A-, γ_M- und γ_G-Globulin.

Die *Gesamtproteine* in 50 (lumbalen) Liquores bei Patienten mit akutem Nierenversagen, akuter, subakuter und chronischer Glomerulonephritis sowie chronischer Pyelonephritis wurden zwischen 15,7 mg% und 100,5 mg% (Normbereich 15—45 mg%) bestimmt.

Von 28 dieser Kranken mit Proteinwerten von 24—100,5 mg% liegen den gleichzeitig angefertigten Serumelektrophoresen vergleichbare *Liquorelektrophoresen* vor (Abb. 2/1a). Die Albumine streuen meist in der unteren Hälfte des Normbereiches (49—72 rel.%) bzw. sind in ca. einem Drittel der Fälle bis auf Werte von 40 rel.% leicht erniedrigt. Die γ-Globuline zeigen keine signifikante Überschreitung des Normbereiches (5,8—13,2 rel.%). Gleiches gilt von der (allerdings nicht immer streng abgrenzbaren) τ-Fraktion. Eine Streuung lediglich nach oben über den Normbereich zeigen 19mal (68% von 28) die α_1-Globuline (4,7—5,1 rel.%) mit Maximalwerten bis 15 rel.%, 8mal (28% von 28) die α_2-Globuline (2,9—7,9 rel.%) bis maximal 14 rel.% sowie 18mal (65% von 28) die β-Globuline (6,2—11,0 rel.%) bis maximal 17 rel.%.

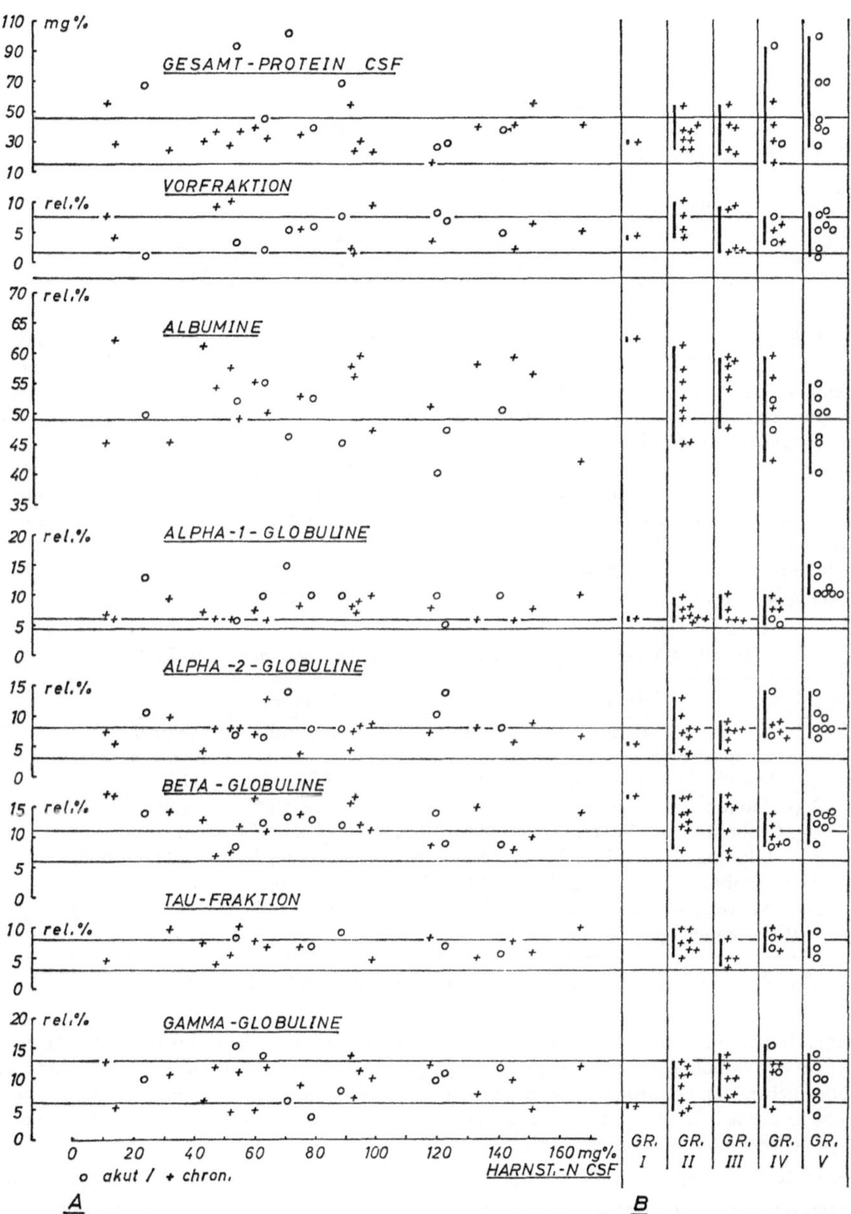

Abb. 2/1. Beziehung der renalen Insuffizienz an Hand der Harnstoff-N-Retention im Liquor zum Proteinbild der Cerebrospinalflüssigkeit. In (*A*) sind die einzelnen Elektrophoresewerte jeweils einer Untersuchung senkrecht über dem jeweils gleichzeitig registrierten Harnstoff-N aufgetragen. Umgekehrt erfolgt in (*B*) eine Aufgliederung der Proteinanalysen ausschließlich zum Schweregrad der klinischen Symptomatologie entsprechend den Gruppen I—V (Gruppeneinteilung I—V s. S. 6)

In 6 Fällen von 24- bis 36stündiger Peritonealdialyse ergaben sich vor und unmittelbar nach der Therapie im Liquor folgende Proteingesamtwerte (Tabelle 2/2).

Die *Mastixkurven* zeigen nur selten einen den Normbereich überschreitenden Linkstyp in quantitativer Abhängigkeit zur Erhöhung der γ_A- und γ_G- sowie zum Auftreten von γ_M-Globulinen (s. u.).

Tabelle 2/2. *Liquorproteingehalt unter Peritonealdialyse*

Vor Dialyse		Nach Dialyse	
Liquor	Serum	Liquor	Serum
33,6 mg%	(6,58 g%)	30,1 mg%	(5,30 g%)
15,7 mg%	(6,35 g%)	30,4 mg%	
59,0 mg%	(6,45 g%)	83,5 mg%	(6,36 g%)
33,6 mg%	(6,60 g%)	23,0 mg%	(6,92 g%)
92,8 mg%	(5,75 g%)	33,3 mg%	(6,05 g%)
39,4 mg%	(7,70 g%)	27,9 mg%	(7,96 g%)

Die *Zellzahlen* im lumbalen Liquor liegen mit 1/3—9/3 im Normbereich. Leichte Pleocytosen ergaben sich 5mal: 32/3 Zellen im postkonvulsiven Zustand bei generalisierter Periarteriitis nodosa mit Nierenbeteiligung; 25/3 Zellen im akuten hypernatriämischen Zustand; 13/3 Zellen bei akuter Exacerbation einer chronischen Glomerulonephritis mit begleitender Bromintoxikation; 22/3 Zellen bei akutem Nierenversagen bei Pankreatitis; 14/3 Zellen bei akuter Exacerbation einer chronischen Pyelonephritis (und Nierenarterienverschluß?). Stets handelte es sich um nicht nur akut interne sondern auch akut neurologische Krankheitsverläufe mit ausgeprägter cerebraler Symptomatik. Umgekehrt jedoch geht keineswegs jede akute oder schwerwiegende cerebrale Exacerbation mit (leichten) Pleocytosen einher.

Die in der Gesamtbewertung wesentlichen Ergebnisse der von Herrn GOTTESLEBEN durchgeführten *Immunodiffusion* [2.95, 2.229] sind in Tabelle 2/3 zusammengestellt.

Tabelle 2/3. *Immunodiffusion im Serum und Liquor bei renaler Insuffizienz*

	Serum		Liquor	
	Befund	(Norm)	Befund	(Norm)
γ_G-Globulin	1147 mg%	(800—1800)	2,72 mg%	(1,35—2,150)
γ_A-Globulin	226 mg%	(120— 400)	0,34 mg%	(0,36—0,416)
γ_M-Globulin	140 mg%	(80— 170)	*9mal* nachweisbar	
α_{2M}-Globulin	253 mg%	(130— 380)	0,51 mg%	(0,11—0,604)
Haptoglobin	*316* mg%	(10— 220)	0,48 mg%	(0 —0,524)
α_1-Glykoprotein (Orosomucoid)	*227* mg%	(70—110)	*1,17* mg%	(0 —0,747)

β-Lipoproteine waren im Liquor bei 13 Bestimmungen 2mal nachweisbar.

Demnach waren summarisch im *Serum* das der α_1-Globulinfraktion zugehörige α_1-Glykoprotein und das der α_2-Globulinfraktion zugehörige Haptoglobin erhöht. Im (lumbalen) *Liquor* stand demgegenüber neben der kongruenten Vermehrung der α_1-Glykoproteine die Anreicherung der γ_G-Globuline und 9mal das Auftreten von (ansonsten in der Cerebrospinalflüssigkeit nicht nachweisbaren) γ_M-Globulinen im Vordergrund.

Gegenüber dieser globalen Feststellung, die aber immerhin bereits *Differenzen im Proteinmuster von Serum und Liquor* aufzeigt, erlaubt die Zuordnung der elektrophoretisch und immunologisch bestimmten Proteinfraktionen im Liquor zu klinisch-zentralnervösen Syndromen weitere Einsichten (Abb. 2/1b). Eine Beziehung zur peripher-neurologischen Symptomatologie (Polyneuropathie) läßt sich demgegenüber nicht nachweisen. Die Gliederung der Elektrophoresediagramme zu den einleitend differenzierten — nach Schweregraden abgestuften — klinischen Gruppen I—V (S. 6) zeigt, daß die insgesamt recht häufige α_1-Globulinvermehrung sich zwar auf alle Fälle verteilt, aber doch die stärkste Anreicherung bis auf 10—15 rel.% bei schwersten und gleichzeitig akuten Krankheitszuständen (Gruppe V) erkennen

Tabelle 2/4. *Elektrophorese und Immunodiffusion der α_1-Globuline*

Sign.	Gruppe	α_1-Glob. rel.% 4,7—5,1	α_1-Gl.-Pr. mg% 0—0,747	Ges.-Prot. mg% 30—45
F 2	I ch	6,0	0,27	27,2
B 1	II ch	6,0	*1,23*	*73,5*
B 2	II ch	*6,5*	*1,20*	*54,4*
B 10	II ch	*6,5*	0,70	36,6
G 4	II ch	*7,5*	0,63	40,0
H 7	II ch	6,0	*1,43*	32,0
L 1	II ch	*10,0*	*0,80*	21,8
O 1	II ch	*8,0*	0,63	34,6
P 1	II ch	*7,0*	0,53	30,4
R 4	II ch	6,0	$\emptyset$	26,2
E 1	III a	*8,5*	*4,08*	*54,7*
G 5	III ch	6,0	*1,05*	39,7
Sch 1	III ch	6,0	0,43	36,1
C 1	IV ch	*10,0*	*2,66*	39,4
C 2	IV ch	*12,0*	*1,40*	27,9
H 6	IV ch	*9,0*	*1,33*	31,0
K 1	IV ch	*8,0*	*2,00*	*54,4*
N 1	IV ch	*7,5*	*2,05*	47,7
B 6	IV ch a	5,0	*1,05*	27,6
B 8	IV ch a	*11,0*	*1,03*	30,1
G 1	IV ch a	6,0	*2,00*	*92,8*
H 9	IV ch a	*7,0*	0,70	34,2
H 5	V a	*15,0*	*4,96*	*100,5*
K 2	V a	*10,0*	*1,80*	*67,9*
R 2	V a	*10,0*	*1,77*	43,7
N 2	V ch a	*10,0*	*2,10*	38,4
Sch 2	V ch a	*10,0*	*2,47*	37,8

B 1 und B 2: Chronische Pyelonephritis bei Diabetes mellitus mit diabetischer Polyneuropathie. Gruppe = Einteilung der klinischen Symptomatologie (s. S. 6). — α_1-Glob. = α_1-Globulin (Elektrophorese). — α_1-Gl.-Pr. = α_1-Glykoprotein (Orosomucoid) (Immunodiffusion). — Ges.-Prot. = Gesamtprotein im lumbalen Liquor. — ch = chronisch. — a = akut. — ch a = Chronischer Verlauf mit akuter Exacerbation.

läßt. Gleichzeitig besteht hier (bei weiter Überschneidung zu den weniger akuten und intensiven Syndromen der Gruppen II—IV) eine *Tendenz* zu relativer Albuminverminderung bei gleichzeitiger Gesamteiweißerhöhung.

Wichtige Aufschlüsse ergeben sich aus der vergleichenden Analyse der Elektrophoresediagramme und der Ergebnisse der Immunodiffusion. 27 (nicht stets zur Abb. 2/1 identische) Protokolle stehen zur Verfügung:

a) Der α_1-Globulinvermehrung geht weitgehend eine Anreicherung der α_1-*Glykoproteinfraktion* (Orosomucoid) parallel, ohne daß allerdings absolute quantitative Kongruenz vorliegt (Tabelle 2/4). Dies dürfte Ausdruck der Tatsache sein, daß in der α_1-Globulinfraktion außer Orosomucoid noch weitere immunophoretisch bestimmbare Proteinfraktionen (z. B. α_1-Lipoprotein, $\alpha_{1\,X}$-Glykoprotein, α_1-Antitrypsin) zu finden sind, die in der zur Debatte stehenden Ausgangssituation nicht überprüfte, möglicherweise aber doch ungleichmäßige Verschiebungen gegenüber der Norm erfahren. — α_1-Glykoprotein ist mit einem relativ niedrigen Molekulargewicht von 44 100 [2.115] liquorschrankengängig.

b) Den α_2-*Globulinen* des Elektrophoresediagramms entsprechen ebenfalls mehrere immunophoretisch aufgliederbare Proteinfraktionen, zu denen u. a. Blutgerinnungsfaktoren (Christmas-

Tabelle 2/5. *Elektrophorese und Immunodiffusion der α_2-Globuline*

Sign.	Gruppe	α_2-Glob. rel.% 2,9—7,9	α_{2M} mg% 0,11—0,604	Hpt. mg% 0—0,524	Ges.-Prot. mg% 30—45
F 2	I ch	5,5	—	0,06	27,2
B 1	II ch	7,0	—	0,43	*73,5*
B 2	II ch	6,5	0,55	0,44	*54,4*
B 10	II ch	8,0	—	0,20	36,6
G 4	II ch	7,0	0,26	0,03	40,0
H 7	II ch	*13,0*	0,33	0,36	32,0
L 1	II ch	8,0	—	0,00	21,8
O 1	II ch	4,0	—	0,00	34,6
P 1	II ch	4,5	0,40	0,18	30,4
R 4	II ch	8,0	0,21	0,28	26,2
E 1	III a	4,5	—	0,20	*54,7*
G 5	III ch	8,0	0,40	*0,87*	39,7
Sch 1	III ch	8,0	0,34	0,00	36,1
C 1	IV ch	7,0	0,31	0,12	39,4
C 2	IV ch	7,0	0,33	0,09	27,9
H 6	IV ch	8,0	—	0,15	31,0
K 1	IV ch	*9,0*	*1,05*	0,35	*54,4*
N 1	IV ch	7,5	—	0,42	*47,7*
B 6	IV ch a	*14,0*	0,32	*0,91*	27,6
B 8	IV ch a	*12,0*	0,33	*0,95*	30,1
G 1	IV ch a	7,0	—	0,38	*92,8*
H 9	IV ch a	7,0	—	0,21	34,2
H 5	V a	*14,0*	*1,30*	*5,10*	*100,5*
K 2	V a	8,0	—	0,25	*67,9*
R 2	V a	6,5	0,60	*0,79*	43,7
N 2	V ch a	8,0	*0,80*	0,04	38,4
Sch 2	V ch a	8,0	*0,63*	*0,66*	37,8

B 1 und B 2: Chronische Pyelonephritis bei Diabetes mellitus mit diabetischer Polyneuropathie.
Gruppe = Einteilung der klinischen Symptomatologie (s. S. 6). — α_2-Glob. = α_2-Globulin (Elektrophorese). — α_{2M} = α_2-Makroglobulin (Immunodiffusion). — Hpt. = Haptoglobin (Immunodiffusion). — Ges.-Prot. = Gesamtprotein im lumbalen Liquor. — ch = chronisch. — a = akut. — ch a = Chronischer Verlauf mit akuter Exacerbation.

faktor), Enzyme (Cholinesterase) sowie die hier speziell untersuchten α_2-Makroglobuline und das *Haptoglobin* gehören. Dementsprechend ist auch hier eine annähernde Kongruenz zwischen relativer α_2-Globulinvermehrung und Anreicherung dieser Fraktionen festzustellen (Tabelle 2/5). Es sind darüber hinaus als wichtiger Befund Beispiele zu erkennen, wo entweder die α_2-Globulinfraktion oder die Haptoglobine vermehrt sind, ohne daß gleichzeitig eine elektrophoretisch erfaßbare globale α_2-Globulinerhöhung nachweisbar sein muß. — Haptoglobine mit einem monomerem Molekulargewicht von 85 000 sind leichter liquorgängig als α_2-Makroglobuline mit einem Molekulargewicht von 900 000, die die Schranken des ZNS offenbar nur schwer passieren.

c) Die *γ-Globulinfraktion* der Elektrophorese (Tabelle 2/6) besteht aus einer Vielzahl von immunophoretisch ausgliederbaren Proteinen, zu denen u. a. die *Immunoglobuline (γ$_G$-Globuline)*, die *γ$_M$-Makroglobuline* sowie die *γ$_A$-Globuline* gehören. Tabelle 2/6 macht deutlich, daß *diese Unterfraktionen z. T. erheblich erhöht sein können, ohne daß gleichzeitig eine globale γ-Globulinvermehrung in der Elektrophorese nachweisbar sein muß.* γ$_M$-Globulin ist normalerweise im Liquor nicht nachweisbar, wie von BAUER [2.17] sowie GOTTESLEBEN u. BAUER [2.94] festgestellt wurde.

d) Unabhängig vom Schweregrad der neurologischen Symptomatik sind bei renaler Insuffizienz relativ häufig die elektrophoretisch erfaßbaren *β-Globuline* vermehrt (Abb. 2/1a, b), eine Fraktion also, deren Erhöhung für die Diagnostik noch unklar ist. Es darf aber wohl nicht übersehen werden, daß ein Teil der zu den γ-Globulinen gehörigen Immunglobuline — die β_{2A}- und β_{2M}-Globuline —

Tabelle 2/6. *Elektrophorese und Immunodiffusion der γ-Globuline*

Sign.	Gruppe	γ-Glob. rel.% 5,8—13,2	γ_A mg% 0,36—0,416	γ_M mg% —	γ_G mg% 1,35—2,17	Ges.-Prot. mg% 30—45
F 2	I ch	5,5	0,13	$\emptyset$	0,80	27,2
B 1	II ch	11,0	*1,12*	*0,29*	*7,30*	*73,5*
B 2	II ch	13,0	*0,70*	$\emptyset$	*5,80*	*54,4*
B 10	II ch	11,0	*0,55*	$\emptyset$	*4,60*	36,6
G 4	II ch	5,0	0,21	$\emptyset$	2,00	40,0
H 7	II ch	12,0	0,33	$\emptyset$	0,90	32,0
L 1	II ch	10,0	0,12	$\emptyset$	0,60	21,8
O 1	II ch	9,0	0,30	$\emptyset$	1,50	34,6
P 1	II ch	6,5	0,38	$\emptyset$	3,70	30,4
R 4	II ch	4,5	0.80	$\emptyset$	0,90	26,2
E 1	III a	*14,0*	0,18	*0,40*	*5,37*	*54,7*
G 5	III ch	7,5	*0,52*	$\emptyset$	*3,30*	39,7
Sch 1	III ch	12,0	0,10	*0,32*	2,00	36,1
C 1	IV ch	12,0	*0,60*	$\emptyset$	*4,38*	39,4
C 2	IV ch	*15,0*	*0,44*	$\emptyset$	*2,70*	27,9
H 6	IV ch	11,5	0,33	*0,54*	1,90	31,0
K 1	IV ch	5,0	0,38	*0,39*	2,90	*54,4*
N 1	IV ch	*19,0*	0,24	$\emptyset$	*3,90*	*47,7*
B 6	IV ch a	11,0	0,11	$\emptyset$	1,20	27,6
B 8	IV ch a	8,0	0,10	$\emptyset$	*3,60*	30,1
G 1	IV ch a	*15,5*	*0,60*	*0,87*	*9,00*	*92,8*
H 9	IV ch a	9,5	0,15	*0,41*	*3,34*	34,2
H 5	V a	6,5	*0,53*	*0,75*	*10,00*	*100,5*
K 2	V a	8,0	0,40	$\emptyset$	2,80	*67,9*
R 2	V a	*14,0*	*1,30*	*0,30*	*5,70*	43,7
N 2	V ch a	4,0	0,40	*0,38*	*3,30*	38,4
Sch 2	V ch a	12,0	*0,53*	$\emptyset$	*3,70*	37,8

B 1 und B 2: Chronische Pyelonephritis bei Diabetes mellitus mit diabetischer Polyneuropathie. Gruppe = Einteilung der klinischen Symptomatologie (s. S. 6). — γ-Glob. = γ-Globulin (Elektrophorese). — γ_A = γ_A-Globulin (Immunodiffusion). — γ_M = γ_M-Globulin (Immunodiffusion). — γ_G = γ_G-Globulin (Immunodiffusion). — Ges.-Prot. = Gesamtprotein im lumbalen Liquor. — ch = chronisch. — a = akut. — ch a = Chronischer Verlauf mit akuter Exacerbation.

in der Elektrophoresefraktion der β-Globuline wandern (s. bei [2.115]). Es liegt daher nahe, bei der offensichtlichen Tendenz einer γ_A-, γ_M- und vor allem γ_GGlobulinvermehrung (s. o.) bei renaler Insuffizienz ohne meist gleichzeitige Anreicherung der (elektrophoretischen) γ-Globulinfraktion, die β-Globulinvermehrung z. T. durch eine Erhöhung eben der Immunglobuline zu erklären. — Von 13 Bestimmungen (der immunophoretischen Fraktion) der *β-Lipoproteine*, die gewöhnlich im Liquor nicht nachweisbar sind [2.17], fielen zwei positiv aus und zwar jeweils bei schweren neurologischen nephrogenen Komplikationen der klinischen Gruppe IV.

Diskussion

Die Menge der Liquorgesamtproteine steht in keiner signifikanten Beziehung zur zentralnervösen neurologischen Symptomatologie bei akuter bzw. chronischer Niereninsuffizienz, wenngleich eine Tendenz zur Vermehrung mit der Ausgliederung der schweren und akuten Krankheitsverläufe parallel geht. Die Elektrophorese zeigt relativ häufig Vermehrungen der α_1- und α_2-Globuline sowie der β-Globuline, während die Streuung der γ-Globulinfraktion überwiegend im Normbereich bleibt. *Die Elektrophorese erlaubt daher kaum eine Zuordnung der Proteinmuster zu bestimmten klinischen*

Syndromen, wenn von einer *einzig signifikanten Erhöhung der* α_1-*Globulinfraktion mit gleichzeitiger relativer Verminderung der Albumine bei schweren akuten nephrogenen zentralnervösen Komplikationen abgesehen wird.*

Diese Minderung an klinischer Wertigkeit wird z. T. durch die Analyse immunophoretisch bestimmbarer Proteinfraktionen kompensiert. Wir haben hierzu bereits bei anderer Gelegenheit [2.95, 2.229] an Hand der bisher zur Verfügung stehenden Daten zeigen können, daß entsprechend einer früheren Konzeption von BAUER [2.15] die *pathologische Anreicherung der* α_1-*Glykoproteinfraktion entweder eine akute Phase einer neurologischen Komplikation oder* — wie nach den jetzigen Analysen zu ergänzen ist —

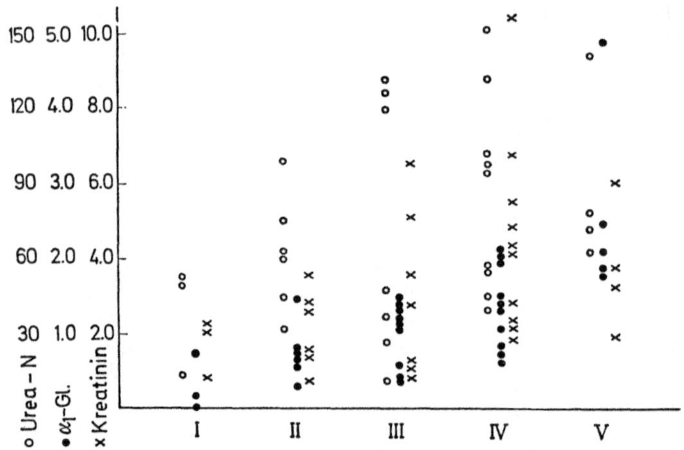

Abb. 2/2. Gegenseitige Abhängigkeit von Kreatinin- und Harnstoff-N-Retention sowie α_1-Glykoproteinanreicherung im Liquor bei renaler Insuffizienz in Beziehung zum Schweregrad der klinisch-neurologischen Symptomatologie (aus: GOTTESLEBEN et al., 1969 [2.95]). I—V Einteilung der Schweregrade der klinisch-neurologischen Symptomatologie mit zunehmender Progredienz (s. S. 6) urea-N = Harnstoff-N; α_1-Gl. = α_1-Glykoprotein; Creatinine = Kreatinin

die Aktivität des Krankheitsprozesses im Rahmen eines chronischen Verlaufstyps anzeigt. Die α_1-Glykoproteine demonstrieren diesbezüglich ein offenbar zutreffenderes Bild als die Intensität der wesentlich weiter gestreuten Retention harnpflichtiger Substanzen im Liquor wie Kreatinin oder Harnstoff-N (Abb. 2/2; 2/4; 2/9). Darüber hinaus darf aber der offenbar unspezifische Charakter dieses Phänomens nicht übersehen werden, wenngleich die Annahme lediglich einer passiven Diffusion der α_1-Glykoproteine aus dem Serum durch die Blut/Hirn- bzw. Blut/Liquor-Schranke in die Cerebrospinalflüssigkeit unwahrscheinlich ist. Die Relation der Liquor/Serum-Quotienten ist nämlich inkonstant und zeigt (allerdings bislang nicht eindeutig zur klinischen Symptomatologie koordinierbare) Schwankungen im Verhältnis bis über 4:1 zugunsten der Cerebrospinalflüssigkeit.

Im Gegensatz zur Elektrophorese ohne eindeutige Vermehrung der γ-Globuline ist die relativ häufige Vermehrung der γ_G- (und γ_A-)Globuline und das Auftreten von γ_M-Globulinen in der Cerebrospinalflüssigkeit bedeutungsvoll. Es handelt sich hier, ebenso wie bei den α_2-Makroglobulinen, um sehr große, offenbar schwer ZNS-schrankengängige Proteine. Wenn dementsprechend die Erhöhung der α_2-Makroglobulinfraktion in 5 von 22 untersuchten Liquors ausschließlich auf die Schweregrade der klinischen Gruppeneinteilung IV (3) und V (2) — 1mal bei chronischem, 4mal bei akutem Verlaufstyp — fällt, so deutet sich möglicherweise eine *Störung der ZNS-Schrankenfunktion* an. Gleichsinnig wäre zu bewerten, daß auch die 2mal nachweisbaren (hochmolekularen) β-Lipoproteine in die Gruppe IV fallen, ebenso wie die γ_G- (und γ_A-)Globulinanreicherungen sowie der Nachweis von γ_M-Globulinen nahezu ausschließlich den klinischen Gruppen III—V zugehörig ist. Ob die Störung der Schrankenfunktion Ursache oder Korrelat der überwiegend schweren neurologischen Komplikationen ist, bleibt nach den vorliegenden Protokollen offen. Entsprechende Hinweise für eine Schrankenfunktionsstörung im Bereich des ZNS bei Anreicherung bzw. Auftreten von Makroglobulinen im Liquor ergaben sich bereits bei andersartigen, insbesondere entzündlichen Erkrankungen und Gefäßprozessen des ZNS [2.94, 2.319]. Diese Analyse macht es nun allerdings auch *fraglich, ob in Anlehnung an die Interpretation von* VORLAENDER [2.320] *hinsichtlich der immunologischen Bedeutung der γ-Globulinfraktionen im Serum bei Nierenerkrankungen (s. o.) auch bezüglich der Cerebrospinalflüssigkeit eine analoge Deutung möglich ist.* Es muß hier schwerwiegend die deutlich beeinträchtigte ZNS-Schrankengängigkeit der zu den Makroglobulinen gehörigen (immunophoretischen) γ-Globulinfraktionen berücksichtigt werden. Nicht beantwortet werden kann die hierbei unberührt bleibende Frage, wie weit evtl. Proteinfraktionen im Bereich des ZNS selbst synthetisiert werden, was durch die Untersuchungen über liquorspezifische γ-Globuline von DENCKER [2.56] und den Nachweis eines neuraminsäurereichen Glykoproteins als gehirnspezifisches Protein aus der α_2-Globulinfraktion durch WARECKA u. BAUER [2.324] nahegelegt wird.

2c. Kreatinin

Zusammen mit der Bildung des Liquors tritt Kreatinin über den Plexus chorioideus aus dem Blutserum in die Cerebrospinalflüssigkeit über. Nach WELCH u. Mitarb. [2.328, p. 416] handelt es sich hierbei nicht nur um eine Sekretionsleistung, sondern auch um eine Filtration über das Inter-cellularfugensystem des Plexusepithels. Entsprechend einem nur etwa halb so großen Permeabilitäts-koeffizienten für Kreatinin ($5,5 \times 10^6$ cm/sec) bezogen auf Harnstoff ($10,2 \times 10^6$ cm/sec) (Tier-versuche!) ist der Übertritt in den Liquor erheblich erschwert. Andererseits erfolgt ein bidirek-tionaler Kreatininaustausch zwischen Cerebrospinalflüssigkeit und cerebralem Extracellularraum über das Ependym der Ventrikelwandungen (und des Subarachnoidalraumes?). Mit einem im Tier-versuch (Ziege) bestimmten Permeabilitätskoeffizienten von $0,076 \pm 0,015$ ml/min liegt die Aus-tauschrate auch hier bei nur etwa einem Drittel gegenüber Harnstoff mit $0,25 \pm 0,05$ ml/min [2.107]. Die Barriere des Ependyms ebenso wie des Plexus chorioideus ist damit für Kreatinin zwar größer als für Harnstoff, jedoch kleiner als für Fructose (0,06 ml/min) und insbesondere für Inulin, das nur in sehr kleinen Mengen durch den Ependymwall permeiert (s. u.) [2.236]. Der Liquor/Plasma-Kon-zentrationsquotient für Kreatinin wurde bei Kaninchen von BRADBURY u. DAVSON [2.29] unter den experimentellen Bedingungen einer Kreatininretention mit 0,17 bestimmt, während die Konzen-trationsrate von Hirnwasser zu Plasmawasser im steady state bei 0,33 gefunden wurde. *Damit ist der Kreatiningehalt im Hirnparenchym niedriger als im Blutserum, jedoch größer als im Liquor.* Entsprechende Untersuchungen für die Humanpathologie liegen nicht vor. — In den wissenschaftlichen Tabellen, Documenta Geigy 1960, wird der Kreatinin-Plasmawert für Männer mit 1,03 mg% (0,95—1,29) und für Frauen mit 0,39 mg% (0,77—0,98) angegeben, während der Mittelwert für den Liquor cerebrospinalis bei 1,11 mg% (0,54—1,91) liegt.

Ergebnisse

11 *Kontrolluntersuchungen** an nicht nierenkranken Personen ergaben im Liquor Kreatininwerte zwischen 0,7 und 1,15 mg%. Wesentlicher als diese absoluten Werte

---

* Der Kreatininspiegel im Blutserum und Liquor wurde nach der Picrinsäuremethode in der Anordnung von POPPER et al. [2.223] bestimmt.

sind die Relationen zu den Plasmawerten. Es zeigte sich hierbei (Abb. 2/3a) ein Liquor/Plasma-Quotient im Mittel von 0,8—0,9, entsprechend einem Kreatiningehalt des Liquors von etwa 80—90% der Serumwerte bei nicht nierenkranken Patienten.

Die bei *renaler Insuffizienz* unabhängig von der speziellen Ätiologie registrierten Kreatinin-Plasmaspiegel schwankten zwischen 1,1 und 30,0 mg%. Jene Werte, zu denen Liquordaten zur Verfügung stehen, sind in Abb. 2/3b aufgetragen. Es zeigt sich hier bei renaler Insuffizienz mit *Kreatinin-Plasmawerten oberhalb 6 mg% eine nahezu lineare Proportionalität zu den Liquorwerten im Verhältnis 3:1. Zwischen den*

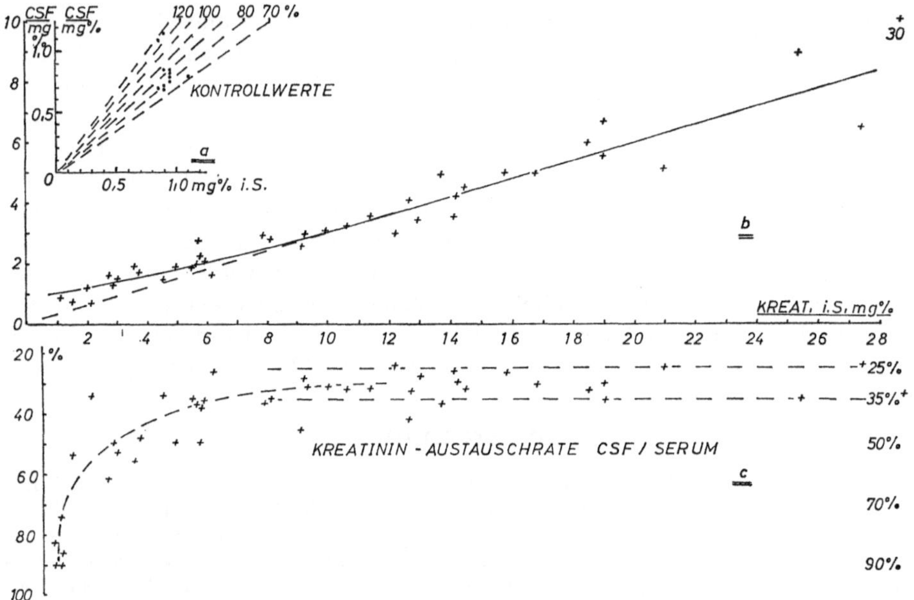

Abb. 2/3a—c. Darstellung der gegenseitigen Abhängigkeit der Kreatininanreicherung im Blutserum und Liquor (CSF). a Kontrollwerte mit gleichzeitiger Angabe der Austauschrate; b absoluter und c relativer Austausch bei renaler Insuffizienz

Normwerten um 1 mg% und mäßig starken Plasmaerhöhungen bis etwa 6 mg% fällt der Liquor-Kreatininspiegel relativ schnell von anfangs 80—90% auf ca. 30% ab (Abb. 2/3c). Insgesamt liegen somit bei vergleichbarer renaler Insuffizienz die *Liquor-Kreatininspiegel deutlich niedriger als die Harnstoffwerte* (mit ca. 80—90% des Plasmaspiegels).

Das *Ausmaß der Kreatininretention* im Liquor läßt keine zwingende Beziehung *zur Schwere der zentralnervösen Symptomatologie* entsprechend der bereits verwendeten Gruppeneinteilung I—V erkennen (Abb. 2/4a). Werden die Syndrome jedoch nach chronischen und akuten Verlaufstypen differenziert (Abb. 2/4b), so zeigt sich nun eine bessere Korrelation. Im Durchschnitt liegen die Liquor-Kreatininspiegel bei nur geringfügigen neurologischen Störungen chronischer Art niedriger als bei schwerwiegenderer Symptomengestaltung mit zunehmenden hirnelektrischen, psychopathologischen und neurologischen Störungen. Es bleibt jedoch nach wie vor eine deutliche Überschneidung der einzelnen, nach Schweregraden der neurologischen Symptomatologie gegliederten Gruppen zu erkennen. Die ausgeprägtesten und schwerwiegendsten neurologischen Symptome werden überwiegend bei

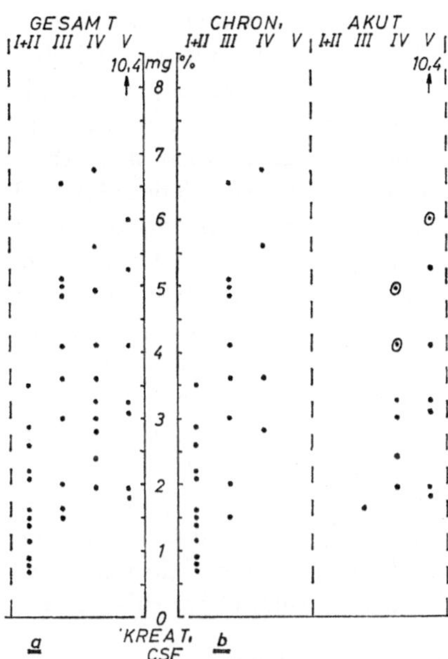

Abb. 2/4a u. b. Abhängigkeit der Schwere und Intensität der zentralnervösen Symptomatologie (Gruppen I—V) von der Höhe der Liquorkreatininretention. a Aufgliederung der gesamten Patientengruppe; b gleichzeitige Unterscheidung in chronische und akute (neurologische) Verlaufstypen, wobei ⊙ die akute Exacerbation einer chronischen Niereninsuffizienz kennzeichnet (Gruppeneinteilung I—V s. S. 6)

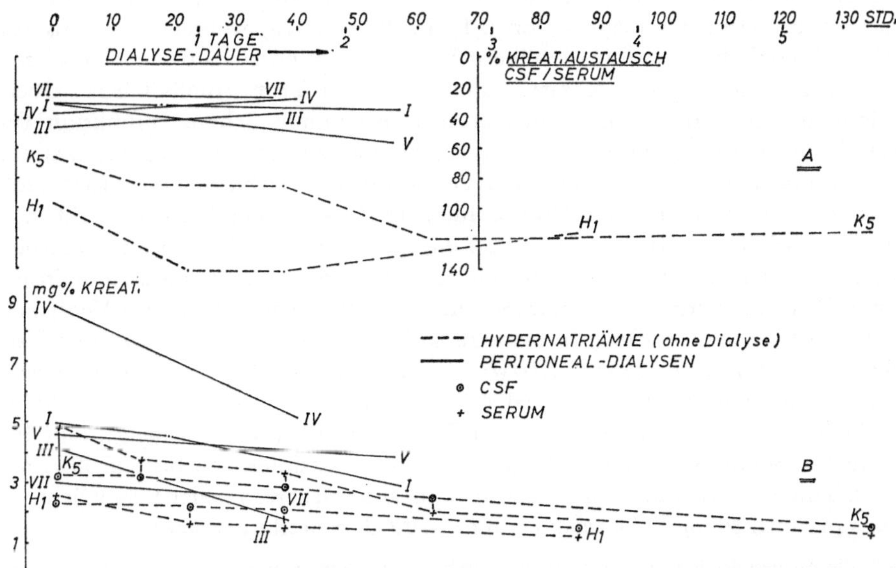

Abb. 2/5. Kreatininelimination aus dem Liquor unter den Bedingungen mehrtägiger Peritonealdialysen sowohl in absoluten Angaben (B) als auch unter Berücksichtigung des Liquor/Serum-Austauschverhältnisses (%) (A). Gleichzeitig sind die Blut- und Liquorwerte bei zwei Hypernatriämiesyndromen (ohne dialytische Behandlung) aufgetragen. (I, III, IV, V, VII: Peritonealdialysen und H₁, K₅: Hypernatriämiesyndrome — kennzeichnen jeweils in A und B die gleiche Befundanalyse)

akuter cerebraler Dekompensation beobachtet (Abb. 2/4b). Die Liquor-Kreatininspiegel können auch hier durchaus relativ niedrig zwischen 2 und 5 mg% liegen. Sie überschreiten damit also keineswegs jene Liquor-Kreatininkonzentrationen, wie sie durchaus auch bei nur angedeuteten bzw. leichten, aber chronischen neurologischen Störungen registriert werden. Noch deutlicher wird dies, wenn jene akuten neurologischen Exacerbationen erheblichen Ausmaßes ausgeklammert werden, die sich bereits auf dem Boden einer chronisch renalen Insuffizienz mit schon zuvor deutlich erhöhten Serum- und Liquor-Kreatininwerten entwickeln (Abb. 2/4b).

In Abb. 2/5 ist die unter den zeitlichen Bedingungen einer mehrtägigen Peritonealdialyse langsame *Kreatininelimination* aus dem Liquor dargestellt. Werden die relativen Werte aus den Liquor-Serumquotienten aufgezeichnet, so zeigt sich, daß im wesentlichen das bei etwa 30% liegende Abhängigkeitsverhältnis zu den Serum-Kreatininwerten erhalten bleibt. *Die Kreatininelimination unter Peritonealdialyse erfolgt somit aus dem Blutserum zwar wesentlich intensiver und schneller als aus dem Liquor, sofern allein die absoluten Werte in Milligrammprozent betrachtet werden* (Abb. 2/5), *was aber der weitgehenden Aufrechterhaltung der Kreatininaustauschrate im bereits erwähnten 3:1-Verhältnis im steady state entspricht.* Peritoneum einerseits und Blut/Hirn- bzw. Blut/Liquor-Schranke andererseits sind also als Austauschgrenzflächen nicht absolut vergleichbar.

Diskussion

Die tierexperimentellen Ergebnisse sind in sofern der Humanpathologie vergleichbar, als sich auch hier ein Gleichgewichtszustand zwischen Serum- und Liquor-Kreatiningehalt mit einer Übertrittsrate in die Cerebrospinalflüssigkeit von etwa einem Drittel gegenüber derjenigen des Harnstoffes einstellt. Nicht identisch sind demgegenüber die absoluten Retentionswerte, die im Tierexperiment bei Kaninchen einen Liquor/Plasma-Quotienten von 0,17 [2.29] ergaben, während von uns für humanpathologische Verhältnisse höhere Werte von mindestens 0,3, entsprechend einer 30%igen Mindestaustauschrate, gefunden wurden. Trotz grundsätzlicher Übereinstimmung ist also die im Tierexperiment bestimmte Schrankenfunktion für Kreatinin nicht bedingungslos auf menschliche Verhältnisse übertragbar, was auf entweder qualitative oder quantitative Permeationsunterschiede unter Einschluß örtlich variabler Schrankenverhältnisse hindeutet*. — Komplizierend wirkt sich ferner aus, daß die Standardergebnisse der unter ausgewählten Bedingungen erarbeiteten Tierversuche nicht vorbehaltlos mit der pathologischen Situation niereninsuffizienter Patienten vergleichbar sind. So finden wir im Gegensatz zu den Ventrikelperfusionsversuchen am Tier (s. o.) eine *variable Liquorretention von Kreatinin im Verhältnis zum Blutserum, und zwar in strenger Abhängigkeit zur Höhe der Plasmaretentionswerte,* d. h. also zum Ausmaß der renalen Insuffizienz: Die Austauschrate von 80 bis 90% im Bereich physiologischer Plasma-Kreatininwerte (bis ca. 1 mg%) fällt bei Anstieg der Serum-Kreatininwerte auf 6—8 mg% kontinuierlich bis auf 30% ab, ohne daß dieses Verhältnis sich sodann im Zustand stärkerer renaler Insuffizienz — bei uns maximal 30 mg% Plasmakreatinin! — noch weiterhin verändert.

Für die Analyse des Kreatininaustausches zwischen Blutserum einerseits und ZNS einschließlich Liquor andererseits muß ferner berücksichtigt werden, daß nach übereinstimmenden Angaben [2.29, 2.107] die *Permeationsbehinderung am Ependym der Ventrikel deutlich geringer ist als an der Blut/*

---

* Diesbezüglich ist u. a. auf die bei verschiedenen Tierspecies unterschiedliche Stoffübertrittsrate (z. B. Inulin) am Ventrikelependym (u. a. [2.29, 2.107, 2.236]) hinzuweisen.

Hirn-Schranke. So stellt sich z. B. im Tierexperiment (Kaninchen) ein steady state zwischen primär erhöhtem Liquorkreatinin (bei Ventrikelperfusion) und Hirngewebe in ca. 60—80 min ein [2.29], während andererseits für den ca. 3mal besser diffusiblen Harnstoff bei der gleichen Tierspecies ein Zeitintervall von immerhin ca. 10 Std für die Überwindung der Blut/Liquor- bzw. Blut/Hirn-Schranke zu veranschlagen ist [2.28, 2.140]. Hieraus darf geschlossen werden, *daß in funktioneller Hinsicht für den Stoffaustausch das Hirnparenchym gegenüber dem Liquor den höheren Kreatininpool darstellt.* Dies ist tierexperimentellen Untersuchungen [2.29] adäquat, die eine Kreatininkonzentration von Hirnwasser zu Plasmawasser von 0,33 $\pm$ 0,03 gegenüber einem Liquor/Plasmakonzentrationsquotienten von nur 0,17 $\pm$ 0,02 ergaben. — Jedoch liegen bislang keine bindenden experimentellen Befunde über die Art der Kreatininanreicherung im ZNS vor. Es ist — mit anderen Worten — bislang die Frage nicht beantwortet, ob, bzw. wie weitgehend das im zentralnervösen Parenchym in der enzymatischen Gleichgewichtsreaktion ADP + PCr $\rightleftharpoons$ ATP + Cr stehende Kreatin [2.177, 2.232] entsprechend den Verhältnissen der Muskulatur auch im Hirngewebe in Kreatinin umgewandelt und im Hirnpool angereichert wird oder ob Kreatinin ausschließlich sekundär bei Erhöhung des Plasmaspiegels nunmehr auch in größerer Konzentration im ZNS und Liquor erscheint (s. u.).

Die im Bereich niederer Konzentration anfänglich stetige Änderung der Austauschrate für Kreatinin im steady state von 80—90% auf ca. 30% bei sodann aber unverändert fortbestehender Konstanz in ein bezüglich Zu- und Abfluß im wesentlichen gleichbleibendes Liquorsystem spricht dafür, daß *in der Zeiteinheit kein gleichmäßiger Konzentrationsausgleich zwischen den Verteilungsräumen stattfindet.* Die *Schrankenfunktion ist damit offenbar nicht ausschließlich durch die unveränderlichen morphologischen Eigenschaften der Austauschgrenzflächen bestimmt,* sondern funktionell organisiert, wobei das morphologische Substrat lediglich, aber grundsätzlich als limitierender Faktor für den Stoffaustausch wirkt. Unsere Kreatininaustauschkurve besagt, daß zwar *absolut* mit zunehmender renaler Insuffizienz *mehr* Kreatinin in den Liquor übertritt, während demgegenüber aber gleichzeitig der *relative* Austausch *geringer* wird, wie es sich in den abfallenden Liquor-Plasma-Quotienten von 80—90 auf 30% abzeichnet.

Durch ausschließliche Diffusion an nur einer örtlich bestimmten Grenzfläche läßt sich dieses Ergebnis nicht interpretieren. Da ein pro Zeit- und Flächeneinheit etwa gleicher Stoffaustausch an der Blut/Hirn- und Blut/Liquor-Schranke [2.11, 2.19, 2.33, 2.48, 2.152, 2.207, 2.328] für Kreatinin angesetzt werden darf, wird sich in Anbetracht der wesentlich größeren intracerebralen als plexuszugehörigen capillären Austauschflächen [2.12] somit der Kreatininpool des ZNS bei renaler Insuffizienz schneller und quantitativ intensiver auffüllen als die Konzentration im Liquor unmittelbar ansteigt. Die unter ausschließlichen Diffusionsbedingungen im steady state (trotz konstanter Kreatininelimination mit dem abfließenden Liquor) zu erwartende Konzentrationsangleichung in den beiden Verteilungsräumen stellt sich jedoch nicht ein. In Anbetracht der nach den meßbaren Austauschraten gegenüber dem Blutserum relativ kleiner werdenden Liquorkonzentration (auf Grund gleichmäßiger Austauschrate von 30% trotz Vergrößerung des Angebotes bei progredienter Niereninsuffizienz) bliebe die Möglichkeit z. B. eines partiellen Kreatininrückstromes in den Pool des ZNS, was jedoch einen Transport gegen das chemische Potential für Kreatinin erforderlich machen würde. Erfolgt durch die Grenzflächen der inneren und äußeren Hirnoberflächen eine bidirektionale Wasserströmung [2.19, 2.50, 2.51], so ist für den transependymalen Stoffaustausch mit einem größeren Anteil an Strömungspermeabilität (Filtration) entsprechend einer größeren hydrodynamischen Strömung gegenüber reiner Diffusionspermeabilität zu rechnen. Diese Bedingung gilt, sofern (bei einer Weite der Intercellularfugen von ca. 100—150 Å im Hirnparenchym (u. a. [2.50, 2.51, 2.101]) bzw. im Plexusependym [2.328]) ein nach Ventrikelperfusionsversuchen berechneter Ependymporenradius von ca. 10 Å [2.107, 2.208] oder größer [2.194], etwa entsprechend den Capillarmembranen mit 30—40 Å [2.206], vorliegt. Dies bedeutet, daß Moleküle mit Radien unterhalb dieser Größenordnung von ca. 10 Å — (Kreatinin 3,4 Å; Harnstoff 2,6 Å; Sucrose 4,4 Å) — zwar das Ependym passieren (Inulin 15 Å!) und durchaus im Raum des Intercellularfugensystems (siehe u. a. [2.197]) ohne transcellulären Austausch transportiert werden können (s. a. [2.325]), andererseits nach PAPPENHEIMER (zit. bei NETTER [2.194]) aber auch entsprechend dem zunehmend gegen 1 tendierenden Verhältnis von Molekül- zu Porenradius einer progredienten, exponentiell verlaufenden Filtrationsbeschränkung unterworfen sind. Wegen des überwiegenden Anteils an hydrodynamischer Strömung (bulk flow), d. h. laminärer Strömung in einer zusammenhängenden Wassersäule durch Membranporen, gegenüber einer reinen Diffusion, kommen dann aber auch die als solvent drag bezeichneten Wechselwirkungen zwischen gelösten Substanzen und Lösungsmittel ins Spiel, d. h. eines Stofftransportes u. U. auch *gegen* die Richtung des Konzentrationsgradienten bzw. des chemischen Potentials ([2.9, 2.143]; s. a. EUKEN-WICKE [2.72]) hinsichtlich der allgemeinen physikalisch-chemischen Gesetzmäßigkeiten).

Aus den aufgezeigten Verhältnissen des Serum-Liquoraustausches für Kreatinin ist für klinische Belange folgendes zu schließen: *Mit zunehmender renaler Insuffizienz, d. h. bei ansteigender Kreatininretention auf Serumwerte von ca. 6—8 mg% bzw. Liquorwerte von ca. 3 mg% ist mit Einstellung eines nunmehr konstant bleibenden Liquor/Serum-Quotienten von ca. 0,3 die Grenze der Nettotransportleistung an den Austauschflächen erreicht. Bei niederen Retentionswerten als 3 mg% Liquorkreatinin liegt sie grundsätzlich höher, was sich in einer Austauschrate bis 80—90% manifestiert.* Sie ist in diesem Bereich, d. h. bei insgesamt noch relativ geringem Gesamtkreatininangebot, aber absolut offenbar noch nicht abgesättigt und gegebenenfalls überschreitbar. Dies zeigt sich bei *Hypernatriämie* mit renaler Insuffizienz (s. Kapitel 3) bei Kreatinin-Liquorwerten unter 3 mg%, also unterhalb der Grenze der maximalen Nettoaustauschmöglichkeit, an den Hirngrenzflächen, indem sich hier — aber eben nicht mehr bei höher liegender Liquor-Kreatininkonzentration (s. Abb. 2/5) — tatsächlich eine *Umkehr* der Liquor/Serum-Kreatininkonzentrationen mit relativen Werten zwischen nunmehr 80 und 140% einstellen kann (Abb. 2/5). Dies entspricht einem vermehrten Kreatininaustausch zum Liquor im Rahmen der potentiellen Permeationsmöglichkeiten (s. o.) bei offenbar erhöhtem Kreatininpool im Hirnparenchym gegenüber dem Serum.

Diese bei hypernatriämischer Hirnschädigung mit Zelldehydration und mehr oder weniger ausgedehnten Sanguinationen [2.163, 2.181, 2.183, 2.261, 2.268] zustandekommende Kreatininanreicherung im Hirnparenchym kann nicht Folge einer Permeabilitätsstörung der Plexus- und Hirngefäße sein, da in diesem Falle die Liquor-Kreatininkonzentration *nicht* über den Serumwerten liegen könnte. Es ist daher anzunehmen, daß es sich primär um eine *Anreicherung im Pool des Parenchyms* handelt. In dieser Beziehung ist es wichtig sich zu erinnern, daß nach den Untersuchungen von THOMAS [2.311] sowie McILWAIN [2.177] Kreatin über einen aktiven Stofftransport aus dem Blutserum im Hirnparenchym mit Aufladung eines gegenüber dem Plasma mehr als 5- bis 20fach höheren Pools angereichert wird. Hiervon ist jedoch nur ein Drittel als Phosphokreatin gebunden, dessen Phosphorsäurerest durch Kreatin-Phosphokinase ausschließlich auf ADP übertragen wird [2.177, 2.233]. Zu erwähnen bleibt ferner der relativ schnell eintretende Kreatinverlust in Hirnschnitten unter O_2-Mangel [2.202] sowie das rapide Absinken des Kreatinphosphatspiegels bei akuter cerebraler Hämorrhagie (Katze) mit gleichzeitigem Verlust der hirnelektrischen Aktivität [2.299]. — Auf Grund der vorliegenden Protokolle und der zur Verfügung stehenden biochemischen Daten ist somit unter den Bedingungen der schweren *hypernatriämischen Hirnschädigung* (u. a. mit Bewußtseinstrübung bis zur schweren Somnolenz!) *eine Störung des cerebralen Energiestoffwechsels mit Anreicherung von Kreatinin im Hirnparenchym aus dem gegenüber dem Blutserum erhöhten Kreatinpool zu diskutieren.* Experimentelle Untersuchungsergebnisse zu dieser Frage konnten wir bislang nicht ausfindig machen.

Diese Beobachtungen bestätigen, daß die *Kreatininanreicherung im ZNS und Liquor zwar Folge der renalen Insuffizienz* (und unter Ausnahmebedingungen zusätzlich möglicherweise auch Ausdruck einer intracerebralen Störung des Energiestoffwechsels) *ist, umgekehrt aber nicht* (ausschließlich) *für die Ausprägung der cerebralen Symptomatik verantwortlich gemacht werden kann.* Dies zeichnete sich auch bereits ab, als sich bei Analyse der klinischen Symptomatologie herausstellte, daß im Rahmen der akuten cerebralen Syndrome mit schwerer klinischer Symptomatologie (klinische Gruppen IV und V in Abb. 2/4) die Liquor-Kreatininwerte keinesfalls höher, und z. T. sogar niedriger lagen als bei den chronischen Verläufen mit unwesentlichen oder nur geringen neurologischen Störungen. Nicht unbeachtet darf hierbei die bei den akuten Verlaufstypen nahezu stets vorliegende Anurie bzw. erhebliche Oligurie mit ihren Folgen einer nahezu plötzlichen globalen Retention harnpflichtiger, z. T. toxischer Substanzen bleiben, während bei den Patienten mit chronischen Krankheitsverläufen durch die (wenn auch bei Isosthenurie) noch ausreichende Urinproduktion bzw. durch intermittierende Dialyse bei Oligurie grundsätzlich eine wenigstens teilweise Elimination eben dieser Stoffwechselendprodukte stattfindet. *Die zentralnervöse Symptomatologie ist demnach in ihrem Schweregrad weniger von der Kreatininretention und darüber hinaus auch nicht ausschließlich nur vom Ausmaß der an der Kreatininclearance gemessenen renalen Insuffizienz, sondern ferner auch von der Akuität derselben abhängig.*

Die Beurteilung der Stoffwechsellage in Beziehung zur Intensität der peripher-nervösen nephrogenen Symptomatologie zeigt, wie wir bereits früher darlegen konnten [2.228, 2.230], das Auftreten einer *Polyneuropathie* bei renaler Insuffizienz mit Serum-Kreatininspiegeln oberhalb 6—8 mg%. Demgegenüber sehen wir bei einem größeren Teil Patienten mit Plasma-Kreatininwerten bis 10—12 mg% keine oder nur geringe zentralnervöse Störungen. Diese Diskrepanz bei sich hier wie da adäquat auswirkender renaler Insuffizienz kann u. a. ihre Erklärung durch die *weitgehende Abschirmung des ZNS über die Blut/Hirn- bzw. Blut/Liquor-Schranke* finden. Beispielhaft wurden bei jenen Patienten mit speziell durchgeführten Liquoruntersuchungen und Plasma-Kreatininspiegeln bis 12 mg% ohne nennenswerte neurologische Komplikationen (Gruppen I und II in Abb. 2/4b) immerhin lediglich Liquor-Kreatininwerte zwischen 0,7 mg% und 3,5 mg% gemessen. Bei den gleichen Patienten konnten wir aber wiederholt Symptome einer oft bereits schweren nephrogenen Polyneuropathie nachweisen (s. Kap. 7).

Zusammenfassend erlaubt somit die Beurteilung des Kreatininaustausches zwischen Blutplasma, Liquor und (mittelbar) Hirnparenchym als pathophysiologischem Modell einen nicht unwesentlichen Einblick in den Mechanismus des Stofftransportes zwischen den genannten Verteilungsräumen. Es sind gleichwertig Transportphänomene über die Blut/Hirn- und Blut/Liquor-Schranke als auch über die äußeren und inneren Hirnoberflächen in Abgrenzung an den Liquorraum zu berücksichtigen, so daß auf Grund der gegenüber diesen Schranken oft geringen (z. T. jedoch von aktiven Stoffwechselprozessen abhängigen(!) (u. a. [2.129]) Permeationsbarriere der Ependymzellen durchaus eine Invasion des ZNS vom Liquor her über die Randglia leichter, d. h. schneller und intensiver als über den Blutweg erfolgen kann. Was hier grundsätzlich für Stoffwechselprodukte zur Debatte steht, gilt aber möglicherweise gleichwertig auch für (einige) Medikamente zur Therapie zentralnervöser Erkrankungen, worauf kürzlich bereits BAUER [2.17] aufmerksam gemacht hat. — Die Debatte zum Kreatinin hat darüber hinaus deutlich gemacht, *wie zurückhaltend die Deutungen bei der nicht selten unterstellten gleichwertigen Beurteilung zentral- und peripher-nervöser Symptomatologie sein müssen und wie problematisch es werden kann, allein aus Stoffuntersuchungen im Blutserum bzw. -plasma Rückschlüsse auf Beeinträchtigungen zentralnervöser Funktionen zu ziehen oder noch allgemeiner von hieraus auf gleichwertig symptomenverursachende Stoffwechselentgleisungen im ZNS schließen zu wollen.*

2d. Harnstoff

Harnstoff als Hauptausscheidungsprodukt des im Stoffwechsel anfallenden Stickstoffes wird im Ornithin-Citrullin-Arginin-Cyclus (KREBS) aus CO_2 und NH_3 synthetisiert (Zusammenfassung der biochemischen Daten u. a. bei LEUTHARDT [2.159], NETTER [2.194], NOLLER [2.198]). Als schwache Base mit einem $K = 1{,}5 \times 10^{-14}$ (25°) wird bei einem Molekulargewicht von 60,06 ein Molekülradius von 2,6 Å (gegenüber Kreatinin mit 3,4 Å) gemessen. Die Umrechnung in Harnstoff-N erfolgt durch Multiplikation mit dem Faktor 1/2,14. In den wissenschaftlichen Tabellen, Documenta Geigy (1960) werden folgende Serum- bzw. Liquorkonzentrationen für *Harnstoff* angegeben (Tabelle 2/7):

Tabelle 2/7. *Harnstoff(N)-Konzentration in Serum und Liquor*

Serum	Liquor
Männer: 27,1 mg% (18,1—36,1) Frauen: 26,4 mg% (10,2—42,6)	10—30 mg%
Umrechnung in Harnstoff-N	
Serum	*Liquor*
Männer: 12,7 mg% (8,5—16,9) Frauen: 12,3 mg% (4,8—19,9)	4,7—14,0 mg%

Für das Labor der Neurologischen und Medizinischen Universitätsklinik Göttingen gelten als Serumnormwerte 9—25 mg% Harnstoff-N (19,2—53,5 mg% Harnstoff).

Nach GOLDRING u. CHASIS [2.92] besteht eine hyperbolische Abhängigkeit zwischen Harnstoff-Plasmaspiegel und Glomerulumfiltrationsrate (GFR). Für Inulin-Clearancewerte zwischen ca. 130 und 40 ml/min schwanken (bei normaler täglicher Proteinzufuhr) die Plasma-Harnstoffwerte noch zwischen 5—25 mg%, während nach SELDIN einer Inulinclearance zwischen 30 und 10 ml/min bereits Harnstoff-retentionen zwischen 30—130 mg% entsprechen (SELDIN et al. [2.285]).

Entsprechend der Abhängigkeit des osmotischen Druckes in umgekehrter Proportionalität zum Molekulargewicht (van't Hoffsche Gleichung) wird Harnstoff als stark osmotisch, nicht jedoch diuretisch wirksame Substanz [2.125] in der Behandlung von Hirnödemen verwendet, wobei die gegenüber Wasser relativ langsame Permeation durch die Schranken des ZNS ausgenutzt wird (physiologische Daten über den Wirkungsmechanismus u. a. bei REED u. WOODBURY [2.241, 2.242], LEVY et al. [2.160], PAPPIUS u. DAYES [2.210], CLASEN et al. [2.37], PAPPIUS [2.209]. Umgekehrt wird das mitunter bei extrakorporal-dialytischer Behandlung urämischer Patienten auftretende sog. „Dysequilibrium-Syndrom" (s. d.) mit neurologischen und hirnelektrischen Störungen sowie Bewußtseinstrübung und cerebralen Krämpfen von KENNEDY et al. [2.130] sowie SCHEITLIN u. HUNZIGER [2.267] auf eine unter der Dialyse schnellere Harnstoffelimination aus dem Intravasalraum gegenüber dem Liquor zurückgeführt. Entsprechend dem nun in Richtung des ZNS zeigenden Harnstoffgradienten käme es zum Wassereinstrom in den Cerebralraum und auf Grund der stark osmotischen Wirkung des Harnstoffes zum Hirnödem (s. a. [2.64]).

Harnstoff dringt bei Erhöhung der Serumkonzentration gegenüber der Norm unterschiedlich schnell — dabei stets in annähernd exponentieller zeitlicher Abhängigkeit — in die Verteilungsräume des ZNS ein. Erst nach mehr als 6—8 (10) Std ist ein Konzentrationsausgleich zwischen Liquor und Plasma erreicht, während die Equilibrierung in der grauen und weißen Substanz des ZNS schneller, aber auch noch wesentlich verzögert gegenüber der Muskulatur mit einem Zeitwert von ca. ½—1 Std erfolgt [2.28, 2.29, 2.140]. In dieser Zeitspanne der Harnstoffbilanzierung im Muskel ist erst eine etwa 45%ige Equilibrierung in der grauen Substanz des ZNS eingetreten. Der Harnstoffaustausch erfolgt nicht nur zwischen Blut und ZNS einschließlich Liquor sondern ebenso zwischen Liquor und ZNS über die gliösen Grenzmembranen der Hirnoberfläche und der Ventrikelwandungen. Nach Ventrikelperfusionsversuchen (Kaninchen) findet der Austausch wiederum in annähernd exponentieller zeitlicher Abhängigkeit, anfänglich sogar etwas schneller als aus dem Blut, statt [2.140]. Prinzipiell ist die Liquor/ZNS-Wechselwirkung bidirektional [2.29]. Es handelt sich hierbei nicht nur um eine passive Diffusion, sondern zusätzlich offenbar auch um Filtration [2.328]. Im Tierexperiment (Ziege) entspricht dem Permeabilitätskoeffizienten von 0,25 $\pm$ 0,5 ml/min für das Ependym eine ca. 3mal größere Austauschrate pro Zeiteinheit gegenüber Kreatinin mit P = 0,076 $\pm$ 0,015 ml/min [2.107]. Für das Epithel des Plexus chorioideus (Kaninchen) ist der Permeabilitätskoeffizient für Harnstoff etwa doppelt so groß wie für Kreatinin [2.328].

Die Harnstoffequilibrierung aus dem Blut erreicht für die verschiedenen Verteilungsräume des ZNS unterschiedliche Werte [2.269]. Für die weiße Substanz des Großhirns und das Rückenmark ergibt sich ein ca. 100%iger Ausgleich, für den Liquor ein solcher von nur ca. 78%, aber demgegenüber für die graue Substanz von ca. 118% (Kaninchen) [2.140]. Größenordnungsmäßig gleichwertige Resultate werden von BRADBURY u. COXON [2.28] für Katzen angegeben, wobei in Anlehnung an RISER et al. [2.251] auf Speciesunterschiede für die Harnstoffpermeabilität zwischen verschiedenen Versuchstieren — jedoch offenbar mehr als Ausdruck differenter Gliederung von cerebralem Gefäßsystem und Gliapopulation als von unterschiedlichem Austauschmechanismus — hingewiesen wird. — BRADBURY et al. [2.230] finden im Ventrikelliquor gegenüber Blut einen Harnstoffaustauschquotienten von 0,63, demgegenüber aber im Lumballiquor von 0,81. Diese zunehmende Anreicherung wird als Ausdruck einer Permeation von Harnstoff in den abfließenden Liquor über die inneren und äußeren Hirngrenzflächen angesehen [2.29].

Es ergibt sich damit nach tierexperimentellen Untersuchungen das Bild eines *Harnstoffaustausches über die Blut/Hirn- und Blut/Liquor-Schranke sowie eine bidirektionale Permeation über die äußeren und inneren Hirnoberflächen. Eine zunehmende Anreicherung im Liquor von zisternal nach lumbal wird als Folge einer liquorgerichteten Filtration aus dem ZNS angesehen.* Wenngleich die Schrankengängigkeit für Harnstoff ca. 2- bis 3mal so groß ist wie für Kreatinin, erfolgt eine *Equilibrierung im ZNS gegenüber der momentanen Serumkonzentration jedoch erst nach mehr als 6—8 (10) Std.* Die in der grauen Substanz des Hirns gegenüber dem Plasma erhöhte Harnstoffkonzentration ist u. U. Ausdruck einer — experimentell anderweitig nachgewiesenen — *cerebralen Harnstoffsynthese* (aus Arginin) [2.141, 2.142, 2.295].

Ergebnisse

Bei 10 nicht niereninsuffizienten Patienten ergaben sich bei Serum-Harnstoff-N-Konzentrationen zwischen 10—24 mg% Liquorwerte zwischen 9—20 mg% (Tabelle 2/8)*.

Das Verhältnis der Harnstoff-N-Retention zwischen Serum und Liquor bei 40 Patienten ist in Abb. 2/6 dargestellt. Zum Vergleich sind zusätzlich die Angaben von SCHEITLIN u. HUNZIKER [2.267] mit (umgerechneten) sehr hohen Plasma-Harnstoff-N-Retentionen zwischen 200—265 mg% eingetragen. *Die Liquor-Harnstoff-Retention zeigt einzig eine signifikante Beziehung zu den Plasmawerten, während die Ätiologie der im einzelnen vorliegenden Nierenleiden unbedeutsam bleibt.* Im steady state zeichnet sich über alle Bereiche der erfaßten Serum-Harnstoff-N-Retention zwischen 15—270 mg% eine eindeutige konstante Beziehung zum (lumbalen) Liquor ab. *Das Austauschverhältnis schwankt bei einem Durchschnittswert von ca. 90% lediglich in den engen Grenzen von etwa $\pm$ 5%.* Noch differenziertere Angaben werden in der zur

---

* Der Harnstoffbestimmung liegt die Urasekatalyse der Substanz durch Hydrolyse in NH_3 und H_2CO_3 zugrunde [2.75]. Grundsätzlich werden nachfolgend alle Befunde in Harnstoff-N-Konzentrationen (mg%) angegeben.

Tabelle 2/8. *Harnstoff-N(mg%)-Austausch zwischen Liquor und Serum gesunder Personen*

Liquor	Serum	Liquor/Serum-Quotient	
9	11	0,818	
11	14	0,786	
12	15	0,800	
12	15	0,800	
13	16	0,812	
12	17	0,706	= 70,6%
13	18	0,706	
13	18	0,765	
16	19	0,842	= 84,2%
20	24	0,833	

Der Harnstoffgehalt des Liquors gegenüber dem Serum schwankt damit zwischen 70,6 und 84,2%.

Debatte stehenden pathophysiologischen Ausgangssituation unbedeutend, da das Ausmaß der Harnstoff-Plasmaretention stets in geringen Grenzen schwankt und hierzu außerdem ein Konzentrationsausgleich zum Liquor erst in zeitlicher Verschiebung von mehreren Stunden erfolgt (s. o.). Wurde bereits bei Besprechung der

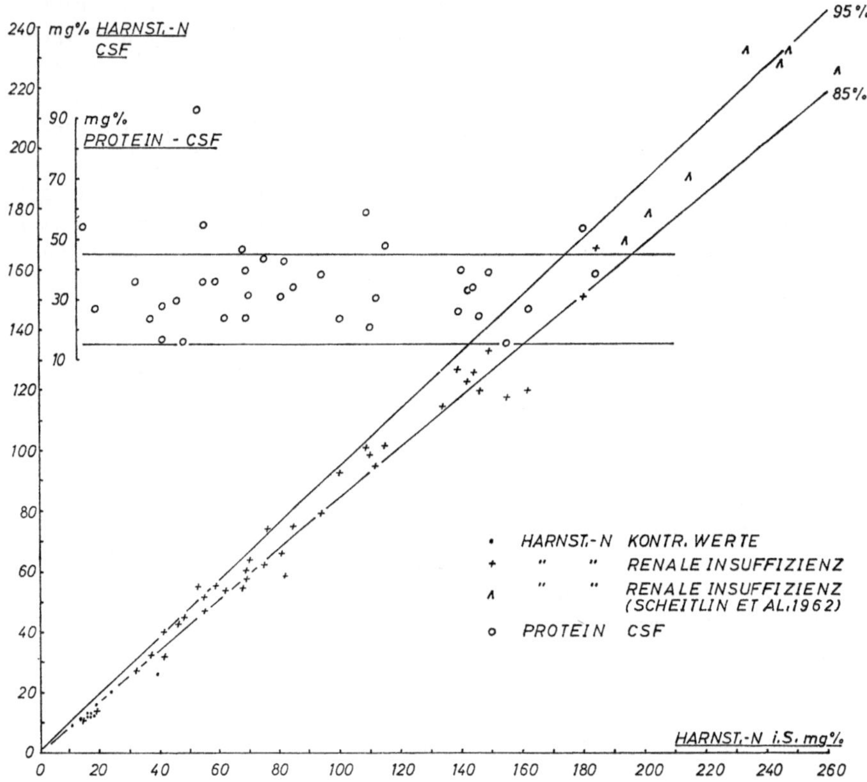

Abb. 2/6. Gegenseitige Abhängigkeit der Retention von Harnstoff-N im Liquor und Blutserum. Gleichzeitig sind die Gesamtproteinwerte in der Cerebrospinalflüssigkeit vergleichsweise registriert (Befundauswertung im steady state)

Liquorproteine (s. d.) bei 28 vergleichbaren Fällen festgestellt, daß sich keine eindeutige Beziehung zwischen Höhe des Liquorgesamtproteins (einschließlich Analyse der Elektrophoresedaten) und Harnstoffretention im Liquor ergibt (Abb. 2/1a), so wird dies durch die jetzt erweiterte Untersuchungsreihe an 40 Patienten bestätigt. Die in Abb. 2/6 aufgezeichneten gleichzeitigen Bestimmungen des Gesamtproteins, des Liquor- und Serumharnstoffes zeigen keine Korrelation.

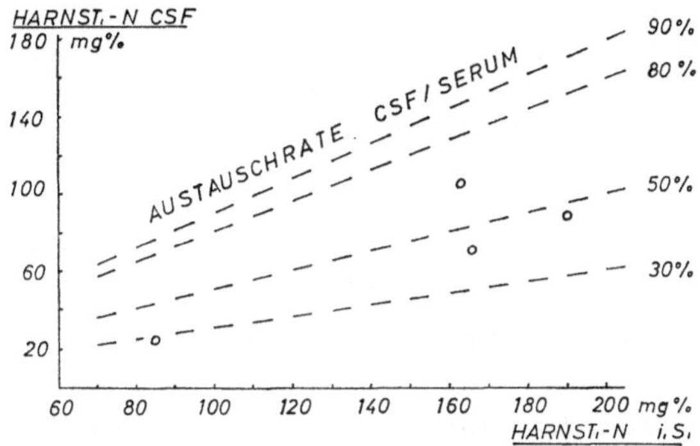

Abb. 2/7. Verzögerte Harnstoffretention im Liquor bei akutem Serumharnstoffanstieg

In vier unserer Beobachtungen (Abb. 2/7) liegen die Liquor/Serum-Harnstoff-N-Relationen mit 28,2% (J 2), 42,8% (H 5), 46,8% (Sch 3) und 64,8% (K 2) weit unter dem ansonsten festgestellten Normbereich zwischen 85—95% im steady state. In allen diesen Fällen handelte es sich um akute, schnell progrediente Harnstoffretentionen, so daß offenbar in den zur Verfügung stehenden nur kurzen Zeiträumen die übliche Angleichung zwischen Liquor- und Serum-Harnstoff-Konzentration noch nicht möglich war:

J 2: Es handelt sich um eine 41jährige Patientin mit Schwangerschaftsgestose bei Verdacht auf chronische Glomerulonephritis mit einem Serum-Harnstoffanstieg vom 12. bis 14. 12. 1966 von 58 auf 80 mg% und einer Kreatininelevation im gleichen Zeitraum von 8,1 auf 12,7 mg%.

H 5: Bei dem 49jährigen Patienten werden nach einer Bauchoperation und nachfolgendem akuten Nierenversagen folgende Daten registriert:

Datum	Harnstoff-N (Serum-mg%)	Kreatinin (Serum-mg%)	
20. 3. 1967	76		
21. 3. 1967	85		
22. 3. 1967	90		zunehmende Somnolenz
22. 3. 1967	116	5,5	nach Verlegung
23. 3. 1967	166	10,6	

Zur Zeit der Liquoruntersuchung bestand das Bild einer erheblichen Hirnschädigung entsprechend unserer Gruppeneinteilung (Va).

K 2: Es handelt sich bei dem 47jährigen Patienten um einen Zustand nach Magenresektion am 1. 11. 1966. Nachfolgend wurden täglich größere Mengen Magensaft zwischen 600 und 1700 ml abgesaugt. Am 6. 11. kam es zur Verschlechterung des Befindens durch Teilnahmslosigkeit. Am 7. 11. wurden zwei Kollapszustände beobachtet. Am 8. 11. wurde ein Rest N-Wert im Serum von 90 mg% bestimmt. Es kommt zur Kreislaufverschlechterung (RR 90/70 mm Hg). Bilirubin i. S. 5,9 mg%. Am 9. 11. wird bei erstmaliger Kreatininbestimmung eine Serumkonzentration von

6,8 mg% gefunden. RR 100/90 mm Hg. SGOT 57. Der Patient ist somnolent und wird am 10. 11. zur Medizinischen Universitätsklinik verlegt. Es besteht zu dieser Zeit eine Niereninsuffizienz mit einem Serum-Harnstoff-N-Wert von 190 mg%, einem Serumkreatinin von 12,6 mg% und außerdem eine schwere Hypochlorämie mit mehrfach kontrollierten Werten zwischen 64 und 70 mval/l. Zur Zeit dieser Untersuchungen ist der Patient somnolent (klinische Gruppe: V a).

Sch 3: Es handelt sich bei der 36jährigen Patientin um eine chronische Nierenschädigung unbekannter Ätiologie nach zwei Schwangerschaften. Am 23. 6. 1966 muß wegen einer Placenta praevia-Blutung die dritte Schwangerschaft abgebrochen werden. Es entwickelt sich ein akutes Nierenversagen mit folgenden Retentionswerten:

Datum	Harnstoff-N (Serum-mg%)	Kreatinin (Serum-mg%)	
24. 6. 1966	25	2,25	
28. 6. 1966	151	10,0	
2. 7. 1966	52	4,4	Ende der 2. P.D.
4. 7. 1966	163	9,3	

Die klinische Symptomatologie entspricht am Tage der Liquoruntersuchung (4. 7. 1966) der Gruppeneinteilung IV.

Die Intensität der klinischen Symptomatologie steht nur in lockerer Korrelation zur Harnstoffretention im Liquor. Es zeigt sich bei globaler Betrachtung lediglich eine Beziehung dahingehend, daß die quantitativ deutlicher ausgeprägten Syndrome im allgemeinen bei stärkerer Niereninsuffizienz beobachtet werden (Abb. 2/8a). Eine signifikantere Aufgliederung ergibt sich jedoch — wie bereits analog bei der Kreatininanalyse — bei Aufteilung in chronische und akute Krankheitsverläufe nach den klinischen Schweregraden der Gruppeneinteilung I—V. Hier wird nun deutlich (Abb. 2/8b), daß — trotz noch immer bestehender relativ weiter Überschneidung —

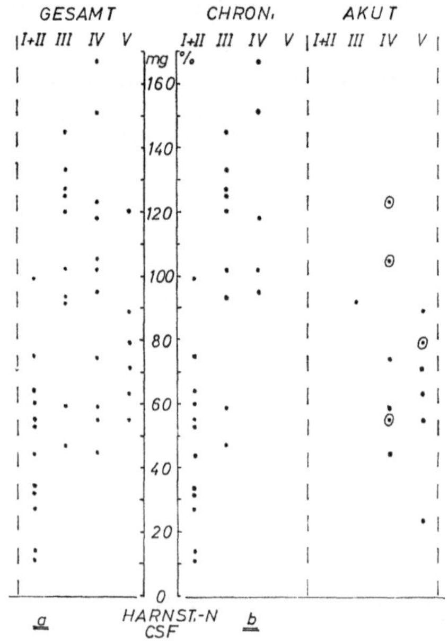

Abb. 2/8. Abhängigkeit der Schwere und Intensität der zentralnervösen Symptomatologie (Gruppen I—V) von der Höhe der Liquorharnstoff-N-Retention. Einzelheiten wie in Abb. 2/4 (I—V klinische Gruppeneinteilung s. S. 6)

die *zunehmenden Schweregrade der chronisch-(neurologischen) Verlaufstypen im wesentlichen erst bei Liquor-Harnstoff-N-Retentionen über 90 mg%* beobachtet werden. Es ist jedoch wichtig, die chronischen und akuten neurologischen Komplikationen getrennt zu behandeln, da bei letzteren trotz schwerst ausgeprägter klinischer Symptomatologie die Harnstoff-N-Retentionswerte im Liquor mit 50 bis etwa 120 mg% durchaus niedriger als bei weniger intensiven, aber chronischen neurologischen Komplikationen liegen können. Mag hierbei bis zu einem gewissen Grad das zwischen Blut und Liquor verzögerte Austauschverhältnis für Harnstoff eine Rolle spielen, so belegt doch aber andererseits die Aufgliederung der neurologischen Symptomatologie nach chronischen und akuten Verlaufstypen die Tatsache, daß die zentralnervösen Komplikationen nicht allein vom Ausmaß der Harnstoffretention (und deren evtl. weiteren biochemischen Folgeerscheinungen) abhängig sein können.

Anhang

Rest-N. Wir besitzen ein Protokoll eines Hypernatriämiesyndroms, bei dem Liquor- und Serumbestimmungen für Kreatinin und Rest-N vorgenommen wurden (Tabelle 2/9).

Tabelle 2/9. *Rest-N und Kreatininretention bei Hypernatriämie (K 5)*

Datum	Na+ mval/l	Kreatinin (mg%)			Rest-N (mg%)		
	Pl.	CSF	Pl.	Quot.	CSF	Pl.	Quot.
15. 9.	180	3,23	4,95	0,653	233	166	1,405
16. 9.	171	3,14	3,75	0,838	263	121	2,175
17. 9.	166	2,78	3,30	0,843	213	129	1,652
18. 9.	162	2,40	2,00	1,200		54	
21. 9.	149	1,40	1,20	1,166	61	27	2,300

CSF = Liquor. — Pl. = Plasma (Serum).

Es zeigt sich hier, daß die Rest-N-Werte im Liquor im Gegensatz zu den Harnstoffbestimmungen deutlich höher als im Serum liegen, was sich in Quotienten zwischen 1,4 und 2,3 abzeichnet. Dies dürfte Ausdruck des Umstandes sein, daß (zumindest unter den Bedingungen der renalen Insuffizienz) eine ungleichmäßige Anreicherung von jenen Stoffen im Liquor erfolgt, die mit der Reststickstoffbestimmung erfaßt werden (u. a. Ammoniak-N, Nucleotid-N, Glutadion-N, Harnsäure-N, Aminosäuren-N).

Diskussion

BRADBURY et al. [2.30] geben für Serum-Harnstoffkonzentrationen zwischen 3—11 mM/l H_2O Liquorkonzentrationen von 2—9,5 mM/l H_2O an. Umrechnung in das von uns verwendete Maßsystem ergibt Serum-Harnstoff-N-Konzentrationen im physiologischen Bereich zwischen 8,4 und 30,8 mg% mit entsprechenden Liquorwerten zwischen 5,6—26,6 mg%. Da der von ihnen berechnete Regressionskoeffizient für Harnstoff mit 0,89 ± 0,11 — also der in einem Austauschsystem mit variablen (Zufalls-)Einflüssen die statistische Funktionsabhängigkeit darstellende Koeffizient — (hinsichtlich der mathematisch-statistischen Behandlung s. u. a.: Wissenschaftliche Tabellen, Documenta Geigy (1960), S. 160, 170[5] und 170[10]) — nicht signifikant von dem durchschnittlichen Liquor/Plasma-Konzentrationsquotienten mit 0,81 ± 0,07 abweicht, folgern sie zu Recht, daß die Harnstoffaustauschrate keine wesentliche Abhängigkeit von der jeweils aktuellen, momentan schwankenden Serum-Harnstoffkonzentration zeigt. Ergibt sich so für den „*Normalbereich*" *eine proportionale Abhängigkeit der Harnstoffkonzentrationen im Serum und (lumbalen) Liquor*, so kann auf Grund unserer Untersuchungen außer der Bestätigung dieser Angaben (Tabelle 2/8) nunmehr auch zusätzlich über den weiten pathologischen Bereich zwischen 15—150 mg% Harnstoff-N im Serum erstmals auch *die Aufrechterhaltung dieser Korrelation im Zustand der leichten bis schwersten renalen Insuffizienz* belegt werden. Die gleichzeitige Registrierung der zwar physiologischen (15—45 mg%), mitunter aber bis auf 95 mg% erhöhten Liquorgesamtproteine (Abb. 2/6) zeigt die Unabhängigkeit der Liquor-Harnstoffretention von diesem Parameter.

Vermeiden wir die Angabe eines absoluten Austauschkoeffizienten gegenüber der Aufzeichnung eines Austauschbereiches von ca. 85—95% für Harnstoff zwischen Liquor und Serum, so respektieren wir hier die wohl ständige leichte Varianz im Serum-Harnstoffspiegel bei renalen Insuffizienzen. Wenn die Austauschrate dennoch um nicht mehr als ca. 10% variiert, so dürfte dies Ausdruck der Nivellierung evtl. größerer Serumschwankungen durch den verzögerten Ausgleich mit den ZNS-Verteilungsräumen innerhalb mehrerer Stunden sein.

Da der zeitlich verzögerte, erst *in mehreren Stunden vollzogene Harnstoffübertritt vom Serum in die Verteilungsräume des ZNS* eine relative Abschirmung von Gehirn und Rückenmark gegenüber einer Harnstoffüberschwemmung bewirkt, könnte dies auf den ersten Blick als „Schutzfunktion" für das ZNS bei schneller ablaufenden Schwankungen des Serumharnstoffes interpretiert werden. Harnstoff ist einerseits mit einem kleinen Molekulargewicht von 60,06 eine stark osmotisch wirksame Substanz, und zum anderen lassen die Befunde von REED u. WOODBURY [2.241, 2.242] schließlich keinen Zweifel an einer mit der intracellulären Harnstoffeinlagerung zeitlich parallel gehenden Wasseranreicherung im Hirngewebe (Glia- und/oder Ganglienzelle?). Kann somit auf der Basis eines verzögerten Harnstoffausgleiches das ZNS zwar wohl vor einem sich schnell entwickelnden Überwässerungszustand (nicht aber vor einer langfristigen Ödembildung!) abgeschirmt werden, so ist das Risiko der cerebralen Funktionsstörung jedoch noch keineswegs beseitigt, sondern lediglich in eine andere Richtung verschoben. Mit der relativen Harnstoffanreicherung im Intravasal- und extrakraniellen Extracellularraum gegenüber dem durch die Blut/Hirn- und Blut/Liquor-Schranke abgeschirmten ZNS entwickelt sich nämlich ein osmotisch wirksamer Harnstoffgradient, der prinzipiell zum Wasserentzug aus dem ZNS führen und damit einen cerebralen *Dehydrationszustand* bedingen kann. Gegenüber diesem grundsätzlich der cerebralen Entwässerung durch therapeutische Harnstoffosmose analogen Vorgang wird jedoch wiederum ein Schutzmechanismus wirksam. Die Harnstoffaustauschversuche, z. T. mit radioaktiv markierter ^{14}C-Substanz [2.28, 2.140, 2.240, 2.241] haben nämlich gezeigt, daß in der Muskulatur wesentlich schneller als im ZNS — innerhalb von ca. 30—60 min — eine zeitlich annähernd exponentiell ablaufende, anfänglich schnellere, dann allmählich verzögerte Harnstoffanreicherung stattfindet. Auf Grund der großen Masse und der ausgedehnten capillären Austauschfläche kann also die Muskulatur bei kurzfristigem, schnellem Harnstoffanstieg im Serum gleichsam als „Harnstoffpuffer" und — da Harnstoffretention meist gleichzeitig mit einer Wasseranreicherung auf Grund einer Reduktion der Glomerulumfiltrationsrate einhergeht — damit als „Wasserpuffer" wirksam werden, was der Funktion des Muskelparenchyms u. a. als potentiell bedeutsamsten Wasserspeicher des Körpers adäquat ist. Kann das ZNS auf dieser Basis gegen osmotisch wirksam werdende Funktionsstörungen geschützt werden, so wird nunmehr sogleich aber auch deutlich, wie schwerwiegend die Folgen einer bei schwerer Niereninsuffizienz relativ häufigen Allgemeinreduzierung des Körper- und Muskelzustandes und einer sich nun auch zusätzlich manifestierenden nephrogenen Polyneuropathie sein können. Gleiches gilt grundsätzlich auch für exogene Überwässerungen ohne gleichzeitigen Harnstoffanstieg, indem jetzt Wasser nicht in ausreichendem Maße von der Muskulatur gespeichert werden kann. Gegenüber der hier eintretenden unmittelbaren Harnstoffverdünnung im Intravasalraum bleibt auf Grund der Schrankenfunktion des ZNS die Harnstoffkonzentration im cerebralen Verteilungsraum jedoch zunächst unverändert. Sie ist damit hier höher als extracerebral, was — sofern noch keine osmotische Absättigung vorliegt — Anlaß zu einem Wassereinstrom in das ZNS sein kann, wenn sich eine osmotische Differenz von mehr als 20—25 mosm. entwickelt [2.215]. Auf die u. U. deletären Folgen einer derartigen Situation haben wir bereits an anderer Stelle [2.229] bei Besprechung der Entwicklung cerebraler Krampfzustände im Zusammenhang mit cerebralen Überwässerungen hingewiesen.

Das Ausmaß der Harnstoffanreicherung im ZNS bei renaler Insuffizienz steht nach der Analyse der klinischen Symptomatologie (Abb. 2/8) nicht in signifikanter Parallele zur Quantität der zentralnervösen Störungen. Dies kann jedoch — wie bereits die vorherigen Analysen gezeigt haben — nicht gleichbedeutend mit einer relativen Belanglosigkeit der Harnstoffretention sein. Zwar belegen die Feststellungen etwa von GOTTSTEIN [2.96] über eine abnehmende Sauerstoffaufnahme des Gehirns und eine verminderte Hirndurchblutung bei renaler Insuffizienz in Abhängigkeit vom Ausmaß der Harnstoffretention bei renaler Insuffizienz noch nicht die unmittelbare Identität dieser Funktionsstörungen durch die Harnstoffretention selbst, doch sind noch andere wesentliche Fragen offen, so z. B. jene nach der Bedeutung einer evtl. unmittelbaren Harnstoffintoxikation des ZNS [2.98] (durch Harnstoffeiweißbindung? [2.140]).

2 e. Harnstoff-Kreatinin-Verteilung

Die Verteilung der Harnstoff- und Kreatininretentionswerte im Liquor läßt anscheinend eine gleichgerichtete Progredienz in einem relativ engen Grenzbereich erkennen (Abb. 2/9 unten). Es liegt jedoch keine biologische Abhängigkeit vor. Wir erkennen hierzu, daß Harnstoff- und Kreatininspiegel im Blutserum — abgesehen von der generellen Tendenz einer zunehmenden Anreicherung mit progredienter Beeinträchtigung der Nierenfunktion — als Ausdruck quantitativ unterschiedlicher Retention keine signifikante Beziehung in einem umschriebenen Grenzbereich zeigen (Abb. 2/9 oben). Diese Streuung ist aber zu berücksichtigen, wenn die analogen Verhältnisse im Liquor betrachtet werden, da jeweils für Kreatinin und Harnstoff eine signifikante, und zwar einzig von den Serumwerten abhängige Austauschrate existiert. Auf Grund dieses Austauschverhältnisses für Kreatinin von ca. 30% bei erheblicher Serumretention über 6—8 mg% und für Harnstoff konstant von etwa 90% (s. o.), rückt die Streuung der Kreatinin- und Harnstoffverteilungspunkte also im Liquordiagramm lediglich näher aneinander. *Harnstoff- und Kreatininretention im Liquor erfolgen demnach unabhängig voneinander, was gleichzeitig aber auch für differente Austauschmechanismen an den Grenzmembranen spricht.*

In Abb. 2/9 ist zusätzlich das Verteilungsmuster der *Liquorkreatininwerte* im Verhältnis zur Harnstoffretention im *Blutserum* dargestellt. Diese wird hier als Gradmesser für das Ausmaß der Einschränkung der Nierenfunktion bewertet. Auf die Bedeutung dieser Zusammenhänge werden wir bei Besprechung der Liquorosmolarität zurückkommen, die einmal von der Gesamtmenge, zum anderen jedoch von der Summe der einzeln retinierten Substanzen in Beziehung zu deren Quantität, Molekulargröße und -gewicht und Dissoziationsgrad abhängig ist.

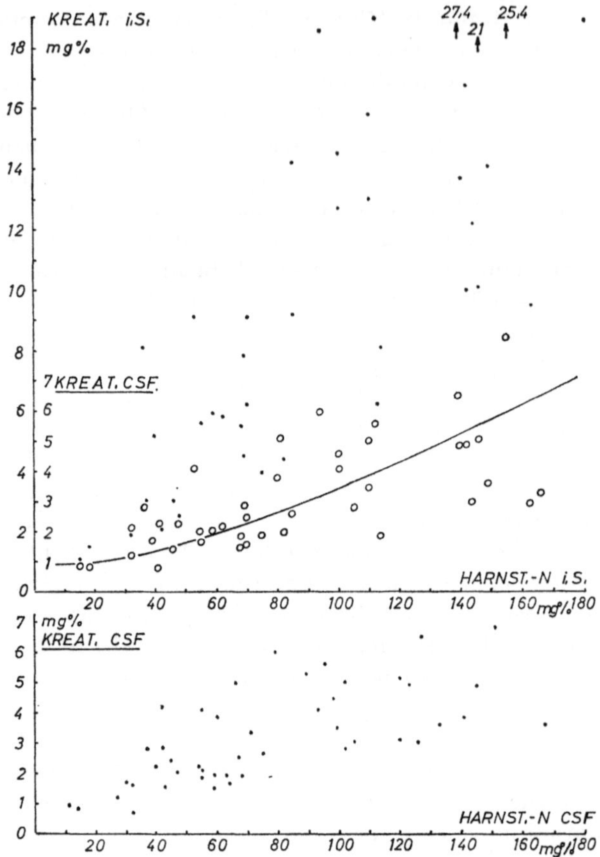

Abb. 2/9. Harnstoff-N/Kreatininrelation im Blutserum und Liquor

2f. Harnsäure

Nach Desaminierung von Adenin und Guanin sowie nachfolgender Oxydation zu Hypoxanthin und Xanthin ist Harnsäure als wesentlichstes Endprodukt des Purinstoffwechsels (beim Menschen) mit einem Molekulargewicht von 168,12 und einem pK' von 5,82 bzw. pK'' von 8,6 [2.194] im physiologischen und — bei chronischer Niereninsuffizienz — leicht acidotischen pH-Bereich des Blutserums und Liquors (pH = 7,31 — POSNER et al. [2.226]; 7,33—7,37 — SCHWAB u. DAMMASCHKE [2.277]) schwer wasserlöslich. *Ohne die Symptome der Urämie zu verursachen, ist der Harnsäurespiegel im Blutserum bei chronischer renaler Insuffizienz meist gegenüber der Norm leicht erhöht.* In den wissenschaftlichen Tabellen (Documenta Geigy, 1960) wird nach Yü für Männer ein Normmittelwert von 5,3 mg% (1,9—8,7; s = 1,7) und für Frauen von 4,3 mg% (2,3—6,3; s = 1,0) angegeben. Der Harnsäurespiegel im Liquor liegt nach LUPS u. HAAN [2.164] bei 0,5—2,6 mg%.

Ergebnisse

Kontrollbestimmungen bei 9 Patienten ohne Niereninsuffizienz zeigen Serumharnsäurewerte von 3—5 mg%*, die in Korrelation zu Harnsäureliquorwerten zwi-

---

* Der Normbereich der Serumharnsäurewerte liegt im Labor der Medizinischen und Neurologischen Universitätsklinik zwischen 2 und 6 mg%. Die Bestimmung beruht auf der Eigenschaft der Harnsäure, Phosphorwolframsäure unter Blaufärbung zu reduzieren [2.82, 2.105].

schen 2,4 und 5,4 mg% (mit einer Hauptverteilung zwischen 2,4 und 4,3 mg%) stehen (Abb. 2/10). Ergibt sich hiernach im Durchschnitt ein Liquor/Serum-Quotient von ca. 1,0, so ist dieses Verhältnis in der pathologischen Situation nicht mehr aufrechterhalten. In unseren Fällen von chronischer renaler Insuffizienz wurden im Blutserum im steady state Serumharnsäurewerte zwischen 5,5 und 15 mg% bestimmt,

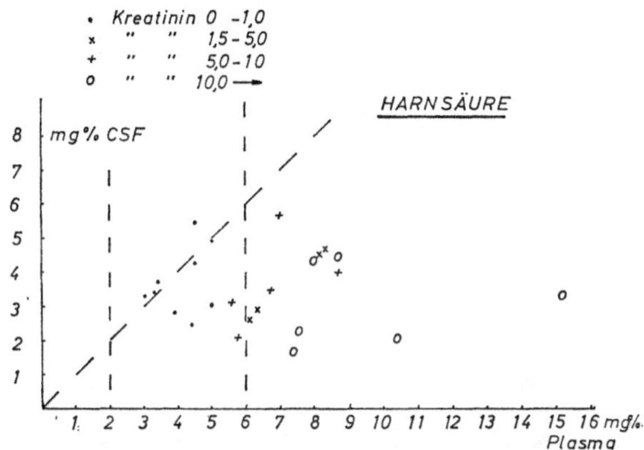

Abb. 2/10. Harnsäureverteilung im Blutserum und Liquor in Kontrolluntersuchungen und bei verschiedenen Graden von Niereninsuffizienz

während die Liquorwerte zwischen 1,7 und 4,5 mg% keine größere Schwankungsbreite als im Normalzustand erkennen lassen (Abb. 2/10). Die an Hand der Retention von Kreatinin im Liquor überprüfte Frage nach einer Beziehung zwischen Grad der Niereninsuffizienz und Harnsäureanreicherung in der Cerebrospinalflüssigkeit ergibt nach den in Abb. 2/11 niedergelegten Daten keine signifikante Proportionalität. Die

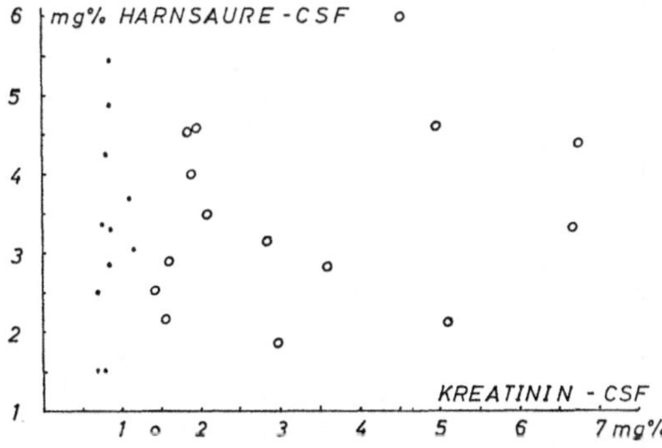

Abb. 2/11. Beziehung der Harnsäureretention im Liquor zum Grad der Niereninsuffizienz, die hier nach dem Ausmaß der Liquorkreatininkonzentrationen beurteilt wird (s. Kap. Kreatinin 2c)

umgekehrt ausgerichtete Frage nach der Relation zwischen Intensität der zentralnervösen neurologischen Symptomatologie und Harnsäurekonzentration erbringt das in Tabelle 2/10 dargelegte Ergebnis. Es zeigt sich zunächst, daß die Serumharnsäureretention nicht in Korrelation zum Ausmaß der Hypertonie steht, wie es ansonsten bei etwa 25—35% der nicht mit Thiaciddiuretica behandelten Hypertoniker belegt ist [2.32, 2.136]. Unsere Aufgliederung läßt demgegenüber erkennen, *daß die*

Tabelle 2/10. *Beziehungen zwischen Harnsäurekonzentration im Blutserum und Liquor in Abhängigkeit zur klinischen Symptomatologie*

Klin. Gr.	Dia-gnose*	RR	Harnsäure mg% Liquor/	Harnsäure mg% Serum	α_1 Gl. Liquor	γ_M Liquor	α_{2M} Liquor
I	2	140/80		6,6	$=$	$\emptyset$	$=$
I	2	190/105	3,5	6,7	$=$	$\emptyset$	$=$
II	2	120/80		6,0	$=$	$\emptyset$	$=$
II	3	130/80		5,5	$=$		$=$
II	1	140/70	3,14	5,6	$=$	$\emptyset$	$=$
II	1	185/90	2,14	5,8	$=$	$\emptyset$	$=$
II	2	140/70	0,86		$=$	$\emptyset$	$=$
II	1	120/80	2,6	6,12	$=$	$\emptyset$	$=$
III	2	155/85	2,28	7,6	2,9 x	$\emptyset$	$=$
III	1	140/110	3,34	15,2	3,8 x	$\emptyset$	$=$
III	1	200/140	2,16	10,4	3,3 x	$\emptyset$	$=$
IV	1	135/80	4,6	8,7	2,9 x	$\emptyset$	$=$
IV	1	135/80	6,0 $\times$		2,9 x	$\emptyset$	$=$
IV	1	135/80	5,7	7,0	2,8 x	$\emptyset$	$=$
IV	1	200/140	4,4	8,0	5,5 x	$+$	3,0 x
IV	2	120/80	4,6	8,3	3,8 x	$\emptyset$	2,6 x
IV	2	140/80	4,0	8,7	3,8 x	$\emptyset$	$=$
V	3,4	150/60	4,6	8,24	4,8 x	$+$	$=$

* 1 Chronische Glomerulonephritis. 2 Chronische Pyelonephritis. 3 Interstitielle Nephritis (Phenacetinniere). 4 Hyperthyreose.

$=$ Normbereich. x erhöht um . . . . . x des Mittelwertes. $\emptyset$ negativ. $+$ positiv. $\times$ Dialysebefund. α_1 Gl. $= \alpha_1$-Glykoprotein. $\gamma_M = \gamma_M$-Globulin. $\alpha_{2M} = \alpha_2$-Makroglobulin.

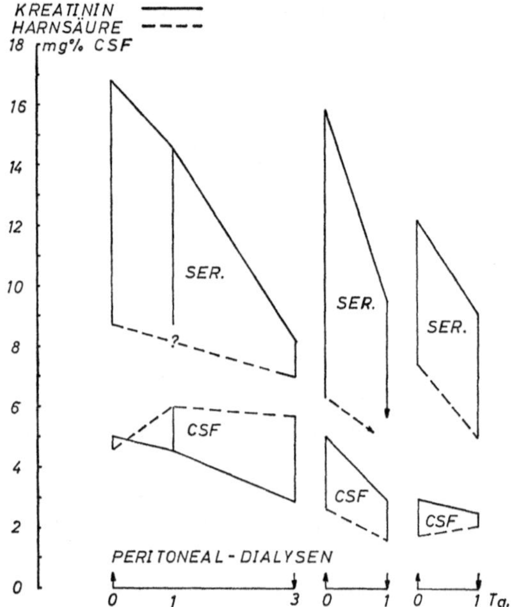

Abb. 2/12. Verhalten von Harnsäure und Kreatinin im Blutserum und Liquor unter Peritonealdialysebedingungen

höheren, den Normbereich überschreitenden Serumharnsäureretentionen den neurologischen Komplikationen stärkerer Intensität der Gruppen III—V zugeordnet sind. Es sind dies gleichzeitig jene Krankheitsfälle, die eine deutliche Vermehrung der α_1-Glykoproteine im Liquor sowie eine in den Gruppen IV und V zudem gelegentlich erkennbare Störung der Blut/Hirn-Schrankenfunktion durch Auftreten von γ_M-Globulinen und Vermehrung von α_2-Makroglobulinen zeigen [2.17, 2.94, 2.95, 2.229]. Wurde die schwere Liquorgängigkeit der Harnsäure bereits in der fehlenden Proportionalität zwischen Liquor- und Serumharnsäurewerten (Abb. 2/10) erkennbar, so verdeutlicht sich dieser Befund unter Dialysebedingungen (Abb. 2/12). Während ein- bis dreitägiger Peritonealdialyse sinken zwar Serum- und Liquorkreatininwerte entsprechend dem bereits herausgestellten Proportionalitätsverhältnis von 3:1 ab (Kap. 2c), während das Verhalten der Harnsäure ungleichmäßiger ist. In den ausgewählten Beispielen der Abb. 2/12 ist neben einem Konstantbleiben (3) bzw. Abfall (2) einmal sogar ein vorübergehender Anstieg (1) der Liquorharnsäurewerte zu erkennen. Hierfür eine Rückläufigkeit einer vorangegangenen stärkeren Harnsäureverdünnung im Liquor verantwortlich zu machen, kann auf Grund des Verhaltens anderer Stoffwechseldaten in der CSF (z. B. Kreatinin) ausgeschlossen werden.

Diskussion

Die Serumharnsäurespiegel bei chronisch renaler Insuffizienz liegen im obersten Normbereich (6 mg%) bzw. sind häufig leicht erhöht. Auch bei jenen unserer Fälle *mit Serumwerten zwischen 8 mg% und 15,2 mg%(!) kamen Gichtsymptome, insbesondere -anfälle, nicht zur Ausprägung.* Obwohl die Erhöhung der Serumharnsäurewerte bei Niereninsuffizienz außerhalb der Diskussion hinsichtlich der intern-medizinischen urämischen Symptomatik steht (u. a. [2.285]), ist jedoch die Frage nach einer eventuellen Abhängigkeit oder Begünstigung mittelbar nephrogener zentralnervöser Symptome noch keineswegs beantwortet. Zunächst wird die Frage der Blut/Hirn- bzw. Blut/Liquor-Schrankengängigkeit der im pH-Bereich zwischen 7,1 und 7,4 nur schwer wasserlöslichen und wenig dissoziierten Substanz aktuell. Abb. 2/10 und 2/12 zeigten hierzu, *daß auch im steady state bei Harnsäureerhöhungen im Blutserum eine Korrelation zu den Liquorwerten nicht vorliegt*, diese vielmehr ungleichmäßig schwanken, ohne jedoch die Höhe der Serumretention zu erreichen. Es dürfte dies Zeichen einer *schweren Schrankengängigkeit* sein. Hieraus erklärt sich auch *das Fehlen einer Relation zwischen Harnsäureretention und Harnstoff- bzw. Kreatininanreicherung im Liquor cerebrospinalis* (Abb. 2/11). *Aus der Retention von Harnstoff und Kreatinin im Blutserum und Liquor als Indicator der renalen Insuffizienz können somit keinerlei Rückschlüsse auf eine evtl. gleichzeitige und gleichwertige Anreicherung auch von Harnsäure in eben diesen Körperflüssigkeiten bzw. im nervösen Parenchym gezogen werden.*

Der Harnsäuretransport an der Blut/Hirn-Schranke ist bislang nicht bekannt. Würde lediglich eine (passive) Diffusion stattfinden, müßten die höchsten Liquorharnsäurespiegel in Abhängigkeit von parallel hierzu ansteigenden Harnsäureretentionen im Serum stehen. Dies ist jedoch, wie aus Abb. 2/10 und Tabelle 2/10 hervorgeht, signifikant nicht der Fall. Es ist daher anzunehmen, daß neben einer möglichen, wenn auch langsamen Diffusion zusätzlich *aktive Transportvorgänge am Harnsäureaustausch durch die „Schranken" des ZNS beteiligt sind.* (Anmerkung: Einzelheiten hierüber sind bislang nicht bekannt. Es kann vergleichsweise zur Veranschaulichung evtl. recht komplexer Vorgänge mit gebotener Vorsicht lediglich auf die Verhältnisse im Nephron verwiesen werden, wo Harnsäure nach nahezu vollständiger Passage der Glomerulummembranen nachfolgend im (proximalen?) Tubulus resorbiert und in weiter distal gelegenen Abschnitten erneut sezerniert wird [2.100,

2.199]. Als Hinweis auf stoffwechselabhängige Transportvorgänge läßt sich zumindest der tubuläre Sekretionsvorgang unter Pyrazinamid und Chlorothiaziden hemmen [2.306] bzw. die Uratclearance (ohne Änderung des Glomerulumfiltrates) nach Gabe von (100 mval) Lactat senken [2.294], so daß eine Hyperurikämie resultiert, wie sie auch nach Furosemid (Lasix) beobachtet wurde (u. a. [2.13]). Nach kombinierter Gabe von α-Methyl-Dopa und Benzthiazid wird parallel zum Serumharnsäureanstieg ein Abfall der Erythrocytenharnsäure und des Serumgehaltes von ATP beobachtet [2.99], während es umgekehrt nach Gabe von ACTH und glucocorticoiden Hormonen der NNR zu einer stark vermehrten Harnsäureausscheidung kommen soll [2.159]).

Gegenüber der wenig sinnvollen Aufzeichnung der Harnsäureretention im Liquor in Abhängigkeit zu den entsprechenden Blutwerten ergibt sich andererseits eine anscheinend doch relativ enge Korrelation zum progredient zunehmenden Schweregrad der zentralnervösen Symptomatologie (entsprechend den Gruppen IV und V der Tabelle 2/10). Die sich zunächst anbietende Schlußfolgerung, durch die Höhe des Harnsäureliquorspiegels werde demnach (unabhängig vom Ausmaß der Niereninsuffizienz) die Intensität der klinisch zentralnervösen Störungen bestimmt, ist in dieser Ausschließlichkeit aber schon deswegen nicht zutreffend, weil auch in Harnsäurekontrollbestimmungen in Liquores nicht nierenkranker Personen ohne ZNS-Symptome ebenfalls Liquorwerte bis 5 mg% (als oberer Grenzbereich bei einer Durchschnittsrate zwischen 2,4 und 4,3 mg%) gefunden werden können (Abb. 2/10). Dennoch bleibt die Diskrepanz niederer Harnsäureliquorwerte von durchschnittlich 2,50 mg% bei 8 nur wenig oder gar nicht zentralnervös beeinträchtigten nierenkranken Patienten der Gruppen I—III gegenüber Durchschnittswerten von 4,64 mg% bei 7 wesentlich schwerer alterierten Personen der Gruppen IV und V (Tabelle 2/10) bestehen.

Insgesamt ist die Zahl der Untersuchungen zu klein, um abschließende Schlußfolgerungen zuzulassen. Es wird aber an Hand eines größeren Ausgangsmaterials die mögliche Hypothese zu überprüfen sein, daß erst bei gleichzeitiger (hier nephrogener) Störung der zentralnervösen Funktion und der Schrankenfunktion aus einer bereits vorliegenden Harnsäureanreicherung im Blutserum nun auch eine durchschnittliche Anhebung der Liquorharnsäurewerte resultiert. Die eventuelle Folgerung, unter einer derartigen Schrankenstörung müßten dann auch parallel hierzu andere Stoffwechselretentionswerte ansteigen, ist nicht stichhaltig, weil die Schrankenfunktion bereits unter physiologischen Bedingungen stoffabhängige Unterschiede zeigt. — Die Überlegungen werden andererseits aber auch von der Höhe des Harnsäurepools im zentralnervösen Parenchym auszugehen haben, wenn man berücksichtigt, daß die Gliagrenzmembranen der äußeren und inneren Hirnoberflächen gegenüber der Blut/ Hirn- bzw. Blut/Liquor-Schranke in vielen Fällen eine geringere Barriere darstellen (s. Kap. 2c, 2d und 2h). So werden also bei Erhöhungen des Liquorharnsäurespiegels im Zusammenhang mit zentralnervösen Störungen immer auch Auswirkungen einer Alteration des cerebralen Purinstoffwechsels zu diskutieren sein. Hiermit wäre auch die im ersten Dialyseprotokoll der Abb. 2/12 fehlende Rückläufigkeit bzw. der Anstieg des Liquorharnsäurespiegels unter der Therapie vereinbar, zumal tatsächlich auch die EEG-Veränderungen als Ausdruck der Störung der zentralnervösen Funktion während und nach der Dialyse zugenommen hatten.

Unabhängig von diesen Erörterungen über Schrankenstörungen oder Beeinträchtigung des Purinstoffwechsels bleibt die Beziehung zur Schwere der zentralnervösen Symptomatologie bestehen. Dies deckt sich nicht zuletzt auch mit der auffallenden Korrelation zwischen Intensität und Schwere der zentralnervösen nephrogenen Symptomatologie einerseits und Vermehrung der α_1-Glykoproteine sowie Zunahme der α_2-Makroglobuline bei Auftreten von γ_M-Globulinen in der Cerebrospinalflüssigkeit andererseits [2.95, 2.229]. Entsprechendes findet sich speziell nun auch zwischen Intensität der Liquorharnsäureanreicherung bei erhöhtem Serumspiegel, Ausprägung vornehmlich schwerer neurologischer Syndrome und α_1-Glykoproteinvermehrung (Tabelle 2/10). Die Vermehrung von α_2-Makroglobulinen und das Erscheinen von γ_M-Globulinen könnte hierbei Ausdruck der Betonung einer Schrankenstörung im ZNS sein.

2g. Phenole, Guanidin und Ammoniak

Phenole und ihre Derivate als Spaltprodukte der aromatischen Aminosäuren sind als erheblich toxische Substanzen in der Lage, wahrscheinlich über eine Alteration von Enzymsystemen [2.114] den Eiweißstoffwechsel des Gehirns zu beeinträchtigen (s. a. [2.141]). Die Möglichkeit, daß diese Substanzen daher u. U. auch bei der Entwicklung der urämischen Symptomatologie eine Rolle spielen könnten, wurde bereits 1925 von BECHER [2.18] mit dem Hinweis auf eine Anreicherung von Phenolen im Liquor cerebrospinalis in Erwägung gezogen, indem hierauf Schwäche, Apathie, Stupor und Koma zurückgeführt wurden. Neuerdings könnten mittelbar die Befunde von MÜTING [2.191, 2.193] zur Pathogenese des Leberkomas in gleicher Richtung weisen. Die hier mitunter erheblich erhöhten Serumammoniakspiegel lassen sich keineswegs zwingend in Beziehung zum Ausmaß der Eintrübung des Bewußtseins bringen, während eine derartige Korrelation durchaus zur Anreicherung von freien Phenolen im Blutserum und Liquor cerebrospinalis besteht. Als nach BECHER jedoch WALLACE et al. [2.323] glaubten, die Signifikanz zwischen Phenolretention und urämischen zentralnervösen Symptomen nicht bestätigen zu können, bemühten sich schließlich OLSEN u. BASSETT [2.201] um eine eingehendere Klärung der aufgeworfenen Zusammenhangsfrage. Sie fanden Normalserumwerte für Phenole von $0{,}78 \pm 0{,}13$ mg% und mit progredienter urämischer Symptomatologie eine zunehmende Anreicherung von $1{,}01 \pm 0{,}37$ mg% bis $2{,}36 \pm 0{,}64$ mg%. Trotz Herausstellung einer sich entwickelnden zentralnervösen Depression fehlte jedoch eine zwingende Beziehung zwischen Intensität dieser Symptomatologie und Höhe der

Tabelle 2/11. *Phenolkonzentrationen und Azotämie (nach* MÜTING *[2.192]) a) 50 gesunde Kontrollpersonen, b) 24 Patienten mit renaler Insuffizienz, c) 56 Patienten mit Urämie*

Freie Phenole (in mg%)

im Serum	(a) $1{,}0 \pm 0{,}3$,	(b) $2{,}2 \pm 0{,}8$,	(c) $7{,}9 \pm 2{,}4$
im Liquor	(a) $0{,}5 \pm 0{,}1$,	(b) $1{,}3 \pm 0{,}6$,	(c) $3{,}6 \pm 1{,}1$

Gebundene Phenole (in mg%)

im Serum	(a) $1{,}0 \pm 0{,}3$,	(b) $2{,}1 \pm 0{,}7$,	(c) $6{,}6 \pm 1{,}6$
im Liquor	(a) $0{,}5 \pm 0{,}1$,	(b) $1{,}2 \pm 0{,}6$,	(c) $2{,}9 \pm 0{,}9$

Serumphenolwerte. Andererseits zeigte sich aber, wie schon DICKES [2.62] berichtete, eine bessere Korrelation zwischen Ausbildung einer urämischen Symptomatologie und Phenolretention gegenüber der Harnstoffanreicherung im Blutserum. Erst MÜTING [2.192] ist neuerdings den aufgeworfenen Fragen wieder nachgegangen. Er findet eine zunehmende Anreicherung von freien und gebundenen Phenolen mit zunehmender Niereninsuffizienz (Tabelle 2/11).

Obwohl MÜTING gleichzeitig auch einen Anstieg von Glucuronsäure in Blut und Liquor nachwies, betonte er, daß über die Bindungskapazität derselben hinsichtlich

3*

ihrer Detoxikationsfunktion nichts Sicheres bekannt sei. Die Parallelität der klinischen und labortechnischen Daten ließ ihn jedoch auch auf eine pathogenetische Korrelation im urämischen Koma schließen.

Auf die Anreicherung von *Guanidin* im Blutserum von Urämikern hat als erster wohl FOSTER [2.83] hingewiesen, eine Feststellung, die später im Blutserum und Liquor klinisch und tierexperimentell von HARRISON et al. [2.103, 2.104] wiederholt wurde. Die Bedeutung dieser Befunde könnte darin liegen, daß durch Guanidin Einzelsymptome der Urämie, und zwar insbesondere Muskelkrämpfe und cerebrale Konvulsionen verursacht werden können. Jedoch wiesen bereits 1937 MASON et al. [2.174] auf die Diskrepanz zur Urämie der Humanpathologie hin, da hier jene im Tierexperiment zur Manifestation von Symptomen notwendigen Guanidinspiegel nicht erreicht werden. OLSEN u. BASSETT [2.201] haben diese Frage erneut aufgegriffen und fanden im Normalserum $0,178 \pm 0,052$ mg% Guanidin gegenüber ansteigenden Spiegeln von $0,305 \pm 0,142$ mg% auf $1,203 \pm 0,368$ mg% unter zunehmender urämischer Symptomatologie. Auch hier fehlte jedoch eine hinreichende Beziehung zur Ausprägung der zentralnervösen Symptomatologie.

In experimenteller Anordnung hemmt *Ammoniak* die oxydative Decarboxylierung der Brenztraubensäure [2.313] sowie die Acetylcholinsynthese der Ganglienzellen [u. a. 2.300] und kann somit auf dieser Basis wesentlich in den Hirnstoffwechsel eingreifen. Eine eventuelle cerebrale Ammoniakintoxikation, wie sie beim Leberkoma neben der Phenolanreicherung zur Debatte steht, als (Teil-)Ursache auch eines urämischen Komas anzunehmen, ist u. E. jedoch kritisch zu bewerten. Zunächst ist es nach den Befunden der Arbeitsgruppe von TAKAHASHI [2.305] fraglich geworden, ob — wie längere Zeit diskutiert — eine erhöhte Ammoniakkonzentration im Gehirn dessen Irritabilität tatsächlich steigert. Es darf nach der Literaturzusammenstellung von WEIL-MALHERBE [2.327] als hinreichend gesichert angesehen werden, daß cerebrale NH_3-Erhöhungen meist Folge, jedoch nur unter Ausnahmebedingungen Ursache vermehrter Hirnexzitabilität sind. Wichtig ist, daß eine Erhöhung des Ammoniakgehaltes im Serum über 1 γ/ml nachfolgend im Gehirn vorwiegend unter Einschaltung des Citratcyclus (α-Ketoglutarsäure) [2.141, 2.304, 2.322] durch Bildung von Glutamin aus Glutaminsäure kompensiert wird [2.326, 2.327]. Nicht zu übersehen sind die Verhältnisse bislang, wenn der zur Glutaminbildung parallel geschaltete Energiestoffwechsel mit Bildung von ATP erheblich beeinträchtigt ist, zumal die Synthese dieses energiereichen Phosphates offenbar zumindest im urämischen Zustand gehemmt sein kann [2.247], was einer Hemmung einer K^+/Na^+-stimulierbaren ATPase durch Harnstoff entspricht [2.41]. Auch wenn nun umgekehrt Glutamin wieder als wesentlichster Grundstoff zur Bereitstellung von Ammoniak (u. a. [2.20, 2.220]) in der Tubuluszelle zur Pufferung von H^+-Ionen dient, aber andererseits bei renaler Insuffizienz diese tubuläre Ammoniumsynthese gestört ist [2.147, 2.148, 2.245], so kann doch die sich evtl. sekundär einstellende Anreicherung von NH_3 im Blutserum mit ausreichender Wahrscheinlichkeit durchaus noch im Rahmen der in der Leber ablaufenden Harnstoffsynthese kompensiert werden. Anders werden die Verhältnisse jedoch möglicherweise dann, wenn entweder bei Hypokaliämie eine hypokaliämische Alkalose oder eine Lebercirrhose bzw. bei Urämie mitunter auftretende Leberfunktionsstörung (Transfusionshepatitis!) vorliegen. Unter diesen Bedingungen kann sowohl die Harnstoffsynthese beeinträchtigt sein, wie ferner die Dissoziationsgleichung $NH_4^+ \rightleftharpoons NH_3 + H^+$ in Richtung des NH_3 verschoben ist. Damit besteht die Möglichkeit der Provozierung einer Ammoniakintoxikation, da NH_3 leicht durch Zellgrenzen permeiert, während dies für Ammoniumionen — im Rahmen der sonst üblichen Transportform im normalen oder sauren pH-Bereich (renale Acidose!) — nicht gilt [2.277, 2.278].

2 h. Elektrolyte und Osmolarität

Unter anderen Funktionen kommt der Niere (z. T. im Zusammenhang mit der alveolären Belüftung) eine entscheidende Bedeutung für die Regulierung des Elektrolyt- sowie Säure-Basenhaushaltes der Körperflüssigkeiten zu [2.20, 2.153, 2.154, 2.155, 2.205, 2.278, 2.298, 2.318]. Demnach wirken sich renale Funktionsstörungen z. T. schwerwiegend auf den Säure-Basen- und Elektrolythaushalt aus (u. a. [2.35, 2.69, 2.233, 2.278, 2.285]). Gegenüber der kaum übersehbaren Zahl von Publikationen zur Säure-Basen- und Elektrolythaushaltregulierung im Plasma liegen jedoch nur relativ wenige Veröffentlichungen zur Steuerung eben dieser Vorgänge im Liquor und Zentralnervensystem vor*.

Die Durchsicht dieser Arbeiten zeigt, daß gegenüber der Plasmaregulation z. T. beträchtliche Differenzen bestehen, was u. a. auf die Einschaltung der Blut/Hirn- bzw. Blut/Liquorschranke zwischen Plasma einerseits und Liquor bzw. Zentralnervensystem andererseits zurückzuführen ist. Zudem sind derartige Untersuchungen *nur in Korrelation zwischen Liquor- und Serumbefunden wertvoll* (s. u.). Bereitet somit, z. T. auch durch die Art des Untersuchungsobjektes und die gegenüber dem Serum erschwerten experimentellen Bedingungen, bereits das Studium der physiologischen Verhältnisse z. T. nicht unerhebliche Schwierigkeiten, so sind bislang nur vereinzelt pathologische Situationen erfaßt worden (u. a. [2.229, 2.274, 2.275]).

2h.1. Die Wertigkeit der Elektrolytverteilung und der Gesamtosmolarität in Liquor und Plasma in der Pathogenese der zentralnervösen Störungen

Natrium

Nach den Befunden von AMES et al. [2.8] sowie DE ROUGEMENT [2.60] liegt die Natriumkonzentration des Plexusliquors oberhalb der eines Ultrafiltrates, was zusammen mit der Sekretion gegen ein positives elektrisches Potential im Liquor [u. a. 2.108, 2.287] als Ausdruck einer aktiven Transportleistung zu werten ist. Der Vergleich der Liquor- und Serum-Natrium-Konzentrationen läßt eine relativ enge Abhängigkeit erkennen [2.30, 2.40, 2.266], was als Hinweis auf eine biologisch gleichwertige Regulation gewertet werden kann. Natriumionen werden über die Gliamembranen der inneren (und äußeren?) Hirnoberflächen mit dem intracerebralen Extracellularfugensystem ausgetauscht [u. a. 2.50, 2.51, 2.107]. Für die Funktion der Nervenzellen in Abhängigkeit der üblicherweise überwiegend extracellulären Natriumionen liegen im Bereich des ZNS jedoch wahrscheinlich besondere Bedingungen vor, indem die Funktionsglia, im wesentlichen also wohl Astrocyten, in diese Regulation eingeschaltet ist [2.149, 2.150, 2.196, 2.197, 2.203, 2.302, 2.308].

Kalium

Die Kaliumkonzentration im Liquor liegt durchschnittlich niedriger als im Blutserum und wird nach BRADBURY et al. [2.30] und anderen von ihm zitierten Autoren mit großer Varianz unabhängig von dieser relativ konstant eingestellt. Der Kaliumwert der Cerebrospinalflüssigkeit ist damit im

---

* Einzelarbeiten sind vor allen Dingen aus dem Arbeitskreis von PAPPENHEIMER sowie DAVSON u. BRADBURY vorgelegt worden. Hinzu kommen die Symposien über „Cerebrospinal fluid and the regulation of ventilation" (Blackwell, Oxford 1965) sowie über „Hydrodynamik, Säure-Basen- und Elektrolyt-Haushalt im Liquor und Nervensystem" (Thieme, Stuttgart 1967).

Durchschnitt auf 2,7 bis 3,1 mval/l einreguliert [u. a. 2.30, 2.129, 2.228 b, 2.266]. Im Plexusliquor liegt die Kaliumkonzentration höher als in den basalen Zisternen bzw. über der Hirnoberfläche [2.8, 2.60], was für einen Austausch über das Ependym mit dem intracerebralen Extracellularraum spricht [u. a. 2.50, 2.51]. Da dieser Austausch durch Stoffwechselgifte (Ouabain) blockiert werden kann [u. a. 2.129], weist dies auf eine aktive Transportleistung hin. Die strenge Regulation des Liquorkaliums in einem engen Bereich um 3 mval/l ist im Zusammenhang mit der Aufrechterhaltung der Membranstabilität der Nervenzellen [2.229], wahrscheinlich aber auch im Zusammenhang mit der Aktivierung einiger am transmembranösen Ionentransport beteiligten ATPasen zu sehen [2.41, 2.139, 2.204, 2.231, 2.262].

Calcium

Die Calciumkonzentration des Plexusliquors liegt unter der eines Plasma-Ultrafiltrates [2.8] und sinkt ebenso wie die Kaliumkonzentration auf dem Weg zu den basalen Zisternen hin ab. Die Korrelation zu den Blutwerten ist lockerer als für Kalium [2.228a, 2.228b]. Die Bedeutung des Calciumions im Liquor und cerebralen Extracellularraum steht möglicherweise mit seiner Eigenschaft der Membranstabilisierung von Nervenzellen im Zusammenhang (u. a. [2.144, 2.251a]). Ferner ist auch hier die Aktivierung einiger ATPasen, die im transmembranösen Ionenaustausch eine Rolle spielen, zu berücksichtigen.

Calcium hat auf nervöse Elemente eine antagonistische Wirkung gegenüber Kalium. Erhöhungen der Calciumkonzentration sollen zentralnervöse Funktionen hemmen (u. a. [2.76, 2.126]), während Calciummangelzustände eine zentrale Exzitation bedingen würden. Da sich Kalium kontrovers verhält, hat dies mehrfach zur Festlegung eines K/Ca-Quotienten geführt, um aus dessen Höhe Rückschlüsse auf die zentralnervösen Funktionen zu ziehen [2.228a].

Chlor

Die Chloridkonzentration im Plexusliquor liegt oberhalb der eines Plasma-Ultrafiltrates [2.8] und steigt sodann mit der Liquortransformation zu den basalen Zisternen allmählich an [2.60]. Die Chloridverteilung im Liquor gegenüber dem Blutserum ist durch einen Austauschquotienten von durchschnittlich 1,14 bestimmt [2.30, 2.266]. Auch wenn die Höhe des Quotienten in Grenzen variiert, bleibt doch stets der Chloridgehalt des Liquors eindeutig höher als der des Serums. Ebenfalls wie Natrium- werden auch Chlorionen mit dem intracerebralen Extracellularraum ausgetauscht.

Magnesium

Die Mg^{++}-Blutkonzentration schwankt zwischen 1,7 und 2,3 mval/l, wovon etwa 25—30% an Proteine gebunden sind [2.68, 2.291]. Der Gehalt des Plexusliquors (Katze) liegt mit 1,47 $\pm$ 0,06 mval/l deutlich höher als die Konzentration eines Plasma-Ultrafiltrates (0,95 $\pm$ 0,07 mval/l) und sinkt auf dem Wege zu den Zisternen ab (1,33 $\pm$ 0,02 mval/l) [2.8]. Dies spricht mit großer Wahrscheinlichkeit für einen Mg^{++}-Austausch mit dem intracerebralen Extracellularfugensystem über die Ependymgrenzflächen. In der Hirnsubstanz (Hund) wurde der Mg^{++}-Gehalt mit 11,2 (μval/g Feuchtgewicht) gegenüber 1,8 mval/l im Blutserum bestimmt [2.170]. Da ATPasen im ZNS an der Regulation des ADP/ATP-Quotienten beteiligt sind, und damit regulierend in den Cyclus der Gewebsatmung und Glucolyse eingreifen (zusammenfassende Darstellung bei GREVILLE [2.97]), ist der Hinweis auf die Aktivierung einer dieser ATPasen durch Mg^{++}-Ionen [2.113, 2.262] wesentlich. Da die Beteiligung der ATP an Transportvorgängen für Na^+ und K^+ durch biologische Membranen (u. a. [2.178]) bekannt ist, besteht auf dieser Basis möglicherweise auch eine Beziehung zu Erregungsvorgängen im ZNS. Wegen der in unserem Thema interessierenden NH_3-Detoxikation ist schließlich die Mg-Aktivierung der Glutaminsynthese zu erwähnen.

Ergebnisse

Elektrolyt- und Osmolaritätsuntersuchungen im Liquor (und dazu gleichzeitig im Blutserum) wurden bei 52 Patienten mit renaler Insuffizienz durchgeführt. Unabhängig hiervon werden getrennt die Befunde in Abhängigkeit von 4 Peritonealdialysen und von 5 Patienten mit Hypernatriämiesyndrom besprochen.

Bestimmt wurden Natrium, Kalium, Calcium, Chlor sowie die Osmolarität (eigene Magnesiumuntersuchungen liegen nicht vor). Alle Ergebnisse beziehen sich stets auf den *lumbalen* Liquor. Die Konzentrationsangaben für Calcium erfolgen in mg%, für Natrium, Kalium und Chlor demgegenüber stets in mval/l. Es ist damit die unterschiedliche Proteinkonzentration im Serum und Liquor

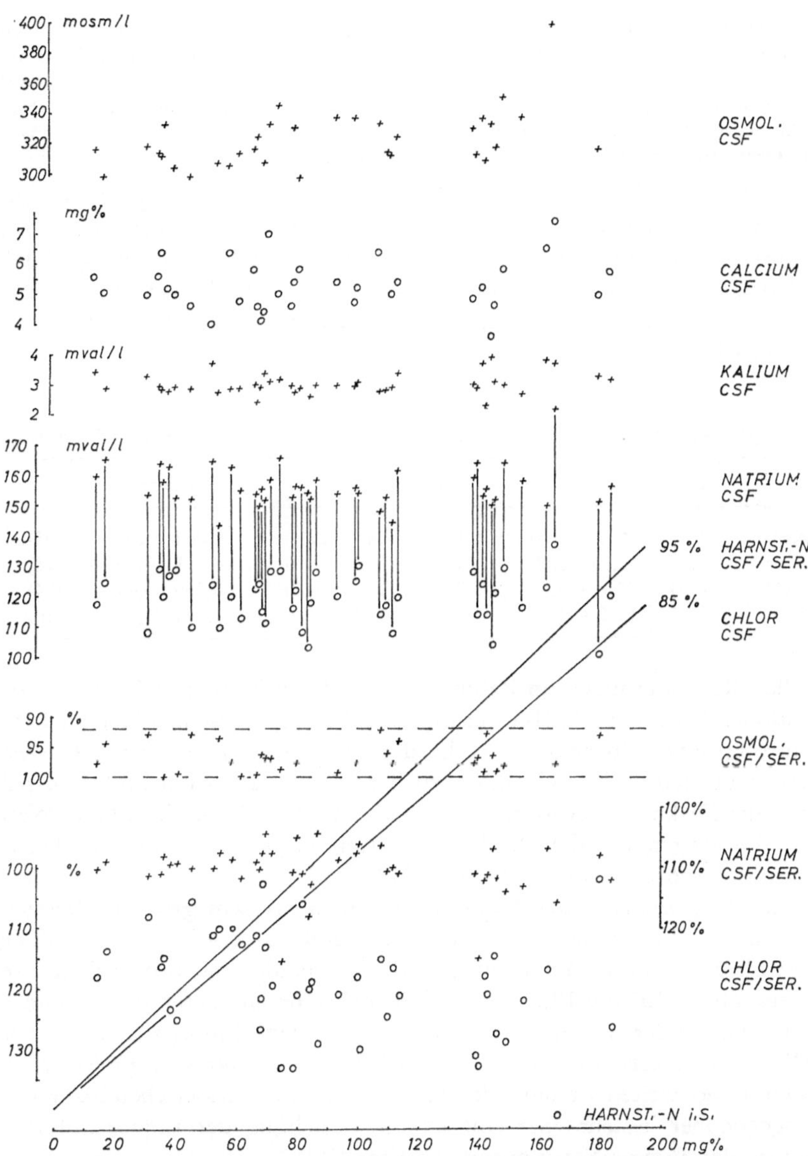

Abb. 2/13. Verteilung der absoluten Na⁺-, Ca⁺⁺-, K⁺- und Cl⁻-Konzentrationen sowie der Osmolaritäten im Liquor cerebrospinalis im steady state sowie Angaben der Austauschraten für Na, Cl und Osmolarität gegenüber dem Blutserum in Abhängigkeit zum Ausmaß der an der Harnstoff-N-Retention im Blutserum bewerteten Insuffizienz. Nicht berücksichtigt sind postdialytische Daten und Elektrolytdysregulationen des Hypernatriämiesyndroms

bei vergleichenden Konzentrationsangaben unberücksichtigt geblieben. Diese Korrektur hat SCHWAB in seinen Untersuchungen vorgenommen und bezieht deshalb seine Maßangaben auf mmol/ kg Wasser. Die von ihm angegebenen Elektrolyt-Konzentrationsquotienten liegen also durchschnittlich etwas niedriger als in unserer Untersuchung, was aber an der prinzipiellen Beurteilung des vorliegenden Sachverhaltes nichts ändert. Wir haben die Bewertung in mequ. bzw. mval beibehalten, weil dadurch bessere Vergleichsmöglichkeiten zu den Angaben anderer Autoren bestehen. BRADBURY et al. [2.30] haben experimentell die Korrekturfaktoren für eiweißfreie Standardlösungen gegenüber dem Blutserum im Proteingehalt angepaßten Kontrollösungen bestimmt und finden hierfür einen Durchschnittswert von 0,936 (Kalium 0,925; Natrium 0,938; Chlorid 0,920). Prinzipiell spielt diese Korrektur bei der Beurteilung vornehmlich der Natrium-Liquor/Serumquotienten eine Rolle, da diese in unseren Untersuchungen stets wenig über 1,0 liegen, während bei Umrechnung in mmol/kg Wasser Isoosmolarität vorliegt. Die osmotischen Verhältnisse werden von uns grundsätzlich in Osmolaritäten, nicht jedoch in Osmolalitäten angegeben.

In Abb. 2/13 sind die Elektrolyt- und Osmolaritätswerte im Liquor und teilweise deren Quotienten zu Konzentrationen im Serum in Abhängigkeit zum Grad der renalen Insuffizienz aufgetragen, wobei hierfür als Maßstab die jeweilige Blut-Harnstoff-N-Konzentration berücksichtigt wurde. Die Vergleichsergebnisse von Kontrolluntersuchungen an zwölf nierengesunden, nicht cerebral geschädigten Patienten zeigt die Tabelle 2/12 (s. a. [2.228a, 2.228b]).

Tabelle 2/12

Elektrolytnormalwerte in Liquor und Plasma (12 Patienten) (Na, K, Cl in mval/l; Ca in mg%)

	Liquor		Plasma		Quotient	
Na⁺	158	(149 —164)	148	(145—156)	1,064	(1,032—1,095)
K⁺	2,88	(2,75—3,00)	4,23	(3,5 — 5,0)	0,561	(0,366—0,518)
Ca⁺⁺	4,84	(4,4 —5,7)	9,60	(9,0 —10,2)	0,506	(0,440—0,594)
Cl⁻	119	(112 —129)	105	(100—110)	1,141	(1,096—1,240)

Bei allen Registrierungen im Rahmen renaler Insuffizienz mit Liquor-Harnstoff-N-Retentionen bis 170 mg% (Blutserum bis 185 mg%) einschließlich der Patienten der Kontrollgruppe schwankt die Höhe der absoluten *Liquor-Natriumkonzentration* im Durchschnitt lediglich in einem engen Bereich von 15—20 mval/l. (Ausnahmen werden in der Diskussion erörtert.) Die relativ *enge* Beziehung der Liquor-Natriumkonzentration gegenüber der Blutkonzentration ergibt sich aus den Austauschquotienten in Grenzen zwischen 103 und 114%.

Die *Chlorkonzentrationen* des Liquors schwanken in dem größeren Bereich von 100—137 mval/l. Es zeigt sich hier eine zunehmende Divergenz der Verteilung von der Kontrollgruppe (112—129 mval/l) zu den Zuständen mit progredienter renaler Insuffizienz (101—137 mval/l), ohne daß jedoch eine eindeutig signifikante Beziehung zu einem anderen von uns erfaßten Blut- oder Liquorparameter erkennbar wird. Die *relative Unabhängigkeit der Liquor-Chlorkonzentration von derjenigen des Serums* ergibt sich aus der weiten Streuung der Austauschquotienten zwischen 102 und 141%. — Demgegenüber besteht eher eine engere Beziehung der Liquor-Chlorkonzentrationen zu den Liquor-Natriumwerten (Abb. 2/14).

Die *Kaliumkonzentration* im Liquor ist auf den relativ engen Bereich von 2,4 bis 3,9 mval/l eingestellt. Die größeren Streuungen um den durchschnittlichen 3,0 mval/l-Bereich treten vornehmlich bei stärkerer renaler Insuffizienz (unter Berücksichtigung der zur Beurteilung verwendeten Serum-Harnstoff-N-Konzentrationen) auf. Jedoch ist die *Beziehung der Liquor-Kaliumkonzentration zum Ausmaß der renalen Insuffizienz nicht signifikant. Im Verhältnis zu den Blutwerten zeigen die Kaliumaustauschquotienten zur Cerebrospinalflüssigkeit eine große variable Streuung. Dies ist jedoch nicht,* wie man annehmen könnte, *gleichbedeutend mit einer absoluten Unabhängigkeit der Serum- und Liquor-Kaliumkonzentrationen auf Grund einer fehlenden Regulation!* (Siehe Kap. 2h.3: Kaliumregulation und Membranstabilisierung.) Bei Besprechung der hypokaliämischen

Zustände wird sich zeigen, daß hier die Liquorkonzentrationen u. U. *höher* liegen als diejenigen des Blutserums (Tabelle 3/2), während ansonsten die Austauschquotienten zwischen etwa 0,4 und 0,85 schwanken und damit die Liquorkonzentrationen in einem großen variablen Bereich *niedriger* als die Serumwerte gefunden werden. *Die auffallende Konstanz der Liquor-Kaliumkonzentration ist offenbar Ausdruck einer wichtigen biologischen Steuerung zur Aufrechterhaltung der Membranstabilität im Bereich des Nervensystems* (s. u.).

Grundsätzlich ähnlich dem Kaliumaustausch sind die Verhältnisse für *Calcium*, indem auch hier eine *weitreichende Variabilität zu den jeweiligen Serumkonzentrationen* erkennbar wird. Die Streubreite ist jedoch größer als beim Kalium, was wohl damit in Zusammenhang steht, daß nur die dissoziable Fraktion aus dem Gesamtkomplex von biologischer Wertigkeit ist [2.26, 2.73, 2.195, 2.259, 2.316], bei den Bestimmungen jedoch die Gesamtcalciumkonzentration erfaßt wird. Es ist nicht hinreichend sicher bekannt, ob die für das Blutserum gültige Aufteilung der gesamten Calciumkonzentration im Verhältnis von etwa einem Drittel zu zwei Dritteln für nicht diffusibles, an Protein gebundenes und andererseits diffusibles Calcium bzw. die hier weiter gültige Aufteilung in etwa einem Fünftel komplex gebundenes und vier Fünftel dissoziiertes Calcium [2.195] auch für die Verhältnisse im Liquor gilt.

Die absoluten *Osmolaritäten* im Liquor schwanken zwischen 300 und 400 mosmol/l mit *einer leichten, aber nicht signifikanten Progredienz entsprechend der Zunahme der Niereninsuffizienz*. Es dürfte dies z. T. mit der zunehmenden Retention harnpflichtiger Stoffe im Liquor (u. a. Harnstoff) in Zusammenhang stehen. Gegenüber der relativ großen Streuung der absoluten Osmolaritäten zeigt die *Relation zu den Serumwerten eine auffallende Konstanz* im Grenzbereich zwischen 92 und 100%. Damit liegen die Liquorosmolaritäten grundsätzlich etwas niedriger als die des Blutserums.

Da die klinische Symptomatologie, wie sich bei Besprechung der Harnstoff- und Kreatininretention zeigte, nicht in strenger Korrelation zum Ausmaß der Niereninsuffizienz steht, schien es uns wichtig, die Differenzierung der Osmolaritäten und des Elektrolytstatus im Liquor und Blutserum auch unter Anpassung an die klinische Symptomatologie entsprechend der bereits bislang verwerteten Gruppeneinteilung (s. o.) vorzunehmen. Hier nun zeigen sich andere Verhältnisse als bislang besprochen (Abb. 2/14), was mit aller Eindeutigkeit für die Notwendigkeit spricht, *biochemische Angaben nicht isoliert, sondern in Korrelation zu einer vorliegenden klinischen Symptomatologie bzw. zum Normalzustand zu betrachten.* Ferner ergibt sich, wie problematisch es ist, aus Blutwerten ohne Berücksichtigung der Korrelationskoeffizienten zum Liquor auf zentralnervöse Funktionen schließen zu wollen. In Abb. 2/14 sind gleichzeitig zur klinischen Gruppeneinteilung die Grenzen der Konzentrationen bzw. Osmolaritäten und für Natrium, Chlor und Osmolarität auch die Austauschquotienten gegenüber dem Blutserum eingetragen.

Es zeigt sich hier nun *von der Kontrollgruppe bis zu den klinisch am stärksten beeinträchtigten Patienten* (entsprechend unserer Gruppeneinteilung IV und V) *eine weitgehende Konstanz der absoluten Liquor-Natriumkonzentrationen* (wobei der Fall 3 der Gruppe V einer Serum-Natriumkonzentration an der Grenze zur Hypernatriämie mit 157 mval/l entspricht). Diese Konstanz der Natriumkonzentrationen weist auf eine wahrscheinlich außerordentlich wichtige biologische Regulation im Liquor bzw. Zentralnervensystem hin (Osmolarität), zumal die *Austauschquotienten zum Blutserum dieser absoluten Regulation angepaßt sind.* Von der Kontrollgruppe bis zur klinischen

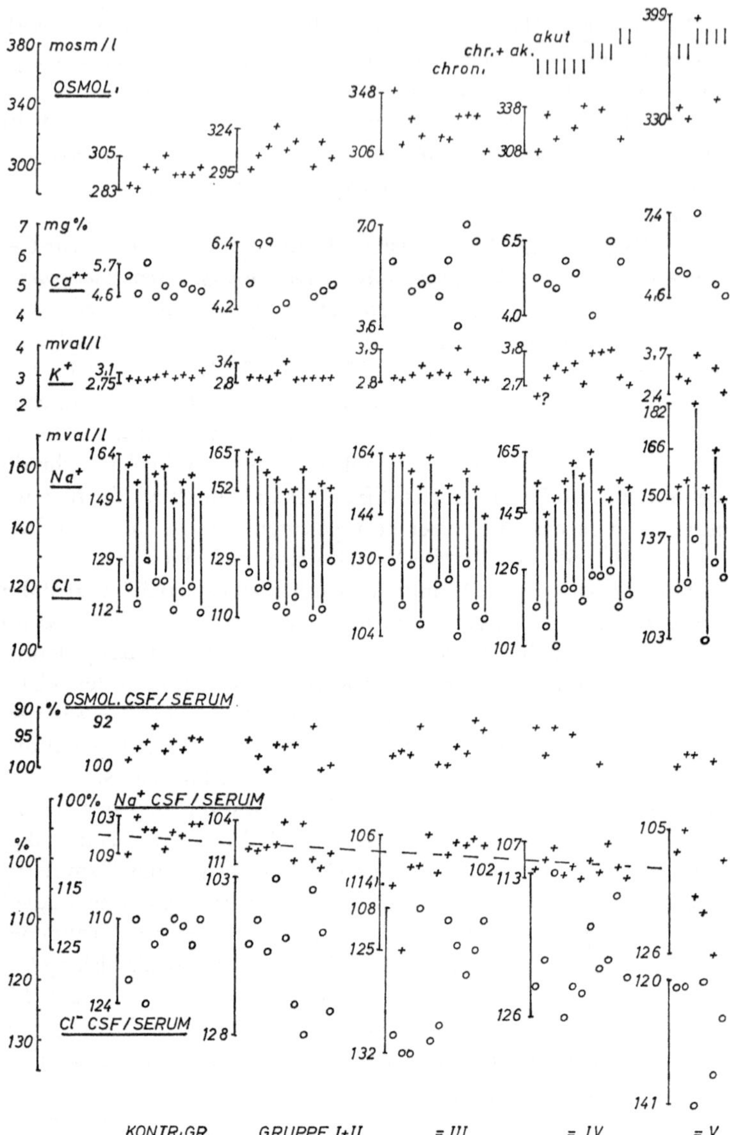

Abb. 2/14. Absolute Konzentration von Na+, K+, Ca++, Cl- und Osmolaritäten im Liquor im steady state sowie Austauschraten für Na+, Cl- und Osmolaritäten im Verhältnis zum Blutserum unter Berücksichtigung des Schweregrades der zentralnervösen Symptomatologie (Gruppeneinteilung I—V sowie klinische Kontrollgruppe s. Einleitungskapitel). Nicht berücksichtigt sind postdialytische Daten und Elektrolytstörungen des Hypernatriämiesyndroms

Gruppe IV steigen die Natrium-Liquor/Serumquotienten leicht an, während in der Gruppe V eine auffallende Streuung registriert wird. (Auf die Bedeutung dieses Phänomens kommen wir im Rahmen der Diskussion zur Osmolarität zu sprechen.)

Die *absoluten Chlorkonzentrationen* zeigen in den einzelnen klinischen Gruppen größere Schwankungen, sind aber bei klinisch gesunden bzw. cerebral nur leicht beeinträchtigten Patienten auffallend gut zu den absoluten Natriumkonzentrationen des

Liquors koordiniert, was bei schwerer ausgeprägter klinischer Symptomatologie nicht mehr gleichwertig der Fall ist. *Chloridionen werden unabhängig von den Blutkonzentrationen zum Liquor ausgetauscht*, was durch die außerordentlich große Schwankungsbreite der Liquor/Serumquotienten kenntlich wird.

Die *absoluten Liquor-Kaliumkonzentrationen sind auffallend weit (bis in den Bereich der klinischen Gruppe III) konstant um die Normgrenzen von 2,7—3,1 mval/l reguliert, während sodann eine zunehmend größere Streuung mit progredienter klinischer Symptomatologie* (Gruppe IV und V) zu erkennen ist. Wesentlich erscheint uns der Hinweis, daß diese Variation den Grenzbereich vornehmlich nach *oben* überschreitet, was nunmehr auftretenden Liquor-Kaliumkonzentrationen bis zu 3,9 mval/l entspricht. Die *Variabilität* (nicht Unabhängigkeit! — s. u.) *der Liquor-Kaliumkonzentration zu den Serumwerten bleibt erhalten* (s. a. [2.228a]).

Die *absoluten Liquor-Calciumkonzentrationen zeigen keine signifikante Beziehung zur Ausprägung und Intensität der klinischen Symptomatologie* und lassen gegenüber der Kontrollgruppe mit 4,6—5,7 mg% eine größere Streuung in den Grenzwerten zwischen 3,6 und 7,4 mg% erkennen. Eine *Relation des Austausches zu den Blutkonzentrationen ist nicht zu erfassen.*

Die Osmolaritäten steigen mit Progredienz der klinischen Symptomatologie absolut an. Eine Unterschiedlichkeit zwischen chronischen und akuten zentralnervösen Krankheitsbildern ergibt sich hierbei nicht. *Entgegen dieser absoluten Zunahme der Osmolaritäten zeigen diese relativ zu den Serumwerten in allen klinischen Gruppen eine auffallende Konstanz in den Grenzen von 92 zu 100%.* Dies ist im Sinne einer *streng regulierten Abhängigkeit der Osmolaritäten zwischen Liquor und Blut* zu interpretieren, was für die Beurteilung von Hirndruckzuständen sowie Elektrolyt- und Osmolaritätsverschiebungen unter dialytischer Behandlung wichtig bleibt.

2 h.2. Natriumregulation und Stabilisierung der Osmolarität im Liquorraum

Liegt die Na^+-Konzentration des Plexusliquors gering über der eines Plasmaultrafiltrates [2.8, 2.60] und erfolgt zudem offenbar zusätzlich ein Teilaustausch des Natriums über die Ventrikelwandungen [2.207], so sprechen diese Daten bei einem positiven elektrischen Potential der Cerebrospinalflüssigkeit gegenüber dem arteriellen Blut [2.31, 2.287, 2.328] für einen *aktiven Na^+-Ionentransport in den Liquor.* Die konstant relativ eng liegenden Grenzen der Austauschquotienten zwischen etwa 103 und 114% für 43 von insgesamt 47 Beobachtungen (Abb. 2/14) bzw. innerhalb der einzelnen klinischen Gruppen von nicht mehr als nur 6—8% (bis auf wiederum vier Ausnahmen) (Abb. 2/15), weisen darüber hinaus auf die *deutliche Abhängigkeit von der jeweiligen Serumkonzentration* hin. Diese Befunde sprechen somit für zumindest einen für Serum und Liquor einheitlichen Regulationsvorgang. Offenbar handelt es sich hierbei um die Aufrechterhaltung eines quantitativ dem Serum angepaßten *Osmolaritätsgradienten* im cerebralen Extracellular- und Liquorraum gegenüber dem internen Milieu der Zellen des ZNS. Dem entspricht der Befund von RAMSEY u. BROWN [2.237] über ein Equilibrium der Osmolaritäten zwischen Plexusliquor und venösem Blut des Plexus chorioideus. Den Na^+-Ionen kommt hierbei eine wohl entscheidende stabilisierende Wirkung zu, während den Chlorionen (möglicherweise aus der Koordination mit den nur schwer schrankengängigen HCO_3^--Ionen) wegen ihrer großen

absoluten und relativen Schwankungsbreite (Liquor/Blut) diesbezüglich keine signifikante Bedeutung beigemessen werden kann. Ein weiterer wesentlicher Faktor, der
die stabilisierende Wirkung der Na-Ionen charakterisiert, ergibt sich aus den *ansteigenden Mittelwerten der Liquor/Serum-Na-Quotienten* von den Kontrollfällen der
Untersuchungsreihe bis zur Gruppe IV der Schweregrade der klinischen Symptomatologie (s. a. Abb. 2/14; Tabelle 2/13).

Tabelle 2/13. *Mittelwerte und Standardabweichungen des Natrium-Liquor/Serumaustausches*

Kontrollgruppe	105 ± 1,89%	Gruppe III	109 ± 2,61%
Gruppe I + II	108 ± 2,45%	Gruppe IV	110,5 ± 1,66%

(Auf die Wertigkeit des aus der Gruppe III isoliert herausgelassenen Liquor/Serumquotienten
von 0,125 kommen wir bei Besprechung der Ergebnisse der Gruppe V zu sprechen.)

Dieses Ergebnis bedeutet einen zunehmend *größeren* Na-Austausch vom Serum
zum Liquor, was mit anderen Worten heißt, daß — sofern die Na$^+$-Ionen an der
Regulierung der Liquor/Serum-Osmolarität entscheidend beteiligt sind — die
Liquorosmolarität *ansteigt*. Dies ist tatsächlich, wie Abb. 2/14 zeigt, der Fall, wenn
hierzu auch weitere andersartige retinierte Substanzen beitragen mögen. Dieses
zunächst überraschende Ergebnis einer *regulativen Anhebung der Liquorosmolarität*
erhält seine Bedeutung aber darin, daß auch im Blutserum mit der Progredienz der
Auswirkungen der chronischen Niereninsuffizienz oder mehr noch eines akuten
Nierenversagens (mit Oligurie bzw. Anurie!) die Osmolarität durch Vermehrung
harnpflichtiger Substanzen ansteigt und zwar wegen Zwischenschaltung der Blut/
Hirn- bzw. Blut/Liquorschranke relativ mehr als im Liquor. Dann aber ist dieses
Resultat mit der *Ausregulierung einer abgestimmten Liquor/Serumosmolarität* gleichbedeutend. Die tatsächlich *konstant* gefundenen relativ engen Grenzen der Osmo-
laritätsquotienten ($\times$ 100 in Prozent) zwischen Liquor und Serum mit Werten
zwischen 93 und 100% (Abb. 2/14) sprechen darüber hinaus noch zusätzlich für
die weitgehende Stabilisierung in einem den physiologischen Verhältnissen angepaßten Bereich auch bei schwerer Niereninsuffizienz mit zentralnervösen Auswirkungen. Die mitgeteilten Befunde sind somit *Ausdruck einer Stabilisierung der
Regulationsvorgänge zur Aufrechterhaltung der Liquorosmolarität in einer zu den Serumwerten konstanten Relation mit Unterordnung anderer Regulationen gegenüber dieser Grund-
ordnung.* Abb. 2/15 stellt schematisch diese Verhältnisse der Regulation für den
Bereich der chronischen und akuten Niereninsuffizienz dar.

Entsprechend dieser Deutung findet nun auch die *auffallend* große, scheinbar
sich nicht in das bislang entworfene Schema einpassende *Streuung der Natrium-
Liquor/Serumquotienten der klinischen Gruppe V* mit Ausprägung schwerster neurologischer Symptome sowie die gleichwertig einzuordnende Einzelbeobachtung der
Gruppe III (s. o.) eine befriedigende Erklärung. *Gleichwertig* zu den bisherigen Erläuterungen sind die *Anhebung der absoluten Liquorosmolarität* gegenüber der Kontrollgruppe sowie die *Konstanz des Verhältnisses zwischen Serum- und Liquorosmolarität
innerhalb des physiologischen Schwankungsbereiches.* Die Erfüllung dieser gegenseitig abhängigen Bedingungen wird über eine jeweils angepaßte, hier nun entsprechend
variable Na-Austauschrate zwischen Serum und Liquor, u. U. also auch mit deutlich
erhöhtem Na-Quotienten reguliert. Offenbar wird also auch hier der Na-Austausch
der Aufrechterhaltung der Liquorosmolarität angepaßt.

Wir haben einleitend festgestellt, daß der *Na-Übertritt* vom Blutserum in den Liquor gegen eine elektrische Potentialdifferenz und wegen der höheren Anreicherung im Plexusliquor gegenüber einem Plasmaultrafiltrat eine *aktive Transportleistung* darstellen muß. Dies bedeutet die Zwischenschaltung eines chemische Energie verbrauchenden, damit aber auch (über Fermentsysteme) steuerbaren Vorganges. Letztlich ist ein derartiger Mechanismus aber auch erforderlich, wenn Na-Ionen zur

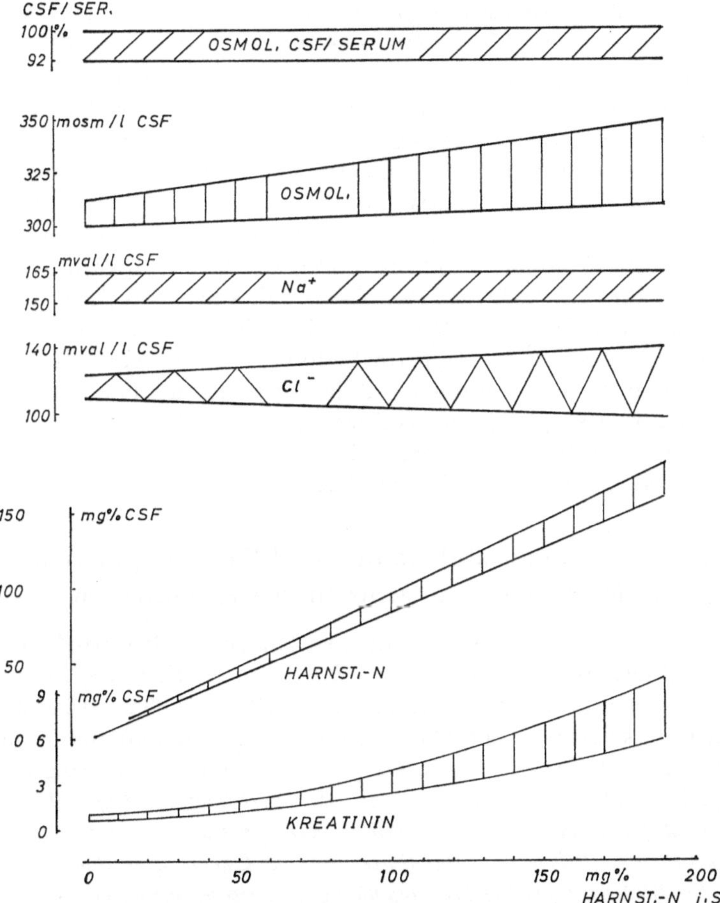

Abb. 2/15. Schematische Darstellung der Osmolaritätsregulation in der Cerebrospinalflüssigkeit bei renaler Insuffizienz. Mit zunehmender Harnstoff- und Kreatininkonzentration steigt gleichzeitig die absolute Gesamtosmolarität im Liquor an. In Anbetracht ihrer großen Schwankungsbreite kommt der Chlorionenkonzentration für die Osmolaritätsregulation keine Bedeutung zu. Verhältnismäßig konstant bleiben demgegenüber die Na-Konzentration im Liquor und der Liquor/Serumquotient der Gesamtosmolarität. Einzelheiten s. Text (| = Anstieg, ∧ = Wechsel, / = Konstanz eines Parameters)

Regulierung der Osmolarität eingesetzt werden sollen. Für andere Ionen sind derartige Voraussetzungen nicht gleichwertig vorhanden: Der extracelluläre Kaliumgehalt ist (auch im Liquor) zu gering, um osmolaritätsstabilisierend zu wirken. Zudem nimmt die K-Konzentration vom Plexus- zum Zisternal- und Lumballiquor (auf Grund eines Austausches mit dem intracerebralen Extracellularfugensystem) ab [2.8, 2.60], wobei allein schon die gleichwertige Ausrichtung der elektrischen Potentialdifferenz vom Liquor (positiv) — über den Extracellularraum — zur Blut/Hirnschranke und zum arteriellen System (negativ) die Möglichkeit regulativer Vorgänge eindämmt. Entsprechendes gilt neben den bereits erwähnten Vorbehalten gleichfalls für Ca⁺⁺- und vor allen Dingen für Cl⁻-Ionen, die im Liquor nicht gegen, sondern mit der elektrischen Potentialdifferenz angereichert

werden. Ferner scheidet HCO_3^- aus, da es — wahrscheinlich ebenfalls aktiv durch die Blut/
Hirn- bzw. Blut/Liquorschranke transportiert — in der Regulation des Säure-Basenhaushaltes eingesetzt ist (Kap. 2 i). — Die günstigsten Voraussetzungen existieren demnach tatsächlich für Na-
Ionen. Wie deren energieabhängiger Transport durch die Schranken zustandekommt, ist bislang
nicht geklärt. Bei Einsatz von ATP für Transportleistungen durch biologische Grenzflächen und bei
Abhängigkeit der ATPasen u. a. von der Na-Ionenkonzentration des Mediums (u. a. [2.43, 2.63,
2.127, 2.204]) ist es somit diskutabel und überprüfenswert, daß dieses transportierte Kation selbst an
der Regulierung seines Austausches (über einen feed back-Mechanismus?) beteiligt ist.

Sind Na-Ionen an der Stabilisierung der Liquorosmolarität u. U. auch durch
erhebliche Vermehrung ihrer absoluten Liquorkonzentration beteiligt, so kann sich
dies jedoch dann *kontrovers auf die Zellerregbarkeit* auswirken, wenn bei bereits stärkerer
cerebraler Funktionsstörung, d. h. einsetzender Inaktivierung der (energiever-
brauchenden) „Natriumpumpe", das extra/intracelluläre Na-Ionengleichgewicht
nicht mehr stabilisiert ist. Eine Natriumanreicherung in Nerven- und Gliazellen
erhöht nämlich deren Exzitabilität [2.132, 2.133, 2.179] u. U. bis zur Manifestation
von *Krampfzuständen* (u. a. [2.335, 2.336]). Es wird dies hinsichtlich der Pathogenese
cerebraler Krampfanfälle bei Azotämie und Urämie zu beachten sein (Kap. 5).
Spielt hierbei gleichzeitig die Hyperhydration im zentralnervösen Parenchym
(Astroglia!) eine offenbar entscheidende Rolle, so wirkt sich nunmehr gleichzeitig
aus, daß nach Bowsher [2.27] ein Na-Exceß von den Plexus her in den Liquor
einen gleichgerichteten Wassereinstrom nach sich zieht (was allerdings Selverstone
1958 nicht glaubte akzeptieren zu können [2.286]).

2h.3. Membranstabilisierung und Kaliumregulation
in der Pathogenese zentralnervöser Störungen

In Kontrolluntersuchungen an 50 Patienten fanden wir Plasma-Kaliumkonzen-
trationen im Mittelwert von 4,25 mval/l (3,50—5,30); die (lumbale) Liquorkonzentration wurde zunächst bei 12 Personen (Tabelle 2/12) mit 2,88 mval/l und später bei
50 weiteren Untersuchungen mit 2,90 im Bereich der engen Grenzen von 2,75 bis
3,05 mval/l [2.228a, 2.228b] bestimmt. Dieser Befund steht im Einklang mit anderen
Berichten [2.30, 2.40, 2.266] über die *konstante Einstellung des Liquor-Kaliumspiegels.*
Dementsprechend ist die Austauschrate mit dem Blutserum variabel, was jedoch nicht [2.30] —
als sehr wesentliche Feststellung — von vornherein mit einer Unabhängigkeit der Kaliumkonzen-
tration zwischen Blutserum und Cerebrospinalflüssigkeit gleichgesetzt werden darf.
Zu der unterschiedlichen Einstellung mag der nur langsame Kaliumaustausch
durch die Membranen des ZNS beitragen, zumal der Transport gegen eine positive
elektrische Potentialdifferenz des Liquors gegenüber dem arteriellen Blut [2.108,
2.287] erfolgt. Dies sowie die Hemmbarkeit des Kalium-Transportmechanismus unter
Ouabain (u. a. [2.129, 2.262]) und schließlich die niedrigere Kaliumkonzentration
des Plexusliquors gegenüber einem Ultrafiltrat (s. o.) sprechen für einen *aktiven*
Kaliumtransport vom Serum in den Liquor. Die Aufrechterhaltung einer weitgehend
konstanten Liquorkonzentration um 3 mval/l (2,7—3,3) auch bei Hyperkaliämie
bis 8,1 mval/l und nicht zuletzt die Tatsache, daß zusätzlich bei Hypokaliämie bis
2,35 mval/l die Blutspiegel *unterhalb* der Liquorkonzentration liegen können (s. Tabelle 3/2), bestätigen eindringlich diese Hypothese.
Damit wird aber gleichzeitig auch die Frage nach dem *Regulierungsmechanismus* auf-
geworfen. Wir haben hierzu die (inkonstanten) Liquor/Serum-Austauschquotienten

gegen die Serumkonzentrationen bei 50 (nach Bewußtseinslage, EEG sowie neurologisch-psychiatrischen Befund) cerebral nicht funktionsgestörten Patienten aufgetragen und finden hierbei ein eindeutig *reziprok proportionales Verhältnis zwischen diesen Parametern* (Abb. 2/16): *Je höher die Blut-Kaliumkonzentration liegt, desto geringer ist also die Austauschrate zum Liquor.* Dieses Verhalten wird auch weitgehend in der pathologischen Situation der Hyper- und Hypokaliämie aufrechterhalten (Tabelle 3/1). Der Befund spricht somit *für eine profunde biologische Regulation, die soweit nur möglich aufrechterhalten wird. Störungen der Beziehung dürfen demnach auf tiefgreifendere Funktionsstörungen hinweisen* (s. u.). Das Eingehen des Liquor/Serum-K-Quotienten als bestimmender Faktor für die aufgezeigte Beziehung spricht hierbei entgegen anderen Autoren für eine *Abhängigkeit des (aktiven) Austausches von der Serumkonzentration mit Ausrichtung auf einen konstanten Liquor-Kaliumspiegel.*

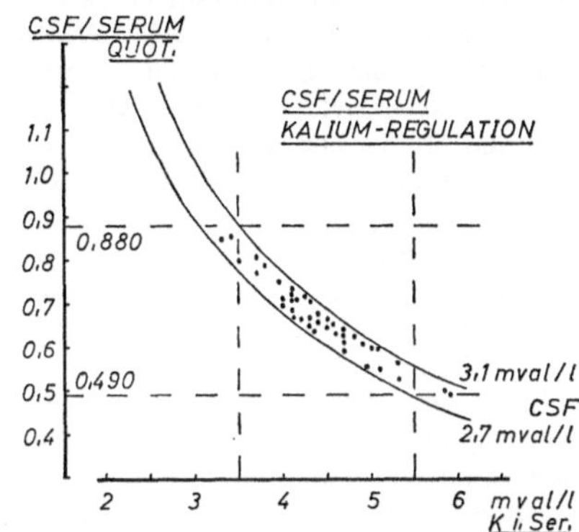

Abb. 2/16. Kaliumaustausch zwischen Blutserum und Liquor in umgekehrter Proportionalität zwischen Austauschquotient und Serumkonzentration. (Die eingezeichneten Kurven geben die physiologischen Grenzkonzentrationen in der CSF wieder, während die Punkte jeweils den Meßwerten entsprechen.)

In einer ersten Mitteilung zum anstehenden Thema [2.229] hatten wir die Vermutung geäußert, daß die Aufrechterhaltung einer konstanten Liquor-K-Konzentration mit einer Stabilisierung der Erregbarkeitsverhältnisse der Membranen der Nerven- und Gliazellen im Zusammenhang steht, zumal das Membranruhepotential tatsächlich nahe am K-Gleichgewichtspotential liegt und damit also in erster Linie von der intern/externen Kaliumkonzentration an den Grenzflächen der Zellen abhängig ist [2.227]. Eine damit mögliche Überrechnung dieser Vermutung an Hand der von HODGKIN u. KATZ [2.116] modifizierten Goldmann-Gleichung lediglich unter Berücksichtigung der K-Konzentration

$$\left(E = - \frac{R \cdot T}{F} \cdot \ln \frac{[K_i]}{[K_a]} = - 58 \ln \frac{[K_i]}{[K_a]} \right)$$

würde für eine intracelluläre K-Konzentration von 140 mval/l (Einzelheiten s. bei KLAUS [2.139]) bei extracellulärer Konzentration — Austausch über das Extracellularfugensystem! — im physiologischen Bereich zwischen 2,7 und 3,1 mval/l Membranpotentiale von —100 mV bis —96,5 mV ergeben. Für den Bereich der von uns gemessenen höchsten Liquorkonzentration von 3,8 mval/l würde sich eine weitere Verschiebung auf —91,5 mV ergeben (für K 3,5 mval/l = —93,5 mV). Diese nur als Überschlag zu bewertende Berechnung — da gegenüber dem Liquor die K-Konzentration im Intercellularfugensystem und ebenso die intracelluläre K-Konzentration nicht genau eingesetzt werden können! — zeigt Schwankungsbreiten des Membranpotentials lediglich um ca. —8 mV, was aber einer noch durchaus hinreichenden Membranstabilität gleichkommt. Wie wichtig dennoch allein bereits von dieser Seite her die Aufrechterhaltung einer hinreichend gleichmäßigen extracellulären (Liquor-) K-Konzentration ist, ergibt sich aus den Berechnungen für deutlich pathologische K-Werte von 4,5 und 5 mval/l mit Membranpotentialen von —86 mV bzw. — 84,5 mV, Werte, die jetzt bereits nahe an den Bereich der Ebene der Spontanentladung der Zellen heranreichen und eine Instabilität der Membran kennzeichnen. — Demnach darf *die relativ konstante Liquor-K-Konzentration tatsächlich als Bedingung zur Membranstabilisierung angesehen werden. Die sehr scharfe Einstellung innerhalb der für eine biologische Reaktion auffallend engen Grenzen zwischen 2,7 und 3,1 mval/l (Membranpotential zwischen —100 und —96,5 mV) spricht jedoch mit hinreichender Wahrscheinlichkeit darüber hinaus noch für einen weiteren biologisch bedeutungsvollen Regulationsmechanismus.*

In dieser Beziehung ist in erster Linie an u. a. K+-aktivierte ATPasen zu denken, denen hinsichtlich der Funktion der Membranpermeabilität und der Transportvorgänge an nervösen Austauschmembranen eine große Bedeutung zukommt. So kann die Aktivität der Membran-ATPasen [2,61] durch Reduzierung der äußeren K-Konzentration gehemmt werden [2.111]. Dementsprechend zeigt sich eine Abhängigkeit des Ionentransportes durch die Zellmembranen von der K-Aktivität (u. a. [2.25, 2.65, 2.112, 2.279, 2.331, 2.339]). Gleichwertig sind die Versuchsergebnisse zu interpretieren, die unter dem Einfluß eines K- (bzw. Na-)freien Milieus eine Reduzierung des O_2-Verbrauchs von Hirnschnitten belegten (u. a. [2.70, 2.110, 2.111, 2.212, 2.214]). Wir haben zudem bereits an anderer Stelle zitiert, daß der ADP/ATP-Quotient im Nervengewebe über die Anreicherung von ADP den O_2-Verbrauch und damit die Synthese von ATP aktiviert (u. a. [2.176, 2.178]), während umgekehrt die Aktivität der K^+-, Mg^{++}-, Na^+-stimulierbaren Membran-ATPase unter K-Reduzierung und Minderung des O_2-Angebotes gehemmt wird [2.61, 2.331]. *Somit stehen der aktive Ionentransport durch Zellmembranen des ZNS [2.127], die Aufrechterhaltung eines hierzu konstanten Membranpotentials der Zellen, der Sauerstoffverbrauch des Gewebes und die Funktionsleistung des ADP/ATP-Systems in enger funktioneller Beziehung. Ionentransport einerseits und O_2-Verbrauch andererseits sind die offenbar limitierenden Grenzen des Systems, während über ATPasen die Funktionskette reguliert wird.* Eines dieser Membranfermente ist jedoch in hohem Maße von der K^+-Aktivität des äußeren Milieus abhängig (s. a. Kap. 2h 1. Magnesium). Wird umgekehrt der ATP-energieabhängige Transportmechanismus der „Ionenpumpe" (s. u. a. Zusammenfassung bei OSHIMA [2.204]) durch Anoxie, Asphyxie oder mittelbar durch Verabreichung von 2,4-DNP als Stoffwechselgift durch Abfall der Phosphokreatinkonzentration und damit Inhibition der ATP-Synthese gehemmt (u. a. [2.1, 2.63, 2.117]), so wird mittelbar die Funktionsfähigkeit der Zellen blockiert. Neuerdings ist als wesentlicher Befund für unser Thema zusätzlich gezeigt worden, daß die Aktivität der K^+-Na^+-ATPasen mikrosomaler Präparationen des (Rinder-)Gehirns durch Harnstoff gehemmt bzw. blockiert werden kann [2.41], ein Befund also, der in Parallele zu den Resultaten über die Hemmung der ATP-Synthese von Hirn- und Nierenschnitten im Inkubationsmilieu von Urämikerseren steht [2.247]. Folgen derartiger Inhibitionen, zuletzt an 2,4-DNP Versuchen aufgezeigt [2.248], führen u. a. an Membranen über Blockierungen des Ionentransportsystems zu einem Ausgleich der für die nervöse Funktion so wesentlichen intra-/extracellulären Ionenkonzentration durch Na-Einstrom und K-Ausstrom (im „Bergabtransport").

Wir haben an anderer Stelle [2.228 a] dementsprechend tatsächlich aufzeigen können, daß aus einer Gruppe von 36 Patienten mit Liquor-Elektrolytuntersuchungen 12 eine (Liquor-)Kaliumerhöhung zeigten, wovon 6 auf 12 Fälle der klinischen Gruppe IV und 2 auf 5 Fälle der Gruppe V, jedoch nur 2 auf 11 Fälle der Gruppe III und 1 auf 7 Fälle der Gruppe II (unter Außerachtlassung eines Patienten mit gleichzeitigem Diabetes mellitus) entfielen. Die deutliche Bevorzugung der klinischen Gruppen IV und V mit starken und erheblichen zentralnervösen Störungen (s. S. 6) macht deutlich, daß die extracelluläre, über das Intercellularfugensystem mit dem Liquor gekoppelte *Kaliumanreicherung* hier parallel zu einer *Zellschädigung* in Erscheinung tritt. REULEN [2.248] sowie REULEN u. BAETHMANN [2.249] zeigen ferner, daß Blockierung der „Ionenpumpe" der Zellmembranen im ZNS (unter 2,4-DNP) Anlaß zu einer intracellulären Natriumanreicherung ist, was in Anbetracht der stark osmotischen Wirkung dieser Kationen Grundlage zur Ausbildung eines wahrscheinlich in Astrocyten lokalisierten *intracellulären Hirnödems* ist. Hierbei bleibt hinsichtlich der nervösen Funktionen, insbesondere des Ionenaustausches, die enge Koordinierung zwischen Glia- und Nervenzellen beachtenswert (u. a. [2.90, 2.149, 2.150, 2.165, 2.196, 2.197, 2.203, 2.302, 2.308]). Wenn wir unsere 12 Fälle mit Liquor-Kaliumerhöhungen nach klinischen Gesichtspunkten, d. h. hier vornehmlich nach EEG-Kriterien, dem Grad der Bewußtseinslage und dem Maß an encephalopathischen Beschwerden sowie den Liquordruckverhältnissen aufschlüsseln, so sind hier tatsächlich achtmal mit stärkeren EEG-Veränderungen im Sinne der Verlangsamung und Auftreten paroxystischer ϑ-δ-Gruppen als Zeichen einer Hirnstammirritation sowie mehr oder minder ausgeprägten Eintrübungen des Bewußtseins und teilweise stärkeren encephalopathischen Beschwerden Bedingungen erfüllt, die nach klinischen Kriterien einen Hirnödemzustand oder zumindest aber eine deutliche Zellfunktionsstörung nahelegen.

Wenn experimentelle Befunde zur Frage des Hirnödems unterschiedliche Resultate über den Elektrolytgehalt in der Ödemflüssigkeit ergeben (u. a. [2.6, 2.37, 2.128, 2.160, 2.172, 2.210, 2.212, 2.243]), so muß hierbei die unterschiedliche Pathogenese gegeneinander abgrenzbarer Hirnödemformen berücksichtigt werden (u. a. extracelluläres Ödem nach Trauma und Abkühlung; intracelluläres Ödem nach Zinnschädigung; Astrocytenödem der grauen Substanz; extracelluläres Ödem der weißen Substanz) [2.89, 2.93, 2.123, 2.137, 2.166, 2.172, 2.235, 2.296, 2.303, 2.312, 2.317].

Mit diesen Befunden (s. o.) wird gleichzeitig die Wertigkeit der K^+/Ca^{++}-Beziehung für klinische Fragestellungen eingeschränkt. Im biochemischen Experiment entspricht einer Erhöhung des Quotienten eine Zunahme des oxydativen Stoffwechsels der zentralnervösen Substanz durch Änderung des Funktionszustandes, wobei die erregbarkeitssteigernde Wirkung des Kaliumions dem hemmenden Einfluß der Calciumionen gegenübersteht [2.314]. Unter extracellulärer K-Anreicherung und umgekehrt Ca-Minderung wird der oxydative Stoffwechsel mit Steigerung des O_2-Verbrauches gegenüber der anaeroben Glykolyse von Hirnschnitten gefördert (u. a. [2.111, 2.146]), während der gegenteilige Effekt durch Ca-Erhöhung im Inkubationsmedium erreicht wird [2.23, 2.81]. Unsere an anderer Stelle publizierten Befunde zeigen jedoch [2.228a], daß in der konkreten klinischen Situation mit Abhängigkeit des K^+/Ca^{++}-Quotienten von zwei gleichzeitig variablen Parametern (K- und Ca-Erhöhung bzw. -Erniedrigung) unter 36 Beobachtungen nur zweimal (durch K-Anstieg und Ca-Abfall im Liquor) der Quotient oberhalb der Norm (0,964—1,410) lag. Hier aber handelte es sich nicht — was analog den biochemischen Experimenten zu erwarten wäre — um Patienten mit optimaler cerebraler Leistung, sondern vielmehr um Kranke der (klinischen) Gruppen III und IV, also mit immerhin deutlichen klinisch-neurologischen Ausfallserscheinungen. Entsprechendes zeigte sich bei 4 anderen Patienten mit isolierter (Liquor-)Kaliumerhöhung. So entsprechen also auch diese Resultate den obigen Erläuterungen über K-Anreicherungen in der extracellulären Flüssigkeit (Liquor) unter den Bedingungen der Zellschädigung.

Zusammenfassend ergibt sich demnach, daß offenbar die strenge Konstanterhaltung der Kaliumkonzentration für den Funktionszustand des Nervensystems von äußerster Wichtigkeit ist. In diesem Sinne sprechen die Überschlagsrechnungen über die Höhe der Membranpotentiale und die biochemischen Befunde des aktiven Ionentransportes durch Membranen mit ihren Folgen der Streuung des O_2-Verbrauches der Zellen über den ADP/ATP-Cyclus. Außerdem wurde deutlich und verständlich, *daß die K-Konzentration im Liquor weitgehend auch dann noch konstant gehalten wird, wenn bereits andersartige Hinweise für Störungen des Stoffwechselgleichgewichtes nachweisbar sind* (Abb. 2/14). Dementsprechend erweisen sich in der klinischen Situation der nephrogenen Encephalopathie Liquor-Kaliumerhöhungen als Folgen cerebraler Funktionsstörungen, wobei es naheliegt, ursächlich hierfür eine Blockierung der „Ionenpumpen" der Zellmembranen anzuschuldigen. Gleichwertig ist es in der klinischen Situation gegenüber biochemischen Experimenten nicht erlaubt, aus der K^+/Ca^{++}-Beziehung, insbesondere mit Erhöhung dieses Quotienten, Schlußfolgerungen auf eine optimale cerebrale Funktionsbereitschaft zu ziehen. Die aufgezeigte Beziehung zwischen Störung der zentralnervösen Funktion und Dysregulation des Kaliumgleichgewichtes darf aber umgekehrt nicht dahingehend interpretiert werden, daß eine Aufrechterhaltung der physiologischen Kaliumkonzentration gegen eine zentralnervöse Affektion spricht. Vielmehr deutet sich hier offenbar die Möglichkeit an, aus Störungen des Elektrolytgleichgewichtes im Liquor (unter Relation zu den Serumwerten) Anhaltspunkte zur Pathogenese einzelner zentralnervöser Funktionsstörungen zu gewinnen.

2h.4. Calciumregulation und zentralnervöse Funktion

Calcium wird im Liquor variabel zur Blutkonzentration reguliert, was der relativ großen Schwankungsbreite des Austauschverhältnisses zwischen 44 und 59% entspricht. Ob auch hier ein Regulationsmechanismus in Abhängigkeit zu anderen Parametern des Blut- bzw. Liquorchemismus besteht, kann auf Grund der vorliegenden Befunde nicht entschieden werden, da die Größe der ionisierten, für biologische Regulationen allein wesentlichen Ca-Fraktion [2.26, 2.85, 2.259] im bestimmten Gesamtcalciumkomplex nicht genau bekannt ist. Zumindest aber ergibt sich, daß bei Hypocalcämien (Tabelle 3/3), wie sie bei Niereninsuffizienz nicht selten auftreten, *die Austauschrate auf Werte von 54—104% deutlich* erhöht ist. Dies entspricht einem vermehrten *Austausch mit dem Blutserum*, was letztlich wieder der weitgehenden Konstanz der Liquor-Ca-Konzentration unter Kontrollbedingungen mit 4,84 mg% (4,4—4,7) und im hypocalcämischen Zustand mit 5,0 mg% (4,0—6,4) entspricht. *Offenbar wird also auch Calcium zwar variabel, aber nicht völlig unabhängig von der Blutkonzentration im Liquor angereichert und auf einem Niveau zwischen 4,5 und 6,5 mg% gehalten.* Neben anderen Faktoren (Größe der ionisierten Ca^{++}-Fraktion im Liquor gegenüber Serum(?), Bindungsanteil an (gegenüber Serum nur geringer) Proteinmenge des Liquors(?)) kann diese gegenüber Kalium nicht so strenge Verteilungsrelation allein schon damit zusammenhängen, daß Ca-Ionen eine unterschiedliche feste Bindung an Zellstrukturen bzw. im Intercellularfugensystem des ZNS aufweisen, was einem Ca-Austausch im Nervengewebe in einer schnell und einer anderen langsam wechselnden Fraktion entspricht [2.139].

In diesem Zusammenhang ist daran zu erinnern, daß *Steigerungen der Ca-Konzentration zentralnervöse Funktionen hemmen* und z. B. lokale Ca-Applikation im Hirnstammbereich Schlaf provozieren kann, während umgekehrt *Ca-Mangel zu einer zentralen Erregung führt* (u. a. [2.38, 2.76, 2.126, 2.156]). Diese Phänomene hängen offenbar eng mit der *Ca-Wirkung an biologischen Membranen, insbesondere an Grenzflächen der Nerven- (und Muskel-)Zellen* zusammen (worüber ausführlich in theoretischer Darstellung von Koketsu [2.144] berichtet wird). Ca^{++} durchdringt die Zellmembran als freies Ion besonders im „aktive state", d. h. zum Zeitpunkt der Nervenerregung. In einer wesentlichen Fraktion ist es jedoch an die Membranstrukturen fixiert [2.144] und gewinnt von hieraus einen entscheidenden *Einfluß auf die Membranpermeabilität.* Eine hohe Ca-Besetzung der Membranen behindert den Na^+- und K^+-Austausch zwischen dem Intra- und Extracellularraum und beeinflußt damit den Erregungsvorgang der Nervenzellen: Durch Erhöhung der extracellulären Ca-Konzentration wird die Membran durch spezifische Hemmung vornehmlich der Na-Permeabilität stabilisiert [2.87, 2.88, 2.144, 2.289], während in einem Ca-armen Milieu die Erregbarkeitsschwelle der Membran gemindert und der Na- und K-Transport gesteigert sind (u. a. [2.87, 2.118, 2.135, 2.145, 2.190, 2.307, 2.309]). (Über die Bedingungen der reversiblen Permeabilitätsänderungen unter Calciumeinfluß siehe bei Mullins [2.187, 2.188, 2.189].)

Die Ca-Ionenaktivität ist demnach von entscheidender Bedeutung für die Erregbarkeit nervöser Strukturen und für Transportvorgänge anderer Ionen durch derartige Membranen. Hierdurch wird wiederum mittelbar der Stoffwechsel der Zellen beeinflußt (s. o.). Aus dieser Situation heraus wird nunmehr die so weit wie möglich stabil regulierte

Ca-Konzentration im Liquor und damit mittelbar im nervösen Parenchym auch noch in pathologischen Zuständen sinnvoll verständlich.

2h.5. Cl⁻- und HCO₃⁻-Regulation

Das für Natriumionen relativ konstante Liquor/Serum-Austauschverhältnis (s. Abb. 2/13 u. 2/14) ist gleichzeitig für Chlorionen nicht nachweisbar. Hier zeigen nicht nur die absoluten Konzentrationen im Liquor, sondern auch die Grenzen des Austauschbereiches (absolut und in Prozent) eine zunehmende Schwankungsbreite (Tabelle 2/14), wobei die Austauschquotienten zwischen 1,02 und 1,41 in jedem Fall eine im Liquor höhere Chlorkonzentration als im Serum anzeigen. Dies spricht für eine *weitgehend unabhängige Cl⁻-Regulation des Liquors gegenüber dem Serum*. Dementsprechend zeigen neuere Befunde von DE ROUGEMONT [2.60] sowie AMES et al. [2.8], daß der Cl⁻-Gehalt des Plexusliquors zwar weitgehend einem Ultrafiltrat des Plasmas entspricht, die Konzentration sodann aber auf dem Weg in die Zisternen ansteigt. Dies deutet auf einen Austausch hin, d. h. eine Regulation an den inneren und äußeren Hirnoberflächen über die Gliagrenzmembranen, die permeabel für Chloridionen sind. Die relativ großen Schwankungen der Liquor-Cl-Konzentrationen sind somit wahrscheinlich auf Stoffwechselvorgänge des ZNS zu beziehen.

Tabelle 2/14. *Schwankungen der absoluten Liquor- und relativen Liquor/Serum-Clor-Konzentrationen*

	Absolute Schwankungen	Relative Schwankungen
Kontrollgruppe	17 mval/l (112—129)	14% (110—124)
Gruppe I + II	19 mval/l (110—129)	25% (103—128)
Gruppe III	26 mval/l (104—130)	24% (108—132)
Gruppe IV	25 mval/l (101—126)	24% (102—126)
Gruppe V	34 mval/l (103—137)	21% (120—141)

In Analogie zu den Verhältnissen im Blutplasma mit gegenseitiger umgekehrt proportionaler Abhängigkeit der Cl⁻- und HCO₃⁻-Konzentrationen und den damit unmittelbaren Auswirkungen auf den Säure-Basen-Haushalt ist eine entsprechende Regulation auch im Bereich des ZNS naheliegend. Die Verhältnisse sind hier aber komplexer als in den extracerebralen Verteilungsräumen des Körpers, da HCO₃⁻ passiv nur schwer die Blut/Hirn- bzw. Blut/Liquorschranke passieren kann (u. a. [2.31, 2.157, 2.158, 1.253]). Außerdem sind am Cl⁻- und HCO₃⁻-Austausch mit großer Wahrscheinlichkeit die auffallend chlorreichen Gliazellen beteiligt [2.90, 2.196, 2.203], jedoch sind noch keineswegs alle Funktionsglieder der (unabgängig von der Art der Störung des Säure-Basen-Haushaltes unterschiedlichen?) HCO₃⁻-Regulationskette aufgeklärt. PAPPENHEIMER [2.207] findet Beziehungen der HCO₃⁻-Regulation in Abhängigkeit von der Höhe der Potentialdifferenz zwischen arteriellem Blut und Liquor, wobei die (auf den Liquor im Tierversuch bezogenen) Werte von +15 mV (Blut-pH 7,1) bis —3 mV (Blut-pH 7,6) wiederum dem Blut-pH selbst direkt proportional sind (s. a. [2.108, 2.314, 2.315, 2.287]). Für SEVERINGHAUS [2.282] ist der pCO₂ des Liquors für die HCO₃⁻-Regulation ein entscheidender Parameter, während BRADLEY et al. [2.31] die Möglichkeit einer von der Blutkonzentration unabhängigen HCO₃⁻-Sekretion in den Liquor diskutieren. Schließlich ergibt sich nach den Tierversuchen von HELD et al. [2.108] eine Verlangsamung des Chlorionenaustausches durch die Blut/Hirn-Schranke bei zunehmender Acidose, also einer Störung des Säure-Basen-Gleichgewichtes, wie sie bei stärkerer renaler Insuffizienz stets vorliegt (u. a. [2.147, 2.148, 2.285]).

Diese Daten sind bei der Regulation der Cl⁻-Ionen-Konzentrationen im Liquor zu beachten. Zunächst zeigt sich nach Abb. 2/14 in der Kontrollgruppe sowie in Fällen mit nur geringen nephrogenen neurologischen Störungen (Gruppe I und II) noch eine auffallende Parallele zwischen der Na- und Cl-Konzentration im Liquor. Diese verliert sich sodann jedoch zunehmend mit Progredienz der neurologischen Symptomatologie, jedoch bei weitgehender Aufrechterhaltung der Na-Konzentration. Diese zunehmende isoliert ablaufende Varianz der Chloridkonzentration

bei zuvor bestehender Gleichläufigkeit mit den Natriumwerten deutet auf Regulationsvorgänge hin, von denen hier lediglich der Parameter der Chlorkonzentration erfaßt
wird. Eine Abhängigkeit derselben von der Blutkonzentration besteht nicht (s. o.).
Da andererseits aber offenbar Beziehungen zur HCO_3^--Konzentration des Liquors
vorliegen und nicht zuletzt die im Ausmaß progrediente nephrogene Insuffizienz
mit zunehmenden Störungen des Säure-Basen-Haushaltes in Richtung der (partiell
kompensierten) metabolischen Acidose einhergeht (u. a. [2.20, 2.147, 2.148, 2.245,

Tabelle 2/15. *Beziehung der Na^+/Cl^--Konzentrationen (mval/l) im Liquor*

Na^+	Cl^-	Quot.	Na^+	Cl^-	Quot.
Kontrollgruppe			Gruppe I + II* **		
160	120	1,333	165	125	1,320
155	115	1,348	163	120	1,359
164	129	1,272	158	120	1,316
158	122	1,295	156	115	1,356
160	122	1,312	152	112	1,357
149	113	1,319	153	117	1,307
156	119	1,310	159	128	*1,242*
158	120	1,315	152	110	*1,381*
151	112	1,349	155	113	*1,370*
Bereich: 1,272—1,349			*Bereich: 1,242—1,381*		
Gruppe III* **			Gruppe IV + V* **		
164	129	1,270	155	114	*1,360*
164	114	*1,439*	145	108	1,342
159	128	*1,242*	151	100	*1,510*
154	108	*1,426*	154	120	1,282
164	130	*1,261*	162	120	1,350
152	121	*1,256*	158	116	*1,362*
154	123	*1,252*	165	124	1,330
150	104	*1,441*	153	124	*1,233*
159	128	*1,242*	150	126	*1,190*
154	114	1,351	156	114	*1,368*
144	110	1,310	153	118	1,297
Bereich: 1,242—1,441			154	120	1,282
			156	122	1,279
Na^+/Cl^--Quot. · 100			182	137	1,329
Kontrollgruppe 127—135			154	103	*1,495*
Gruppe I + II 124—138			166	129	1,286
Gruppe III 124—144			150	124	1,210
Gruppe IV + V 119—151			*Bereich: 1,190—1,510*		

* Kursiv gedruckte Quotienten kennzeichnen die Überschreitung des Normbereiches.
** Klinische Gruppeneinteilung (s. S. 6).

2.285]), liegt es nahe, mittelbar Korrelationen zur Säure-Basen-Regulation anzunehmen. Dies stimmt überein mit einer äußerst stabilen Aufrechterhaltung eines zu der
Wasserstoff-Ionenkonzentration des arteriellen Blutes unterschiedlichen konstanten
Liquor-pH [2.5, 2.34, 2.185, 2.216, 2.274]. Diese ausgleichende Regulation erfolgt
jedoch weitgehend über Änderungen der HCO_3^--Konzentration bzw. des pCO_2
der Cerebrospinalflüssigkeit (u. a. [2.31, 2.274]). Unter Beachtung dieser Grundlagen
wird der Na/Cl-Quotient im Liquor (mval/l) für klinische Belange zu einem durchaus
brauchbaren Parameter (Tabelle 2/15): *Eine Überschreitung der relativ engen Grenz-*

korrelation zwischen 1,27 und 1,35 ist als Hinweis für eine einsetzende Regulationsstörung zentralnervöser Funktionen zu bewerten, wobei in erster Linie Alterationen im Säure-Basen-Gleichgewicht zur Debatte stehen. Die Progredienz der Grenzüberschreitung nach oben bzw. unten ist gleichwertig zu beurteilen.

2i. Säure-Basen-Haushalt

POSNER u. PLUM [2.225] berichteten kürzlich über sieben Patienten mit schweren Störungen des Säure-Basen-Haushaltes im Blutserum mit pH-Werten bis 6,800 (!). Nur sofern gleichzeitig eine signifikante Senkung auch des Liquor-pH nachweisbar war, bildete sich für diese Zeitspanne eine erhebliche Encephalopathie mit Bewußt-seinstrübung bis zur Somnolenz aus. Es wird hieraus der Schluß gezogen, daß pH-Konzentrationen des Liquors im Acidosebereich nachhaltig die cerebralen Funktionen beeinträchtigen können. Es erhebt sich damit die Frage, wie weitgehend die bei schwerer renaler Insuffizienz mit Kreatinin-Clearancewerten unter 30 ml/min zu beobachtenden zentralnervösen Störungen evtl. Ausdruck einer derartigen pH-Dysregulation des Liquors bzw. ZNS sein können.

Bedenken gegen eine ausschließlich derartige Interpretation kommen jedoch auf, wenn die außerordentlich differenzierte Regulation des Liquor-pH mit der Tendenz einer möglichst schnellen Normalisierung gegenüber Dysregulationen beachtet wird (zusammenfassende Darstellungen u. a. bei LEUSEN [2.158], Ross [2.256], SIESJÖ [2.290], LOESCHKE [2.162], ROSSIER u. BÜHLMANN [2.258], FENCL [2.77]). SCHWAB [2.274] kommt zu dem Ergebnis, daß bei renaler metabolischer Acidose durch kompensatorische Hyperventilation zwar Blut- und Liquor-pCO_2 absinken, aber die daraus resultierende Tendenz zur Verschiebung des pH in den alkalischen Bereich durch eine regulatorische Abnahme der Bicarbonatkonzentration im Liquor kompensiert wird. Auch POSNER [2.226] stellte diesen Mechanismus der HCO_3-Kontrolle in der Cerebrospinalflüssigkeit in den Mittelpunkt der Betrachtungen und schließt hieraus auf einen aktiven Transport entweder von H^+- oder HCO_3^--Ionen.

Entsprechend diesen regulatorischen Grundvorgängen des Säure-Basen-Haushaltes im Liquor finden auch BRADLEY [2.31] sowie SCHWAB [2.274] die HCO_3^--Konzentration im Liquor bei urämischen (also im Blut acidotischen) Patienten kompensatorisch erniedrigt. BÜHLMANN et al. [2.34] sowie ROSSIER [2.258] zeigen einen entsprechenden Mechanismus auf und finden bei sieben urämischen Patienten mit einem durchschnittlich acidotischen Blut-pH von 7,17 im Liquor eine hierzu relative Alkalose mit einem pH von 7,27, also eine nur geringe Erniedrigung gegenüber den Normalwerten mit pH 7,307 [2.31] bzw. 7,349 [2.274]. Auf Grund dieser auch von PAULI et al. [2.216] festgestellten weitgehenden Konstanz bzw. nur geringfügigen Erniedrigung des Liquor-pH ist also die zentralnervöse Symptomatologie chronisch niereninsuffizienter Kranker unmittelbar nicht allein zu erklären.

Schließlich muß auf die Abhängigkeit der intracellulären pH-Regulation (im Hirngewebe mit einem pH-Wert von etwa 7,15 unter ausgeglichenen Bedingungen bei der Katze — Ross [2.256]) von der extracellulären pCO_2- und HCO_3^--Konzentration (im Liquorraum einschließlich Extracellularfugensystem) hingewiesen werden. Konnten ADLER, ROY u. RELMAN [2.3, 2.4] an Muskelzellen trotz *Variation der Extracellularbedingungen* nachfolgend in einem beschränkten Bereich die *Konstanz des intracellulären pH* experimentell belegen, so scheinen analoge Verhältnisse auch für das Hirngewebe vorzuliegen [2.256].

Entscheidend für alle Beurteilungen wird also insgesamt neben der Festlegung des absoluten pH-Wertes die Regulation von pCO_2 und der HCO_3-Konzentration sowohl im Liquor als *auch in Abhängigkeit von den entsprechenden Blutwerten.* Hierbei ist jedoch u. a. mit der Möglichkeit eines gestörten Blut/Liquor-HCO_3^--Transportes bei Alteration der Blut/Hirn-Schrankenfunktion zu rechnen, sei es auf Grund struktureller Hirnveränderungen (Ödem usw.) oder auch als Ausdruck primärer Blut-pH-Verschiebungen mit funktionellen Auswirkungen auf den HCO_3^--Transport über Änderungen der elektrischen Potentialdifferenz zwischen Blut und Liquor (u. a. [2.207, 2.287, 2.314]). Letztlich darf nicht übersehen werden, daß die Pufferkapazität des Liquors auf Grund des nur relativ geringen Eiweißgehaltes beschränkt ist.

2k. Zusammenfassung: Elektrolythaushalt und Nicht-Elektrolyte

Die vorgelegten Untersuchungsprotokolle über den Elektrolythaushalt im Liquor bei Azotämie bzw. chronischer und akuter renaler Insuffizienz zeigen als ein hervorstechendes Resultat, daß auch in diesen *pathologischen Situationen mit bereits bevorstehenden zentralnervösen nephrogenen Störungen die Tendenz besteht, die physiologisch einregulierten Konzentrationen so weit und so lange wie möglich aufrechtzuerhalten.* Es deutet dies auf die außerordentliche Wichtigkeit der Natrium-, Chlor-, Calcium-, Kalium-, (Magnesium-)Ionen für den Funktionszustand des Zentralnervensystems hin. Wesentlich bleibt für alle Untersuchungen jedoch, *daß die Liquorkonzentration niemals isoliert, sondern stets nur in Korrelation zu den Blutwerten beurteilt werden dürfen.* Treten unter den vorgegebenen Bedingungen dennoch Entgleisungen des Elektrolythaushaltes im Liquor (und damit im Zentralnervensystem) auf, so ist dies offenbar Ausdruck einer sehr tiefgreifenden Funktionsstörung. Bislang wurden diese Umstände nur wenig beachtet. Die Unterschiedlichkeit der Ionenkonzentrationen im Liquor macht es ferner außerordentlich *problematisch, lediglich aus den meist nur überprüften Serumkonzentrationen Rückschlüsse auf zentralnervöse Funktionen zu ziehen.* Eine derartige Beurteilung ist nicht akzeptabel. Da auch bei bereits vorliegenden schwereren zentralnervösen Funktionsstörungen mitunter noch das Ionenspektrum insgesamt bzw. gegenüber dem Serum equilibriert ist, in anderen klinisch gleichwertigen Fällen aber Entgleisungen zu erkennen sind, ergeben sich hieraus möglicherweise — was noch weiter überprüft werden muß — Anhaltspunkte für die Beurteilung unterschiedlicher pathogenetischer Situationen im Bereich des Zentralnervensystems, was bislang nicht in ausreichender Weise berücksichtigt wurde.

Gleichwertig ist grundsätzlich die Situation bei Beurteilung der Nicht-Elektrolyte, von denen hier lediglich Kreatinin, Harnstoff und Harnsäure im Liquor bestimmt wurden. Es zeigt sich, *daß die Konzentrationen im Blutserum nur unter Berücksichtigung der Austauschquotienten Rückschlüsse auf die Liquorkonzentrationen zulassen. Diese Austauschraten sind aber nicht nur für die einzelnen Substanzen unterschiedlich, sondern variieren darüber hinaus u. U. für ein und denselben Stoff in Abhängigkeit von dessen Konzentration* (z. B. Kreatinin). Es sind dies wesentliche Hinweise auf die *unterschiedliche Funktion der Blut/Hirn- bzw. Blut/Liquor-Schranke gegenüber verschiedenen Substanzen* und eine damit *durchaus differente Abschirmung des Zentralnervensystems gegenüber verschiedenartigen u. U. auch toxisch wirkenden Stoffwechselprodukten.*

Damit wird nicht zuletzt das Augenmerk auf einen sehr wesentlichen Umstand gelenkt. Gegenüber isolierten u. a. biochemischen, elektrophysiologischen, neuropathologischen Beurteilungen, deren grundlegender Einzelwert damit in keiner Weise beanstandet wird, zeigt das tatsächlich vorliegende Krankheitsbild eine wesentlich komplexere Situation. Zahlreiche, teils noch physiologische, teils bereits aber pathophysiologische Regulationen sind in- und nebeneinander geschaltet und beeinflussen sich z. T. gegenseitig. Somit wird es erforderlich, biophysikalische, biochemische, elektrophysiologische, pathologische Daten usw. nicht isoliert nur parallel zu *einer* bestimmten, methodisch in *einer* Weise erfaßten Regulationsstörung, sondern in Beziehung zu einer *komplexen* klinischen (Krankheits-)Einheit zu betrachten. Die Bewertung einzelner Befunde kann dann eine ganz andere werden; Einzeldaten, die im Rahmen einer statistischen Beurteilung als „Randbedingungen" zwar erfaßt, aber im gesamten verloren gehen, kommt nunmehr evtl. eine doch sehr entscheidende Bedeutung zu. Dies wird z. B. deutlich, wenn etwa Elektrolytstörungen einmal lediglich global dem Ausmaß der an *einem* Parameter bewerteten Niereninsuffizienz gegenübergestellt, zum anderen aber im Rahmen klinisch unterschiedlich intensiver Krankheitsgruppen betrachtet werden. Auch wenn sie zwar durchaus Folge eben dieser Niereninsuffizienz sind, so brauchen sie doch aber noch keineswegs mit deren Intensität parallel zu gehen. Es zeigt sich dies u. a. sehr eindrücklich bei der Besprechung des Natriumstoffwechsels zwischen Blutserum und Liquor als einer Grundlage zur Aufrechterhaltung der Osmolarität.

3. Die zentralnervöse klinische Symptomatologie der akuten und chronischen Niereninsuffizienz

Es zeigte sich bisher, daß die an isolierten Labordaten erfaßte Retention einzelner harnpflichtiger Substanzen ohne signifikante Korrelation zu klinischen Befunden bleibt, was einmal Folge einer unterschiedlichen Anreicherung dieser Stoffe im Blutserum gegenüber dem zentralnervösen Verteilungsraum und zum anderen Ausdruck noch zentraler gelegener Grundstörungen des Stoffwechsels bei renaler Insuffizienz sein dürfte (u. a. [3.84]). Es besteht also lediglich die Möglichkeit, klinisch unterschiedlich intensive Krankheitsgruppen (s. S. 6) dem jeweils vorliegenden Ausmaß an renaler Insuffizienz zu korrelieren, wobei die Harnstoff- oder Kreatininretention aber eben nicht als unmittelbar Symptome verursachend, sondern lediglich als Maßstab für die unterschiedliche Intensität der renalen Dysfunktion mit ihren sekundären Auswirkungen auf das Stoffwechselgleichgewicht zu werten sind (s. Kap. 2c u. d). Als klinisch entscheidend erweisen sich ferner weitere, oft nur locker mit der Intensität der renalen Insuffizienz gekoppelte Faktoren, wie z. B. Blutdruckerhöhung, Elektrolyt- und Wasserhaushaltsstörungen. Ferner wird die neurologische Symptomatologie in ihrer Intensität und Ausprägung nicht zuletzt auch von der Schnelligkeit der Dekompensation der renalen Insuffizienz bzw. der Akuität des Nierenversagens bestimmt. *Dem Zeitfaktor kommt somit der Wert eines objektiven Parameters hinsichtlich der Ausprägung der neurologischen Symptomatologie zu.* Zum Beispiel kann ein Patient mit einer Harnstoff-N-Retention von über 100—150 mg% i. S. durchaus weniger Ausfallserscheinungen und Symptome bieten, wenn sich sein Leiden chronisch entwickelt hat, als wenn nur eine Retention um 80—100 mg% der gleichen harnpflichtigen Stoffe vorliegt, nun aber eine akute Dekompensation eingetreten ist. Ferner muß *unterschieden werden zwischen der Entwicklung des internmedizinischen Befundes und der Ausprägung der neurologisch-psychopathologischen Symptomatologie,* da sich hier *keinesfalls stets eine Korrelation* ergibt. Das zentrale Nervensystem ist gegenüber dem Einfluß (toxischer) harnpflichtiger Substanzen durch Einschaltung der Blut/Hirn- bzw. Blut/Liquor-Schranke offenbar besser geschützt als andere Körperorgane. Aber sogar in der Unterscheidung zwischen neurologischen und internmedizinischen Daten stößt man mitunter auf Schwierigkeiten. Beispielhaft sei erwähnt, daß etwa allein auf Grund des neurologischen Befundes und der Anamnese nicht immer unterschieden werden kann, ob ein Erbrechen Ausdruck einer urämischen Gastritis oder aber hirnorganisches Symptom ist. Gleichartig ist die Situation mitunter auch bei Beurteilung vasculärer Folgeerscheinungen, da hier einmal primär eine cerebrale Gefäßinsuffizienz, andererseits aber auch Elektrolythaushaltstörungen, z. B. in Form einer Hyperkalämie mit Herzrhythmusstörungen eine Rolle spielen können. Schließlich bleibt, was sich aus Langzeituntersuchungen einzelner Patienten immer wieder ergibt, noch zu beachten, daß im einzelnen Krankheitsfall die *klinischneurologische Symptomatologie in ihrer Intensität erheblich schwanken kann,* so z. B. heute im Rahmen einer Präurämie ein komatöser Zustand mit Hyperreflexie und Myoklonien festgestellt wird, während einige Zeit später lediglich nur noch eine mäßige Hirnleistungsschwäche bei regelrechtem neurologischem Status zu erfassen ist.

Diese aus 311 neurologisch-psychopathologischen Befundkontrollen von insgesamt 133 Patienten mit zusätzlich aus beigezogenen Krankengeschichten erfaßbaren Einzeldaten sich ergebende Analyse macht es erforderlich, zunächst generell die zentralnervöse Symptomatologie der renalen Insuffizienz zu kennzeichnen, bevor der Versuch unternommen werden kann, umrissene Syndrome pathogenetisch nach gegeneinander abgrenzbaren Ursachen näher zu charakterisieren. Hierbei werden sich, wie zu zeigen sein wird, vornehmlich die teils akuten, teils chronischen Störungen der vasculären Regulation (Hypertonus!), des Wasserhaushaltes, des Säure-Basen- und Elektrolytgleichgewichtes sowie die Auswirkungen retinierter harnpflichtiger Substanzen auf den Gesamtstoffwechsel als wirksam erweisen. Nach Durchsicht der Befundprotokolle ergibt sich *vorerst keine Abhängigkeit der neurologischen Symptomatologie zu der speziellen Ätiologie des Nierenleidens*, sondern lediglich eine Beziehung zu den jeweiligen Folgen der renalen Insuffizienz.

3a. Akute Niereninsuffizienz

Die *akuten neurologisch-psychopathologischen Störungen* werden bei akutem Nierenversagen (gleich welcher Genese), bei Dekompensation einer chronischen renalen Insuffizienz mit Ausbildung eines (prä-)urämischen Zustandes und in Abhängigkeit von therapeutisch-dialytischen Maßnahmen beobachtet. Hierbei ist *nicht allein die Quantität retinierter harnpflichtiger Substanzen, sondern mehr noch die Schnelligkeit der Dekompensation* von entscheidender Bedeutung.

Die bereits von ADDISON [3.2] vor mehr als 100 Jahren beschriebene klinisch-neurologische Symptomatologie mit zunehmender Bewußtseinstrübung bis zum Stupor bzw. Koma, psychotischen Episoden und mitunter auftretenden Konvulsionen kennzeichnet das Syndrom der akuten Dekompensation der renalen Funktion. Unsere Protokolle stimmen mit LOCKE et al. [3.52] überein, daß zusätzlich konfusionelle bzw. delirante Episoden, insgesamt also *Psychosen vom akuten Reaktionstyp*, gelegentlich mit Halluzinationen kombiniert, das klinische Bild kennzeichnen können [3.73, 3.77, 3.106, 3.114]. Die Patienten geben gelegentlich eine *Amaurose* [3.45], an, ohne daß am Augenhintergrund — abgesehen von Zeichen eines Fundus hypertonicus, u. a. jedoch mit Papillenödem und Sanguinationen — Besonderheiten zu erkennen sind. Hiermit allein steht aber offenbar die Amaurose nicht in Zusammenhang, da sich dieses Symptom durchaus schneller, z. B. unter dialytischer Behandlung, zurückbilden kann, als dies etwa für die Blutungen oder das Papillenödem gilt. Einige Patienten klagen über *flüchtiges Doppeltsehen*. Selten sollen auch *Hemianopien* [3.45] auftreten. Bemerkenswert ist eine nicht selten zu beobachtende *Miosis* bei gleichzeitiger Neigung zu *Anisokorie*. Häufig ist, wie schon SVANN u. MERRILL [3.114] feststellen, eine *Muskelschwäche der Extremitäten. Passagere Hemiplegien oder Monoplegien* sind offenbar Ausdruck vasculärer Krisen. Selten haben wir, wie KNUTSON u. BAKER [3.45], „Nackensteife" gesehen, auch wenn bei einer nachfolgenden Liquoruntersuchung keine Pleocytose vorlag. Ein hervorstechendes Symptom sind unregelmäßig erscheinende, meist die oberen Extremitäten und den Schultergürtel, etwas weniger die proximalen Abschnitte der unteren Extremitäten betreffende extrapyramidale *Hyperkinesen* in Form von Myoklonien. Zusätzlich werden, dies aber als Ausdruck einer Beteiligung des zweiten motorischen Neurons, *Fasciculationen* gesehen. LOCKE et al. [3.52] weisen auf sog. „liver flap" hin. Die *Muskeleigenreflexe* sind entweder sehr *lebhaft* oder gar *gesteigert* (ohne daß gleichzeitig Pyramidenbahnzeichen nachweisbar sein müssen) oder auch *abgeschwächt* oder *erloschen*. Es spielen hinsichtlich dieser Differenzen offenbar Störungen im Elektrolytequilibrium eine Rolle. Patienten mit Hyperkaliämien neigen zur Hyperreflexie, während umgekehrt bei Hyponatriämie, was einer von uns immer wieder gemachten Beobachtung entspricht, Reflexabschwächungen oder Reflexverlust auftreten. Zum Teil sind die Störungen komplexer, indem zum Beispiel bei Hyponatriämie, aber gleichzeitiger Hypocalcämie wieder Reflexlebhaftigkeit auftreten kann. Diese Unterschiedlichkeiten der Reflextätigkeit, wobei Hyporeflexie also keineswegs von vornherein als Symptom einer nephrogenen Polyneuropathie gewertet werden darf(!), sind elektrophysiologisch über elektrolytabhängige Änderungen des Membranpotentials peripherer Nerven zu erklären (s. Abschnitt über Elektrolytdysequilibrium). Dieses akute neurologisch-psychopathologische Syndrom ist, wie wir mehrfach beobachten konnten, so weitgehend rückbildungsfähig, daß auch nach überstandener Urämie der neurologische und psychopathologische Befund wieder unauffällig sein können (was gleichfalls (s. u.) vom elektrischen Hirnstrombild gilt).

3 b. Chronische Niereninsuffizienz

Im Rahmen der *chronischen renalen Insuffizienz* treten die prinzipiell gleichartigen neurologisch-psychopathologischen Symptome, sofern nicht eine (sub-)akute Dekompensation vorliegt, nicht so akzentuiert wie eben beschrieben, hervor. Es sind dies Patienten, die bei Erhebung der Anamnese über meist phasenhaft, rekonstruierbar oft im Zusammenhang mit Hypertonusschwankungen auftretende *encephalopathische Beschwerden* vornehmlich in Form von Kopfschmerzen und Sehstörungen klagen. Nicht selten ist von *Schwankungen der Stimmungslage* die Rede, wobei die Neigung zu *(Sub-) Depression* häufiger und intensiver ist als umgekehrt die Ausprägung einer *(Sub-) Euphorie*. Bevorzugte Symptome des ebenso häufigen, aber oft schon lange vor der terminalen Phase der renalen Insuffizienz auftretenden *neurasthenischen Syndroms* sind Reizbarkeit, Schreckhaftigkeit, Klagen über intensitätsunterschiedliche Merk- und Auffassungsstörungen sowie Schlafstörungen. Als charakteristisch, und hierbei stimmen wir vollauf mit TYLER [3.120] überein, ergibt sich sehr häufig das Bild der *Leistungsreduzierung gegenüber permanenten Anforderungen*. Dies gilt sowohl in körperlicher als auch in psychopathologischer Hinsicht. Seltener sind akzentuierte psychiatrische Auffälligkeiten in Form von vornehmlich *paranoiden Episoden* [3.57]. Auf psychische Auffälligkeiten weisen insbesondere RICHET u. VACHON [3.87] hin, wobei sie ursächlich nicht nur an Hypertonus und Elektrolytverschiebungen, sondern auch an passagere Arzneimittelintoxikationen bei gestörter renaler Ausscheidungsfunktion denken. Liegt gleichzeitig ein länger bestehender oder stärkerer Hypertonus vor, werden die Zeichen einer *organischen Hirnleistungsschwäche* mit Merkfähigkeits- und Auffassungsstörungen, Umständlichkeit und Einstellstörungen deutlicher.

Trotz dieser psychopathologischen Auffälligkeiten, die von den Patienten häufig spontan nicht erwähnt werden(!), *kann der neurologische (ebenso wie der hirnelektrische) Befund regelrecht* sein. Andererseits werden, und dies gilt besonders für einen extremen Hypertonus, nicht selten *Hyperreflexien* registriert. Diese sind meist seitengleich, seltener seitendifferent, dann gelegentlich auch mit Pyramidenbahnzeichen kombiniert, ausgeprägt. Kommt es zu einer subakuten Verschlechterung einer chronisch-renalen Insuffizienz, stehen neben den Hyperreflexien nun auch auftretende *Fasciculationen* und *Myoklonien* sowie *muskuläre Schwächezustände* im Vordergrund. Ansonsten werden in derartiger Situation die gleichen Symptome, wie sie bereits bei den akuten renalen Insuffizienzen geschildert wurden, gesehen. Trotz Myoklonien und Fascikulationen kommen *extrapyramidale Fremdreflexe* nur selten zur Beobachtung. Dies ist noch am häufigsten dann der Fall, wenn bereits länger dauernd ein extremer Hypertonus vorliegt und auch andere Zeichen einer cerebralen vasculären Beteiligung, meist in Form einer organischen Hirnleistungsschwäche, zu erfassen sind.

Diese chronische Symptomatologie zeigt mancherlei Variationen, und zwar dann, wenn gleichzeitig eine *nephrogene Polyneuropathie* vorliegt. Die sich hier ausprägenden Einzelsymptome wie Muskelschwäche und Atrophien mit Bevorzugung an den unteren Extremitäten sowie Reflexabschwächung kombinieren sich mit dem zentralnervösen Syndrom. So ist es keineswegs selten, worauf wir bereits bei anderer Gelegenheit hinwiesen [3.77], daß die neurologische Symptomatologie rein beschreibend dem Status entspricht, wie er ansonsten etwa bei amyotropher Lateralsklerose gesehen wird, also mit Hyperreflexie an den oberen Extremitäten, jedoch Hypo- und Areflexie an den unteren Extremitäten mit hier akzentuierten Muskelatrophien. Die Intensität des zentralnervösen chronischen nephrogenen Syndroms zeigt meist nur geringe Schwankungen, auch wenn es durch konservative oder dialytische Maßnahmen gelingt, das Ausmaß der Niereninsuffizienz einzudämmen. *Eine strenge Beziehung zum Ausmaß der renalen Insuffizienz besteht nicht, wenngleich — zumindest im klinisch kompensierten Zustand — meist bereits ein Serumkreatininspiegel von 6—10 mg erreicht ist, ehe sich Zeichen einer Leistungsinsuffizienz einstellen.* Bis auf mehr oder weniger deutlich ausgeprägte neurasthenische Symptome (Hypertonus!) sind *Patienten mit Serumkreatininspiegeln bis 5 mg% häufig zentralnervös beschwerdefrei.*

Wurde soeben gezeigt, daß die neurologisch-psychopathologische Symptomatologie der Niereninsuffizienz als Auswirkung vielschichtiger, ineinander verzahnter Ursachen zu interpretieren ist, so erscheint es unter steter Beachtung dieser Grunderfahrung aber demnach durchaus angebracht, diesen Ursachenkomplex in Richtung symptomengestaltender Einzelglieder zu analysieren. Dies gilt sowohl für die Auswirkungen der (renalen) Hypertonie auf das ZNS im Sinne der hypertensiven Encephalopathie als auch gleichwertig für das (renale) Elektrolytdysequilibrium und Störungen seitens der metabolischen Teilkomponente des Säure-Basen-Haushaltes.

3c. Renaler Hypertonus

Unter Hinweis auf zahlreiche spezielle Einzeldarstellungen [3.35, 3.96, 3.106, 3.113, 3.116, 3.124, 3.127] über Auswirkungen des Hypertonus und hypertensive Krisen auf das ZNS ist es hier nicht notwendig, die bereits oft abgehandelte Symptomatologie mit Hirnleistungsschwäche, zentralen Paresen, Reflexstörungen u. a. m.

zu analysieren. Zum Thema gehört jedoch der Hinweis, daß nicht nur bei akuter Glomerulonephritis [3.8, 3.88, 3.105], sondern auch bei vasculärer Verlaufsform der chronischen Glomerulonephritis z. T. extreme Hypertonien beobachtet werden, die vor allen Dingen mit einer Steigerung auch des diastolischen Blutdruckes einhergehen. Ein kompensierter Hypertonus kann klinisch-neurologisch symptomenfrei bleibt, was gleichfalls (s. u.) bei der Beurteilung elektrischer Hirnstrombilder erkennbar werden wird. In anderen Fällen werden, wie bei jedem Hypertonus unterschiedlicher Genese, gelegentlich Kopfschmerzen, kurzdauernde Schwindelzustände oder auch Erbrechen geklagt. Zu erwähnen sind ferner, dies aber bereits mehr als Ausdruck von hypertensiven Krisen, Somnolenz, konfusionelle Zustände, Koma, cerebrale Anfälle und cerebrale Herdsymptome in Form flüchtiger Aphasie, passagerer Mono- oder Hemiparesen und Hemianopien. Hinzuweisen bleibt nicht zuletzt auf die unterschiedlich stark ausgeprägte Retinopathie. Eine derartige hypertonusabhängige Symptomatologie (s. a. [3.128]) wird nicht zuletzt mitunter während peritonealdialytischer Behandlung gesehen.

3 d. Störungen des Elektrolytgleichgewichtes (CSF/Serum)

Vorangehend (s. Kap. 2h.1) wurde gezeigt, daß die Elektrolytverteilung in der Cerebrospinalflüssigkeit von derjenigen des Serums z. T. recht erheblich abweicht und daß *Elektrolytverschiebungen im Blutserum noch keineswegs gleichwertig auch zu einem Elektrolytdysequilibrium jenseits der Schranken des zentralen Nervensystems führen* müssen. Hieraus wird deutlich, wie problematisch es sein kann, eine zentralnervöse Symptomatologie lediglich zu den Werten einer im Serum deutlich werdenden Elektrolytverschiebung zu korrelieren (u. a. [3.117]). Es erweist sich daher als notwendig, für derartige Situationen Liquorkorrelationswerte zur Verfügung zu haben.

3 d.1. Natrium (Tabelle 3/1)

Die physiologischen Grenzen der Natriumkonzentration im Plasma liegen zwischen 135 und 155 mval/l. Wir finden für den Liquor an Kontrollpersonen einen Durchschnittswert von 148 mval/l bei Grenzen zwischen 145 und 156 mval/l, so daß sich ein Austauschverhältnis zugunsten der Cerebrospinalflüssigkeit von 103—109% ergibt, sofern der hohe Eiweißgehalt des Serums gegenüber dem Liquor unberücksichtigt bleibt [3.102], sich aber auf ca. 100% reduziert, wenn die Berechnung nicht in mval/l sondern in mmol/kg H_2O erfolgt (s. S. 39, 40).

Hyponatriämie

Unter 52 Untersuchungen mit vergleichbarem Liquorstatus ließen sich sechsmal Hyponatriämien ausgliedern. Bei Plasmawerten zwischen 127 und 132 mval/l variiert die Liquorkonzentration bei einem Durchschnittswert von 148 mval/l zwischen 126 und 166 mval/l. Die Austauschrate schwankt zwischen 100 und 125% und liegt somit in der oberen Grenze deutlich über dem physiologischen Durchschnittswert. Einmal (Quotient: 1,256) handelte es sich um eine zusätzlich zur Nierenfunktionsstörung vorliegende Thyreotoxikose, in deren Rahmen experimentell von RASKIN u. FISMAN [3.80] ein erhöhter Na-Austausch mit dem ZNS nachgewiesen wurde. Im anderen Fall lag eine Exacerbation einer chronischen Niereninsuffizienz vor. War es hier zu einer kurzfristig entwickelten Flüssigkeitsretention gekommen, so ist der relativ niedrige Na-Wert von 131 mval/l i. S. wahrscheinlich lediglich als *Verdünnungshypo-*

natriämie zu erklären. Hiervon unabhängig variieren die Austauschquotienten zum Liquor zwischen 1,000 und 1,251, so daß offenbar der *absoluten* Natriumkonzentration im Plasma für den Austausch zur Cerebrospinalflüssigkeit die entscheidende Bedeutung zukommt. Die relativ großen Schwankungen der Austauschrate mit oberen Werten bis 125% bei Hyponatriämien entsprechen offenbar einer so weitreichend wie möglichen Stabilisierung der Liquor-Na-Konzentration im Normbereich (Tabelle 3/1)

Tabelle 3/1
Natriumregulation zwischen Blutserum (Norm: 135—155 mval/l) und Cerebrospinalflüssigkeit (CSF)

| Sign. | Gruppe | Natrium | | | H. St.-N |
		CSF	Pl.	Quot.	CSF
Kontrollgruppe					
1	I	160	147	1,089	12
3	I	155	150	1,032	9
4	I	164	156	1,050	26
5	I	158	150	1,052	13
6	I	160	148	1,080	20
7	I	149	141	1,057	12
8	I	156	146	1,068	11
10	I	158	151	1,045	12
11	I	151	145	1,040	13
F 2	I	165	152	1,085	14
B 2	II	160	146	1,095	11
Hypernatriämie					
F 3	IV	a	178	170	1,046	74
F 4	IV	a	167	162	1,030	52
H 1	IV	a	173	171	1,011	45
H 2	IV	a	168	160	1,050	40
H 3	III	a	160	162	0,988	34,2
H 5	III	a	182	157	1,160	71
K 5	IV	a	201	180	1,115	Rest-N 233
K 6	IV	a	204	171	1,193	Rest-N 263
K 7	IV	a	186	166	1,120	Rest-N 213
K 8	IV	a	170	162	1,050	
R 3	III	a	175	168	1,042	115
St 6	IV	a	178	162	1,100	105
Hyponatriämie					
H 8	III	ch	164	131	1,251	145
H 6	IV	ch	145	132	1,100	95
H 9	IV	a	133	129	1,030	363 im Serum
B 3	V	a	126	127	1,000	120
J 2	V	a	154	130	1,185	42
R 2	V	a	166	132	1,256	63

	CSF (mval/l)	Pl. (mval/l)	Quot.
Kontrollgruppe	158 (149—164)	148 (145—156)	1,064 (1,032—1,095)
Hypernatriämie	179 (160—204)	166 (157—180)	1,073 (0,988—1,193)
Hyponatriämie	148 (126—166)	130 (127—132)	1,137 (1,000—1,256)

H. St.-N = Harnstoff-N (Norm: 9—20 mg% i. d. CSF). — CSF = Cerebrospinalflüssigkeit (lumbal). — Pl. = Plasma. — Gruppe = Klinische Gruppeneinteilung I—V (s. S. 6) (s. a. [3.74]).

und hängen damit wahrscheinlich mit den Regulationsvorgängen zur Aufrechterhaltung der Liquorosmolarität (s. o.) zusammen. Dieser Deutung entspricht, daß in keinem der Fälle — also auch bei relativer Erhöhung des Liquornatriums gegenüber der Serumkonzentration — eine Liquordrucksteigerung nachweisbar war. *Eine zentralnervöse Symptomatologie, die allein als Folge der in unseren Beobachtungen nur geringen Hyponatriämien angesehen werden könnte, fanden wir in keinem dieser Fälle.* Nachweisbare Hyporeflexien stehen demgegenüber offenbar mit der bereits von HODGKIN u. KATZ [3.38], HUXLEY u. STÄMPFLI [3.40] sowie COLE [3.12] nachgewiesenen Reduzierung des „overshoot" des Aktionspotentials bei Minderung der Na-Konzentration an den äußeren Grenzflächen markhaltiger Nervenfasern in Zusammenhang und sind damit als *peripher-nervöse* Symptome zu bewerten.

Nicht außer acht gelassen werden darf jedoch, daß ein Salzverlust z. B. im Rahmen der "salt losing nephritis" zu einer Reduzierung der Glomerulumfiltrationsrate und damit eine Hyponatriämie-Chlorämie zu einer Niereninsuffizienz führen kann. Ergaben sich in einem derartigen, von uns bereits an anderer Stelle beschriebenen Krankheitsfall [3.76], zu dem wir jedoch keine Liquordaten besitzen, Korrelationen zwischen Intensität der hirnelektrischen Veränderungen einschließlich cerebraler Krampfaktivität und Bewußtseinsalterationen einerseits und Störungen des NaCl- und Wasserhaushaltes andererseits, so sind hier jedoch die globalen Störungen der subakuten renalen Insuffizienz einschließlich phasenhaft eingetretener Überwässerungen und vasculärer Krisen nicht zu vernachlässigen gewesen.

Wir besitzen keine eigenen Beobachtungen über das sog. "cerebral salt wasting-syndrom", daß durch Exsiccose mit Dehydration, Hyponatriämie und Hypochlorämie, Azotämie und Blutdruckabfall gekennzeichnet ist. Die umfangreichste klinische Zusammenstellung zu diesem Krankheitsbild bis zum Jahre 1952 stammt von WELT et al. [3.123]. Weitere Beobachtungen sind u. a. von PETERS [3.70], HARRISON et al. [3.34], CORT [3.13], FOURMAN u. LEESAN [3.31], ZELLWEGER u. INDRIS [3.12], GOLDBERG u. HANDLER [3.32], EPSTEIN [3.24], CARTER et al. [3.9], WELT [3.122] sowie ROVIT u. SIEDLER [3.95] mitgeteilt worden. Neben dem Hinweis auf die Lokalisation der anatomischen Läsionen (unterschiedlicher Ätiologie: Encephalitis, Tumor, Trauma u. a.) in vorderen Hirnstammabschnitten unter Einbeziehung der hypothalamischen Region wird neuerdings insbesondere die Beteiligung einer Dysregulation in der ADH-Produktion diskutiert (u. a. [3.17, 3.46, 3.50, 3.51, 3.90, 3.95]).

Hypernatriämiesyndrom (Abb. 3/1; Tabelle 3/1)

Sämtliche von uns beobachteten Krankheitsfälle mit Hypernatriämie waren gleichzeitig durch eine Niereninsuffizienz gekennzeichnet. Über das dieser gegenüber ausgliederbare *Hypernatriämiesyndrom* haben kürzlich SCHELER et al. [2.268] berichtet und als Ursache hierfür eine die Osmoregulation überspielende intensive Volumenregulation diskutiert [3.3]. Ergänzend hierzu soll, da es sich z. T. um dieselben Patienten handelt, lediglich über das *neurologische und Liquorsyndrom* berichtet werden. Bei *Exsiccose* ist das klinische Bild, in unseren Beobachtungen übereinstimmend mit Literaturangaben (u. a. [3.27, 3.28, 3.31, 3.53, 3.54, 3.55, 3.63, 3.126]), durch *Bewußtseinstrübung bis zur Somnolenz, Hypo- und Areflexie, Nystagmus, Ataxie, Hyperpathie* und mitunter auftretende *cerebrale Anfälle,* gelegentlich auch *tetanische Krisen* gekennzeichnet.

Zur Wertigkeit des Liquorsyndroms in der Pathogenese der zentralnervösen Symptomatologie bei Hypernatriämie haben wir bereits an anderer Stelle hervorgehoben [3.75], daß auf Grund einer quantitativ entsprechenden Anhebung auch der Liquor-Natriumkonzentration gegenüber dem Blutserum nur eine der physiologischen analoge Situation mit einer regelrechten Liquor/Serumaustauschrate von mehr als 100% (s. Kap. 2h.1.2) vorgetäuscht wird, da der pathologische Zustand bereits

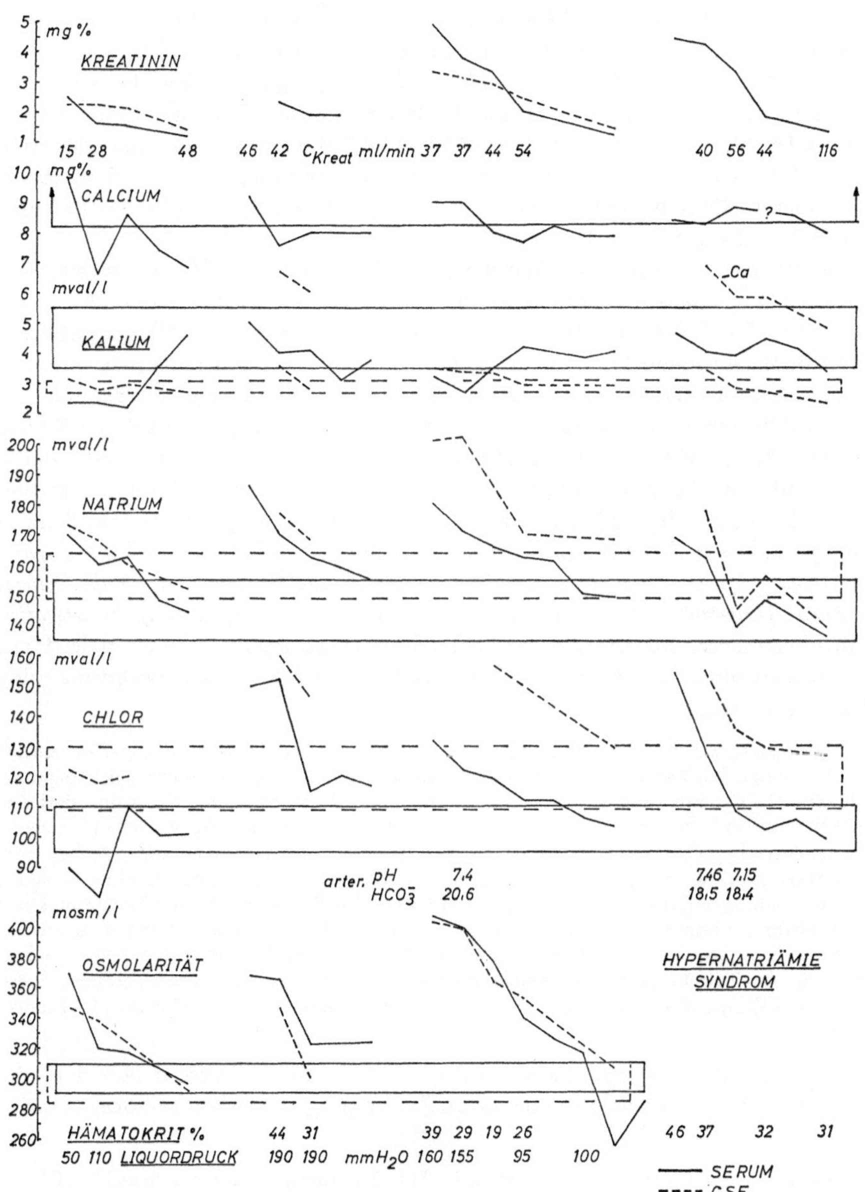

Abb. 3/1. Korrespondierende Elektrolytregulationen im Liquor und Blutserum im Rahmen des Hypernatriämiesyndroms

eindeutig durch die *absolute Anhebung der Natriumkonzentrationen* mit den Folgen einer *hypertonen Dehydration* (Exsiccose) gekennzeichnet ist. Im Gegensatz zum therapeutischen Verfahren einer Entwässerung des cerebralen Verteilungsraumes durch Aufbau einer Hyperosmolarität im Serum durch i.v. Gaben hypertonischer Lösungen (s. Kap. 2 d.3 [3.36, 3.39, 3.42, 3.43, 3.81, 3.82, 3.98, 3.112]) *ist im Zustand der Hypernatriämie die Situation für das zentralnervöse Parenchym nunmehr katastrophal, da hier neben der hyperosmolaren Drainage des Liquorraumes durch Hypernatriämie noch zusätzlich — wie die absolut erhöhte Natriumliquorkonzentration anzeigt — eine hypertone Dehydration (der Nerven- und Gliazellen) in Richtung des Extracellularfugensystems erfolgt.* Hieraus erklärt sich zwanglos, analog der Pathogenese des hyperosmolaren, nicht acidotischen Komas (u. a. [3. 14, 3.20, 3.56, 3.75, 3.85, 3.93, 3.94]) die im Vordergrund des hypernatriämischen Syndroms stehende cerebrale Symptomatologie (s. o.) bei anatomisch nachweisbarer Hirnschädigung mit Zellschrumpfung und pericapillären Blutungen [3.13a, 3.53, 3.54, 3.55, 3.111].

Wesentlich scheint uns zusätzlich die Feststellung, daß das *Hypernatriämiesyndrom nicht nur durch eine isolierte Natriumkonzentrationsvermehrung, sondern darüber hinaus durch eine komplexe Elektrolytdysregulation* gekennzeichnet ist (Abb. 3/1). Hierzu gehören in unseren Beobachtungen Hypocalcämie, Hyper- und Hypochlorämien sowie Hypokaliämien. Bis auf letztere bleibt auch für diese Elektrolytstörungen das reguläre Austauschverhältnis zwischen Liquor und Serum trotz Änderung der absoluten Konzentrationen aufrechterhalten, so daß also die Liquor-Ca-Konzentration *unter* der des Serums und umgekehrt die Liquor-Cl-Konzentration *über* der des Plasmas bleibt (Kap. 2h.1., 4., 5.). Bezüglich des Kaliums fällt die ausgesprochene Tendenz auf, *variabel zur absoluten Serumkonzentration die Liquorrate so nah und so schnell wie möglich in den regulären (physiologischen) Grenzbereich zwischen 2,7 und 3,1 mval, der für die Zellerregbarkeit und Aktivierung der Membran-ATPasen wesentlich ist* (Kap. 2h.3.), *einzuregulieren.*

Einer besonderen Besprechung bedürfen die *Hypokaliämien* im Rahmen des Hypernatriämiesyndroms, da hiermit offenbar ein Teil der neurologischen Symptomatologie in Zusammenhang steht.

Mit der Reduzierung der Serum-Kaliumkonzentration steigt die Serum-HCO_3^--Konzentration an [3.15], was offenbar Folge einer Erniedrigung der Schwelle für die Bicarbonatrückresorption im Tubulus ist. Gleichzeitig werden aber vermehrt H^+-Ionen eliminiert. Beide Vorgänge sind Anlaß zu einer hypokaliämischen (metabolischen) *Alkalose.* Über die erwähnten Regulationen hinaus wird diese noch durch hypokaliämische Enzymaktivierungen (Glutaminase, Glutaminsäuredehydrogenase sowie Carboanhydrase) verstärkt, indem es über diesen Fermentmechanismus zu einer verstärkten Ammoniumbildung und damit H^+-Ionenelimination über das Tubulusepithel der Nephrone kommt. Letztlich bleibt die kompetetive Austauschmöglichkeit zwischen K^+- und H^+-Ionen zu erwähnen [3.6], so daß jetzt also in Anbetracht der Hypokaliämie weniger K^+-Ionen, dafür aber vermehrt H^+-Ionen in das Tubuluslumen im Austausch gegen rückresorbierte Na-Ionen eliminiert werden [3.5, 3.83, 3.104]. Alle diese Vorgänge verschieben den Säure-Basenstatus des Blutes in Richtung der *Alkalose.*

Im Rahmen des Hypernatriämiesyndroms stellt die *Alkalose* neben der *Hypocalcämie* die offenbar entscheidende Grundbedingung zur Manifestation *tetanischer Krisen* dar.

In unserem entsprechenden, an erster Stelle in Abb. 3/1 angegebenen Krankheitsfall (HW 1230) mit Carpalspasmen, Trousseauschen und erheblich gesteigerten Chvostekschen Zeichen bei Hypernatriämie bis 170 mval/l waren nicht nur diese Bedingungen einer hypokaliämischen Alkalose erfüllt, sondern noch zusätzlich weitere, gleichfalls eine alkalotische Ausgangssituation provozierende Faktoren nachweisbar. Zu nennen ist eine Hypochlorämie mit Werten von 80—90 mval/l (durch fortlaufendes, seit Wochen bestehendes Erbrechen), die antagonistisch durch Erhöhung der Bicarbonatkonzentration mit Entwicklung einer *metabolischen Alkalose* kompensiert wird. Diese konnte bei einem Plasmakreatininwert von 2,5 mg% (Liquorwert: 2,2 mg%) und einer Kreatininclearance um bzw. nur anfänglich unter 30 ml/min nicht durch eine ansonsten bei Azotämie schwereren Grades (Kreatininclearancewerte unter 30 ml/min) auftretende *metabolische Acidose* ausgeglichen werden. Zusätzlich bestand im Fall dieser Beobachtung noch eine Hypocalcämie mit Werten bis 6,6 mg%, so daß der Anteil des für die biologische Calciumwirkung allein bedeutungsvollen ionisierten Calciums um oder sogar unter 4 mg% gelegen haben dürfte [3.7, 3.25, 3.66, 3.121]. Es kombinieren sich hier also die richtungsbestimmenden Bedingungen einer *Hypocalcämie* mit einer *metabolischen hypochlorämischen und hypokaliämischen Alkalose ohne kompensatorischen Ausgleich durch eine renale metabolische Acidose.* Hiermit — Anreicherung von OH^--Ionen und Senkung der ionisierten Ca^{++}-Ionenkonzentration — sind die Bedingungen einer gesteigerten Erregbarkeit der *peripheren* Nerven durch Abnahme der Akkomodabilität mit Auftreten tetanischer Symptome erfüllt [3.18, 3.49, 3.67, 3.89, 3.100, 3.101, 3.115].

Ein weiteres wichtiges Symptom bei Hypernatriämie stellen symptomatische *cerebrale Krampfanfälle* dar. Die Hirnschädigung ist hier von wesentlicher Bedeutung, wenngleich auch die Stoffwechselsituation nicht vernachlässigt werden darf.

Im Fall unserer in Abb. 3/1 zuletzt angeführten Beobachtung (SA 1238) traten sekundär generalisierte Krampfanfälle auf. Das Elektrolytmuster im Rahmen des Hypernatriämiesyndroms zeigte eine *Normocalcämie* und *Normokaliämie*, jedoch eine *Hyperchlorämie*. Hinzu kam eine renale Insuffizienz mit maximalen Serumkreatininwerten zwischen 4 und 6 mg%. Im Zustand der Hypernatriämie lag eine *partiell kompensierte metabolische Acidose* (pH 7,46; HCO_3^- 18,4 mval/l) vor, die bei einer Kreatininclearance von über 40 ml/min (also ohne Hinweis für renale metabolische Acidose) offenbar entscheidend durch die Hyperchlorämie [3.23, 3.47, 3.48, 3.106] bestimmt wurde. Unter den Bedingungen der metabolischen Acidose errechnet sich nach der Gleichung von POPPEL [3.72] ($pCO_2 = 9,0 + 1,38 \times HCO_3^-$) somit ein pCO_2 von maximal 34 mm Hg. Ein gegenüber der Norm erniedrigter CO_2-Druck ist nach unseren Untersuchungen jedoch ein provozierender Faktor zur Manifestation cerebraler Krampfanfälle (s. Kap. 5), vor allem, wenn gleichzeitig weitere Zeichen einer Hirnschädigung (hier bei Hypernatriämie (s. o.)) vorliegen.

Eigene Untersuchungen zu dem von METZ u. COOPER [3.64] beschriebenen "cerebral salt retention syndroms" mit Hypernatriämie und Hyperosmolarität (s. a. [3.19, 3.119, 3.127]), das primär durch verschiedenartige zentralnervöse Affektionen (Encephalitis, Tumoren u. a.) mit bevorzugter Lokalisation oder unter Einbeziehung des Hypothalamus verursacht werden soll, besitzen wir nicht.

3d.2. Kalium (Tabelle 3/2)

Die Kaliumkonzentration im Liquor zeigt eine weitgehende Stabilität im engen Bereich von 2,7—3,0 (3,1) mval/l (s. Kap. 2h.1. [3.16, 3.68, 3.107]). Auf dieser Basis der Konstanz der extracellulären Kaliumkonzentration werden offenbar die Zellmembran stabilisiert und die hiervon abhängigen Stoffwechselvorgänge der Zelle reguliert (s. Kap. 2h.3).

Hypokaliämie

Entsprechend der strengen Regulation der Liquor-K-Konzentration registrierten wir auch viermal im Zustand der (renalen) Hypokaliämie einen entgegen der Regel höherliegenden Liquor-K-Spiegel als im Blutserum, und zwar wiederum im Normbereich zwischen 2,7 und 3,1 mval/l. Wir finden diesen Befund bei hypokaliämischen Lähmungen bestätigt [3.74]. Dementsprechend fehlen Hinweise für primär zentralnervöse Befunde bei Hypokaliämie. Wir dürfen jedoch nicht die Möglichkeit der Entwicklung einer hypokaliämischen Alkalose (s. Kap. Hypernatriämie) übersehen, da unter diesen Bedingungen, sofern sie nicht durch eine renale metabolische Acidose kompensiert wird, die Reaktionsgleichung $NH_4^+ = NH_3 + H^+$ zugunsten des Ammoniaks verschoben ist. Dieses Anion aber durchdringt entgegen dem Ammoniummolekül leicht Zellgrenzen, so daß u. U. bei renaler Insuffizienz Symptome einer zentralnervösen NH_3-Intoxikation auftreten können [3.103].

Hyperkaliämie

Auch bei den im Endzustand der renalen Insuffizienz häufig gesehenen Hyperkaliämien bleibt die Stabilität der Liquor-K-Konzentration noch so weit wie möglich aufrechterhalten (s. Kap. 2h.3), was sich in Durchschnittswerten von 3,03 mval/l

(2,7—3,10) widerspiegelt. Abgesehen von der fakultativen Bedeutung der schnell entwickelten Hyperkaliämie bei der Manifestation cerebraler Anfälle (s. Kap. 5) haben wir dementsprechend zentralnervöse, als ausschließlich hyperkaliämisch bedingt anzusehende Symptome nicht beobachten können. Bei den selten auch im Zustand der renalen Hyperkaliämie vorkommenden Lähmungszuständen [3.61] handelt es sich demgegenüber um Auswirkungen am *peripheren Nervensystem* entsprechend dem Mechanismus der hyperkaliämischen Paralysen, wie sie u. a. bei Nebennireninsuffizienz bzw. im Rahmen der Adynamia episodica hededitaria vorkommen (u. a. [3.1, 3.26, 3.37, 3.41, 3.59, 3.60, 3.62, 3.65, 3.69, 3.71, 3.86]).

Tabelle 3/2

Kaliumregulation zwischen Blutserum (Norm: 3,5—5,5 mval/l) und Cerebrospinalflüssigkeit (CSF)

Sign.	Gruppe	Kalium			H. St.-N CSF	Prot. CSF
		CSF	Pl.	Quot.		
Kontrollgruppe						
1	I	2,85	3,7	0,771	12	norm.
3	I	2,75	3,5	0,796	9	norm.
4	I	2,9	4,05	0,716	26	norm.
5	I	2,9	4,5	0,654	13	norm.
6	I	3,0	4,9	0,612	20	norm.
7	I	2,8	4,35	0,643	12	norm.
8	I	3,0	5,0	0,600	11	norm.
10	I	2,8	4,1	0,683	12	norm.
F 2	I	2,9	4,1	0,708	14	norm.
Hyperkaliämie						
11	I	3,1	6,1	0,508	13,0	norm.
O 1	II ch	2,9	5,9	0,492	75	34,6
G 5	III ch	2,95	5,85	0,505	133	39,7
J 1	III ch	2,95	6,1	0,484	127	25,6
C 1	IV ch	3,15	6,8	0,463	167	39,4
C 2	IV ch	3,4	7,0	0,486	68	27,9
H 9	IV ch a	2,96	8,1	0,366	320	34,2
K 1	IV ch	3,3	7,2	0,458	151	54,4
Sch 4	IV ch	2,7	5,8	0,466	118	15,7
Sch 5	IV ch	2,9	5,6	0,518	66,2	30,4
N 2	V ch a	2,95	7,0	0,422	79	38,4
Hypokaliämie						
B 6	IV ch a	3,05	3,35	0,910	98	27,6
H 1	IV a	3,15	2,35	1,340	45	16,3
H 2	IV a	2,8	2,35	1,900	40	28,1
G 2	IV ch a	2,8	3,3	0,850	30	33,3

	CSF (mval/l)	Pl. (mval/l)	Quot.
Kontrollgruppe	2,88 (2,75—3,00)	4,23 (3,50—5,00)	0,686 (0,600—0,796)
Hyperkaliämie	3,03 (2,70—3,30)	6,59 (5,60—8,10)	0,561 (0,366—0,518)
Hypokaliämie	2,95 (2,80—3,15)	2,84 (2,35—3,35)	1,250 (0,850—1,900)

H. St.-N = Harnstoff-N (Norm: 9—20 mg% i. d. CSF). — Prot. = Protein (Norm: 15—45 mg% i. d. CSF). — CSF = Cerebrospinalflüssigkeit (lumbal). — Pl. = Plasma. — Gruppe = Klinische Gruppeneinteilung I—V (s. S. 6). — G 2, C 2, Sch 5 Befunde nach Peritonealdialyse.

3 d.3. Calcium (Tabelle 3/3)

Die Plasmawerte der Kontrollgruppe liegen im Durchschnitt bei 9,60 mg% (9,0—10,2). Die Liquorkonzentrationen werden mit 4,84 mg% (4,4—5,7 mg%) bestimmt. Das sich daraus ergebende durchschnittliche Austauschverhältnis schwankt somit zwischen 44 und 59%.

Hypocalcämie

Hypocalcämien als Folge renaler Insuffizienz werden relativ häufig beobachtet, so daß hieraus ein sekundärer Hyperparathyreoidismus resultiert, wobei die Serum-Calciumkonzentrationen jedoch nur teilweise bis zur Grenze des Normwertes oder gar darüber ansteigen. Dennoch beobachteten wir unter 133 Patienten lediglich dreimal das Auftreten von *tetanischen Symptomen*. Diese Seltenheit dürfte damit zusammenhängen, daß im Zustand der stärker ausgeprägten renalen Insuffizienz eine metabolische

Tabelle 3/3

Calciumregulation zwischen Blutserum (Norm: 8,2—11,6 mg%) und Cerebrospinalflüssigkeit (CSF)

Sign.	Gruppe	Calcium			H. St.-N CSF	Prot. CSF	Alb. CSF
		CSF	Pl.	Quot.			
Kontrollgruppe							
1	I	5,3	9,4	0,564	12	norm.	
2	I	4,4	9,8	0,449	13	norm.	
3	I	4,7	9,3	0,505	9	norm.	
4	I	5,7	9,6	0,594	26	norm.	
5	I	4,6	10,2	0,452	13	norm.	
6	I	4,8	9,5	0,505	20	norm.	
7	I	4,6	9,0	0,511	12	norm.	
8	I	5,0	9,2	0,544	11	norm.	
9	I	4,4	10,0	0,440	16	norm.	
10	I	4,8	9,6	0,500	12	norm.	
11	I	4,8	9,9	0,485	13	norm.	
F 2	I	5,1	9,6	0,532	14	27,2	62,0
Hypocalcämie							
G 3	II ch	6,4	7,9	0,810	32	24,0	45,0
G 4	II ch	4,2	6,2	0,678	60	40,0	55,5
R 4	II ch	4,8	7,4	0,650	54	26,2	57,5
K 4	III ch	5,2	7,6	0,684	93	23,6	56,0
B 4	IV ch a	5,2	5,0	1,040	123	33,6	
B 6	IV ch a	4,7	7,2	0,653	98	27,6	47,0
B 8	IV ch a	5,6	7,2	0,778	37	30,1	44,0
G 1	IV ch a	4,0	7,4	0,540	55	92,8	52,0
K 1	IV ch	4,9	7,6	0,645	151	54,4	56,0

	CSF (mg%)	Pl. (mg%)	Quot.
Kontrollgruppe	4,84 (4,4—5,7)	9,60 (9,0—10,2)	0,506 (0,440—0,594)
Hypocalcämie	5,00 (4,0—6,4)	7,06 (5,0—7,9)	0,720 (0,540—1,040)

H. St.-N = Harnstoff-N (Norm i. d. CSF 9—20 mg%). — Prot. = Protein (Norm: 15—45 mg%). — Alb. = Albumin (Norm i. d. CSF: 49,1—72,5 rel.%). — CSF = Cerebrospinalflüssigkeit (lumbal). — Pl. = Plasma. — Gruppe = Klinische Gruppeneinteilung I—V (s. S. 6). — B 6, B 8 = post Peritonealdialyse. — G 1 zusätzlich Bromintoxikation.

Acidose vorliegt und damit Hypocalcämien weitgehend in ihrer Auswirkung auf die Manifestation tetanischer Symptome kompensiert werden. Dementsprechend beobachteten wir lediglich dann tetanische Manifestationen, wenn gleichzeitig eine (hypokaliämische) Alkalose vorlag oder wenn die Serum-Calciumspiegel auf extrem niedrige Werte zwischen 4—5 mg% abgesunken waren.

Im einzelnen ergibt sich aus den Liquorstudien in neun Beobachtungen, daß *trotz Hypocalcämien mit Serumwerten zwischen 5,0 und 7,9 mg% die Liquor-Calciumkonzentration weitgehend dem Normbereich der Kontrollgruppe gesunder Patienten mit 5,0 mg% (4,0—6,4) gegenüber 4,84 mg% (4,4—5,7) angeglichen blieb.* Trotz dieser weitgehenden Abschirmung des ZNS gegen wesentliche Schwankungen der Calciumkonzentration (s. Kap. 2h.4) durch Einschaltung der Blut/Hirn- bzw. der Blut/Liquor-Schranke kann gelegentlich dennoch die Hypocalcämie durch Absenkung auch der Liquor-Ca-Konzentration mit Provokation cerebraler Anfälle und Bewußtseinsstörungen zum Tragen kommen, worauf wir bei Besprechung eines Falles von Pseudohypoparathyreoidismus näher eingegangen sind [3.89]. FOURMAN [3.30] erwähnt unter bezug auf Literaturzitate bei Hypocalcämie auftretende ängstliche Verstimmungen, Unruhezustände, Depressionen und anfallsartige Wahnvorstellungen.

Hypercalcämie

Im Rahmen unserer Thematik spielen hypercalcämische Zustände [3.92] mit Durst, Polyurie, Dehydration, schließlich unter Umständen Oligurie und Azotämie [3.118], Schwäche, Übelkeit, Erbrechen und Hypotonie keine nennenswerte Rolle, da trotz sekundärem Hyperparathyreoidismus Serum-Ca-Spiegel von etwa 15 mg% nach Durchsicht der uns zur Verfügung stehenden Befundprotokolle der Medizinischen Universitätsklinik Göttingen praktisch nicht vorkommen. Man wird aber umgekehrt zu berücksichtigen haben, daß eine Hypercalcämie Ursache einer Nephrocalcinose und Niereninsuffizienz mit den sich daraus ergebenden zentralnervösen Folgezuständen sein kann. Zu erwähnen bleibt abschließend die Angabe von EDWARDS [3.21] über mögliche Erhöhungen der Liquor-Ca-Konzentration bei Hypercalcämien, wozu wir keine eigenen Befundprotokolle besitzen.

3d.4. Magnesium

Uneinheitlich sind die Angaben über die Mg-Serumkonzentrationen bei schwerer Niereninsuffizienz mit Reduzierung der Glomerulumfiltrationsrate unter 30 ml/min. Nach etwas älteren Angaben (1958/1959) entwickelt sich eine Hypermagnesiämie [3.91], die Werte bis 3,7 mval/l und im Maximum ca. 5,0 mval/l erreichen soll, vornehmlich bei gleichzeitiger Oligurie bzw. Anurie [3.109] während neuerdings (1965, 1967) CLARKSON et al. [3.10, 3.11] unter gleichen Bedingungen noch physiologische Werte zwischen 1,36 und 2,0 mval/l messen. Da in diesen Berichten nicht immer die Urinausscheidungsmenge angegeben ist, muß aber auch auf die mögliche Reduzierung der Mg-Plasmakonzentrationen unter Normalwerte (1,7—2,3 mval/l) hingewiesen werden, wenn (noch) eine Polyurie vorliegt oder häufig Diarrhoen mit gastrointestinalem Mg-Verlust auftreten [3.22, 3.29, 3.109].

Hypomagnesiämie

Unter Reduzierung der Mg-Plasmakonzentration kann das Auftreten von „Muskel-Twitching" und cerebralen Anfällen [3.33] begünstigt werden. Wir selbst haben jedoch derartige Symptome nur im akuten Stadium der Urämie bzw. in Überwässerungssituationen mit gleichzeitigem Blutdruckanstieg, nicht jedoch in polyurischen

Phasen kompensierter renaler Insuffizienz gesehen, so daß die Bedeutung der Hypomagnesiämie für die Ausbildung derartiger Symptome nicht überschätzt werden sollte.

Hypermagnesiämie

Die Symptome der Hypermagnesiämie äußern sich in einer *Depression der zentralnervösen Funktionen*. Da Reflexverlust, Ataxie und Muskelschwäche erst bei Mg-Konzentrationen von 7—10 mval/l und komatöse Zustände erst bei Werten zwischen 12—15 mval/l auftreten [3.79, 3.110], ist es jedoch unwahrscheinlich, urämische zentralnervöse Symptome mit der Steigerung der Mg-Konzentration in ursächlichen Zusammenhang zu bringen. Es dürfen darüber hinaus jedoch nicht eventuelle sekundäre Folgen einer Hypermagnesiämie mit Auswirkungen auf das ZNS übersehen werden, zumal es bereits bei Plasmaspiegeln zwischen 3—5 mval/l zu erheblichen hypotonen Blutdruckkrisen kommen kann [3.79].

3 d.5. Chlor (Tabelle 3/4)

Die durchschnittliche Chlorid-Ionenkonzentration im Liquor bei elf nierengesunden, cerebral nicht geschädigten Patienten wird bei einer Schwankungsbreite zwischen 112 und 129 mval/l mit 119 mval/l bestimmt. Die Liquor/Plasma-Konzentrationsquotienten liegen stets über 1,0 (1,096 bis 1,240).

Hypochlorämie

Da *trotz Hypochlorämie so weitgehend wie möglich eine relativ hohe Liquor-Cl-Konzentration aufrechterhalten* wird — in einem Falle ergab sich dementsprechend eine Austauschrate von 210% (!) (58 mval/l i. S. gegenüber 117 mval/l CSF) — fehlen zentralnervöse Symptome, die uneingeschränkt auf eine Liquor-Cl-Konzentrationsminderung zurückgeführt werden können. Untersuchungen zum Säure-Basen-Haushalt im Liquor unter diesen Bedingungen — antagonistischer Austausch von Cl^-- gegen HCO_3^--Ionen (Alkalose!) — liegen bislang noch nicht vor.

Lediglich in einem Falle akuten Nierenversagens mit einer mehrfach bestimmten Hypochlorämie von 64 mval/l war die Liquorkonzentration auf 4 (!) mval/l abgesunken. Wenn dieser — mehrfach kontrollierte — Wert labortechnisch bedingt auch zu niedrig liegen mag, besteht doch aber wohl kein Zweifel an einer abnorm niedrigen Liquor-Chlorkonzentration, die als außergewöhnlich betrachtet werden muß. In diesem Falle waren über mehr als 1 Woche hin nach einer Magenoperation täglich Magensaftmengen bis zu 1700 ml ohne ausreichende Chlorsubstitution abgesaugt worden. Die Hypochlorämie bestand isoliert: Serumnatrium 134 mval/l — Liquor 168 mval/l; Serumkalium 5,5 mval/l — Liquor 3,05 mval/l; Serumcalcium 10 mg% — Liquor 8,6 mg%. Einem Plasmakreatinin von 12,6 mg% stand ein Liquorkreatinin von 5,28 (Austauschquotient 0,418) gegenüber. Die Plasma-Harnstoff-N-Werte waren auf 190 mg% angestiegen, während die entsprechende Liquorkonzentration mit 89 mg% (Austauschquotient 0,468) gemessen wurde. Der Liquor enthielt zudem 67,9 mg% Gesamtprotein bei leichter Vermehrung der α_1-Glykoproteine (1,8 mg%) und der γ_G-Globuline (2,8 mg%). Klinisch war das Bild durch eine Hyporeflexie bei Auftreten ständiger erheblicher Myoklonien gekennzeichnet. In der Bewußtseinslage war der Patient erheblich eingetrübt. Der Blutdruck wurde mit 90/60 mm hypoton gemessen. In Anbetracht des akut angestiegenen Harnstoffs und Kreatinins — der Patient war zuvor nierengesund — ist es schwierig zu entscheiden, wie weit die klinische Symptomatologie auf die Hypochlorämie bzw. die erhebliche Erniedrigung der Liquor-Cl-Ionenkonzentration zurückzuführen ist. Wie weitgehend eine antagonistische Regulierung der abnorm niedrigen Liquor-Cl-Konzentration mit HCO_3^--Ionen vorlag, konnte nicht bestimmt werden. Im Blutserum zeigte der Säure-Basen-Status (Dr. HEIMBURG, Medizinische Universitätsklinik) folgende Werte: pH 7,46; HCO_3^- 29,6 mval/l (bei Hypochlorämie zwischen 65 und 70 mval/l); aktives Bicarbonat 24,2 mval/l; pCO_2 46 mm Hg.

Tabelle 3/4

Chlorregulation zwischen Blutserum (Norm: 95—110 mval/l) und Cerebrospinalflüssigkeit (CSF)

Sign.	Gruppe	Chlor			H.St.-N
		CSF	Pl.	Quot.	
Kontrollgruppe					
1	I	120	100	1,200	12
3	I	115	104	1,105	9
4	I	129	104	1,240	26
5	I	122	107	1,140	13
6	I	122	109	1,120	20
7	I	113	103	1,096	12
8	I	119	107	1,111	11
10	I	120	105	1,142	12
11	I	112	102	1,098	13
B 2	II	118	100	1,180	11
F 2	I	125	110	1,136	14
Hypochlorämie					
H 8	III ch	114	86	1,326	145
H 6	IV ch	108	92	1,162	95
H 9	IV ch a	117	58	2,100	363 (Serum)
J 2	V a	103	86	1,200	42
K 2	V a	4	64	0,063	89

	CSF (mval/l)	Plasma (mval/l)	Quot.
Kontrollgruppe	119 (112—129)	105 (100—110)	1,141 (1,096—1,240)
Hypochlorämie	89 (4—117)	77 (58—93)	1,172 (0,063—1,326)

H.St.-N = Harnstoff-N (Norm: 9—20 mg% i. d. CSF). — CSF = Cerebrospinalflüssigkeit (lumbal). — Pl. = Plasma. — Gruppe = Klinische Gruppeneinteilung I—V (s. S. 6).

4. Hirnelektrische Befunde
bei chronischer und akuter renaler Insuffizienz

Die hirnelektrischen Befunde bei renaler Insuffizienz sind weitgehend unspezifisch und in keine sichere Beziehung zur momentanen Stoffwechsellage zu bringen [4.8, 4.13]. Es besteht eher eine Abhängigkeit zur Entwicklungszeit der Manifestation [4.15], indem akute renale Insuffizienzen bzw. akute Dekompensationen chronischer Insuffizienz meist intensivere Veränderungen in Form einer allgemeinen Verlangsamung bis zur ϑ-δ-Dysrhythmie [4.5, 4.9, 4.15] bedingen, während stoffwechselmäßig ausgeglichene Patienten auch bei erhöhtem Harnstoff- und Kreatininspiegel im Serum ein nur geringfügig verändertes oder sogar normales EEG haben können [4.12, 4.13]. Übereinstimmung herrscht darin, daß die hirnelektrischen Auffälligkeiten sich in einer mäßigen Dysrhythmie, leichten Verlangsamung und nicht selten auftretenden Gruppen paroxystischer steiler Wellen aus dem ϑ-Frequenzbereich manifestieren [4.2, 4.6, 4.8, 4.9, 4.10, 4.12, 4.14, 4.15, 4.16, 4.18]. Selten sind Krampfpotentiale bzw. krampfstromverdächtige Elemente zu erkennen [4.8, 4.9, 4.13]. Einige Autoren haben sich intensiver mit den hirnelektrischen Befunden unter Peritonealdialysebedingungen befaßt [4.1, 4.11, 4.14, 4.18]. Es wird hier übereinstimmend berichtet, daß postdialytisch im Verlauf der Entwässerungsbehandlung aufgetretene stärkere Veränderungen in Form einer Dysrhythmie allmählich wieder verschwinden, wobei Zeitfaktoren in der Größenordnung von 24—30 Std [4.1] angegeben werden, während andere Autoren [4.16] von einer Besserung des EEG in 80% der Fälle nach Peritonealdialysebehandlung berichten. Demgegenüber sind die EEG-Veränderungen unter der zeitschnellen extrakorporalen Hämodialyse [4.5, 4.7] stärker ausgeprägt. Sie erreichen in Form einer α-ϑ- bzw. mitunter ϑ-δ-Dysrhythmie die Intensität hirnelektrischer Alterationen bei akuter Urämie [4.9]. Es ist u. a. diskutiert worden, daß es sich hier um Folgen einer cerebralen Überwässerung im Sinne des Dysequilibriumsyndroms handelt [4.7, 4.15], zumal bei Wasserintoxikation [4.3] ähnliche Auffälligkeiten registriert werden. Einige Autoren legen demgegenüber mehr Wert auf die Feststellung, daß die EEG-Veränderungen, wenn auch nicht im Einzelfalle signifikant, so doch aber im allgemeinen mit renal bedingten Stoffwechselstörungen in Zusammenhang stehen [4.18]. Einige Male [4.4, 4.9, 4.15, 4.17] ist auf die ausgesprochene Photosensibilität niereninsuffizienter bzw. urämischer Patienten hingewiesen worden. Ohne dies im allgemeinen zu bestreiten, konnten wir selbst [4.12] jedoch belegen, daß einzelne Patienten sogar mit Neigung zu Myoklonien im Zustand der akuten Urämie ein in keiner Weise photosensibles EEG besitzen.

Ergebnisse

Nachdem wir bereits früher [4.12, 4.14] über hirnelektrische Befunde bei einer kleineren Zahl von niereninsuffizienten Patienten berichtet hatten, übersehen wir zwischenzeitlich ein Ausgangsmaterial von 261 Ableitungen. 244 Registrierungen bei insgesamt 105 Patienten erlauben Aussagen zu gleichzeitig registrierten Stoffwechselbefunden. 35 dieser EEG wurden bei renaler Insuffizienz mit einer Kreatininclearance über 30 ml/min abgeleitet, während der Rest von 209 EEG im Zustand einer stärkeren renalen Insuffizienz mit gleichzeitiger metabolischer Acidose bei Kreatininclearancewerten unter 30 ml/min aufgezeichnet wurde.

Insgesamt waren von den auszuwertenden 244 Registrierungen 74 Ableitungen regelrecht konfiguriert (68) bzw. nur durch eine geringfügige, noch nicht pathologische hyperventilationsbedingte Dysrhythmie (6) auffällig. Vergleiche mit dem neurologischen Befund zeigten 46mal einen völlig regelrechten Status und 28mal eine allgemeine Hyperreflexie. Die Blutdruckwerte schwankten zwischen 120/80 mm Hg und 220/120 mm Hg. Die Serumkreatininwerte wurden zwischen 0,7 und 17,6 mg%, die Harnstoff-N-Konzentrationen zwischen 15 und 150 mg% gemessen. Zu diesen 74 regelrechten elektrischen Hirnstrombildern korrelierten 20mal Kreatininclearancen von mehr als 30 ml/min, jedoch auch 54 Kreatininclearancen mit Beträgen unter 30 ml/min als Ausdruck einer bereits beträchtlichen renalen Insuffizienz mit metabolischer Acidose.

Im einzelnen sind, bezogen jeweils auf die Kreatininwerte als Ausmaß der renalen Insuffizienz bzw. die Kreatininclearancen, die Werte in Tabelle 4/1 differenziert. Bei den Kreatininwerten in Spalte 1 bis 1,0 mg% handelt es sich um Werte, die einer behandelten renalen Insuffizienz entsprechen oder bei Patienten mit renalem Hypertonus registriert wurden. Hervorzuheben bleibt, *daß auch bei Vorliegen eines Hypertonus mit Maximalwerten von 220/120 mm Hg das elektrische Hirnstrombild regelrecht ausgeprägt sein kann.* Klinische Verlaufsanalysen zeigten in derartigen Fällen, daß ein *stabilisierter Hochdruck* vorlag. Ebenso ergibt sich mit Eindeutigkeit, daß trotz Harnstoff-N-Konzentrationen im Serum bis 155 mg% nicht unbedingt pathologische EEG vorliegen müssen. Wegen der Wichtigkeit der Beziehungen zwischen Ausprägung des elektrischen Hirnstrombildes und Höhe der Blutdruckwerte haben wir in Tabelle 4/1 eine Differenzierung auch nach dem Ausmaß des Hypertonus vorgenommen. Die Grenzen wurden hierbei nach den systolischen Werten festgelegt. Es zeigt sich, daß von insgesamt 74 Patienten 45 eine Hypertonie über 150 mm Hg systolisch aufweisen und

Tabelle 4/1. *Physiologisches EEG unter Standardableitung und Hyperventilation (s. Anm. zu Tabelle 4/2)*

Kreatinin-Grenzen	Ges.-Zahl	C_{Kr} ↑ 30	C_{Kr} ↓ 30	Harnstoff-N		Blutdruck		neur. o. B.	Refl. ↑
				von	bis	von	bis		
0,0— 1,0	9	9	—	15	17	120/80	200/130	7	2
1,1— 3,0	13	11	2	16	65	120/80	220/120	6	7
3,1— 6,0	15	15	—	40	70	120/90	215/120	7	8
6,1—10,0	14	—	14	40	90	120/90	195/120	9	6
10,1—15,0	15	—	15	50	155	120/80	210/130	10	5
15,1—17,6	7	—	7	68	150	130/85	210/145	7	—
Clearance ml/min									
90—30	20			14	88	120/80	220/120	12	8
30— 0	54			40	150	120/80	210/140	34	20

RR syst. Grenzen	Ges.-Zahl	C_{Kr} ↑ 30	C_{Kr} ↓ 30	Harnstoff-N		Kreatinin		neur. o. B.	Refl. ↑
				von	bis	von	bis		
—150	29	11	18	19	150	0,8	16,0	21	8
150—200	37	7	30	16	154	0,8	17,0	18	19
200—	8	1	7	70	106	1,1	17,6	7	1

gleichzeitig ein normales Hirnstrombild haben. In Tabelle 4/2 sind gesondert jene sechs Registrierungen aufgezeichnet, die lediglich unter Hyperventilation eine geringfügige Dysrhythmie der Grundaktion erkennen lassen. Es ergeben sich hier grundsätzlich die gleichen Verhältnisse, wie sie bereits bei Besprechung der Tabelle 4/1 dargelegt wurden.

Tabelle 4/2. *Physiologisches EEG mit geringer Dysrhythmie unter Hyperventilation*

Ges.-Zahl	neur. o. B.	Refl. ↑	C_{Kr} ↑ 30	C_{Kr} ↓ 30	Kreatinin		Harnstoff-N		Blutdruck	
					von	bis	von	bis	von	bis
6	3	3	2	4	1,1	11,2	46	124	150/95	220/120

Refl. ↑ = Hyperreflexie. — neur. o. B. = regelrechter neurologischer Status. — C_{Kr} = Kreatininclearance ml/min. Harnstoff-N und Kreatinin in mg% im Serum.

Zur Zeit der Ableitung von 209 elektrischen Hirnstrombildern zeigte die Kreatininclearance einen Wert unter 30 ml/min entsprechend einer damit vorliegenden metabolischen Acidose. Wir haben daraufhin in Tabelle 4/3 jene Befunde zusammengefaßt, bei denen in einem Zeitraum von nicht mehr als jeweils 2 Tagen vor der Registrierung ein Säure-Basen-Status (Medizinische Universitätsklinik) angefertigt wurde. Trotz metabolischen Acidosen mit partieller Kompensation durch Erniedrigung des pCO_2 zeigen 13 der Registrierungen einen völlig einwandfreien Befund. Dieses Ergebnis ist hervorhebenswert, da die CO_2-Spannung im arteriellen Blut weitgehend das Ausmaß der Hirndurchblutung bestimmt, und eine Minderung gegenüber der Norm (bei etwa 40 mm Hg), wie sie hier vorlag, eine Minderung der Hirndurchblutung bedingt. In der gleichen Tabelle sind sodann jene EEG-Registrierungen zusätzlich aufgeführt, die zum Befund einer partiell kompensierten metabolischen Acidose auch leichte, mittelgradige oder schwere EEG-Veränderungen zeigen. Der Vergleich zur anfänglich erwähnten Gruppe läßt erkennen, *daß eine metabolische Acidose im arteriellen Blut allein nicht in signifikanter Weise die Art und Ausprägung des elektrischen Hirnstrombildes bestimmt* (s. Kap. 2i: Säure-Basen-Haushalt!).

Die zur Verfügung stehenden 170 nicht der Norm entsprechenden elektrischen Hirnstrombilder zeigen Störungen unterschiedlicher Intensität. Eine Beziehung einer einzelnen Registrierung zu einem bestimmten, momentan vorliegenden Stoffwechselbefund läßt sich im Einzelfall nicht knüpfen. Wohl aber gelingt es, wie wir bereits bei anderer Gelegenheit zeigen [4.13], aus einer Verlaufsserie Korrelationen zur momentanen Stoffwechsellage, insbesondere zu Störungen des Wasser- und Elektrolythaushaltes zu erkennen. Da bei ein und demselben Patienten die EEG-Formationen im Lauf von mehr oder weniger großen Zeitabständen variieren können, ohne daß stets eine Parallelität zum Ausmaß der renalen Insuffizienz geknüpft werden kann, erscheint es uns wesentlicher, die charakteristischen Befunde, wie sie sich immer wiederholen, herauszustellen.

Akute Dekompensationen einer chronischen renalen Insuffizienz bzw. akutes Nierenversagen führen in der überwiegenden Zahl der Beobachtungen zu *schweren EEG-Veränderungen* mit Desorganisation des Grundrhythmus, Verlangsamung und polymorpher, manchmal auch stärker ausgeprägter sinusoidaler ϑ-δ-Dysrhythmie. Derartige Befunde werden so u. a. auch im Zustand des Dysequilibriumsyndroms (s. d.) registriert (Abb. 6/10 u. Abb. 6/11).

Tabelle 4/3. *EEG-Befunde und Säure-Basen-Status*

pH	pCO_2	HCO_3	H.St.-N	RR	Elektrencephalogramm				
					o. B.	Frequenz	Allg.	$\partial\delta$Dys-rhyth.	Hirnst.-Parox.
7,35	32,5	19,0	126	140/90	+	9			
7,27	31,5	15,0	125	140/90	+	9			
7,31		15,2	67	180/100	+	9—11			
7,30	28,0	15,0	91	160/90	+	7— 9			
7,24	31,0	14,6	55	165/115	+	8— 9			
7,34		14,3	123	160/110	+	9—10			
7,30		15,8	116	170/90	+	9—10			
7,40	25,5	18,8	79	165/110	+	8			
7,33	31,5	17,7	65	125/90	+	9—10			
7,30	21,0	15,5	124	150/95	+	8— 9			
7,34	29,5	14,6	100	160/100	+	8— 9			
7,17	24,5	12,8	71	130/80	+	8—10			
7,28	34,0	16,2	55	170/90	+	8— 9			
7,29	32,5	16,7	156	115/75		7— 8	1		
7,32	23,5	15,3	100	190/140		8—10	1		
7,34		15,8	88	140/80		6— 7	1		
7,25	34,5	15,4	70	140/90		9	1		
7,20	23,0	11,8	136	160/90		8—10	1		
7,36	32,5	19,5	129	200/140		9—10	1		
7,30	33,0	16,8	200	145/100		9—11	1	+	+
7,37	19,4	16,4	82	145/120		8— 9	1	+	+
7,35	42,0	22,0	60	130/80		7— 8			
7,38	23,5	18,8	110	185/125		8	2	+	
7,38	25,0	18,3	76	145/100		8—10	2	+	+
7,22		19,2	100	235/140		6— 7	2	+	+
7,34	32,8	18,2	112	220/120		6— 8	2	+	+
7,37		17,5	150	120/80		6— 8	2	+	+
7,38	29,4	19,4	173	120/90		7— 9	2	+	+
7,28	24,5	14,1	97	180/110		8— 9	2	+	+
7,28	28,5	15,6	152	180/110		8— 9	2	+	+
7,43	33,0	23,0	120	115/80		6— 7	2	+	+
	20,5	13,0	91	200/110			3	+	+

Allg. 1 = Leichte Allgemeinveränderungen und leichte Dysrhythmie. — Allg. 2 = Mittelgradige Allgemeinveränderungen und $\alpha\vartheta$-Dysrhythmie. — Allg. 3 = Schwere Allgemeinveränderungen und $\partial\delta$-Dysrhythmie. — H.St.-N = Harnstoff-N im Serum. — $\partial\delta$-Dysrhythmie = Zusätzlich zum Grundrhythmus passagere Dysrhythmiestrecken.

Keineswegs in jedem Falle von *Urämie* muß das elektrische Hirnstrombild nennenswerte Veränderungen erkennen lassen (Abb. 5/4), was Ausdruck der Tatsache ist, *daß eine Dekompensation einer renalen Insuffizienz keineswegs gleichzeitig auch mit bioelektrisch erfaßbaren cerebralen Komplikationen einhergehen muß.* Wir haben dies grundsätzlich auch bereits bei der Besprechung der klinischen Befunde in Parallelität zu den Harnstoff- bzw. Kreatininkonzentrationen im Blutserum und Liquor (s. d.) gesehen.

Sofern eine cerebrale Beteiligung vorliegt, sind die EEG im Zustand der akuten Urämie meist hochamplitudig („aktiviert"), gleichzeitig durch Einstreuung von ϑ- und δ-Wellen gegenüber der Norm verlangsamt und dysrhythmisch. Mitunter finden sich eingestreut einige Steilwellen. Charakteristisch ist das Fehlen einer Blockierung des α-Grundrhythmus unter Sinnesreizen. Ein hierzu typisches Beispiel zeigt die Abb. 4/1.

Weniger schwer veränderte EEG, in denen noch mehr oder weniger deutlich ein — wenn auch phasen- und amplitudenlabiler — α-Grundrhythmus zu erkennen ist,

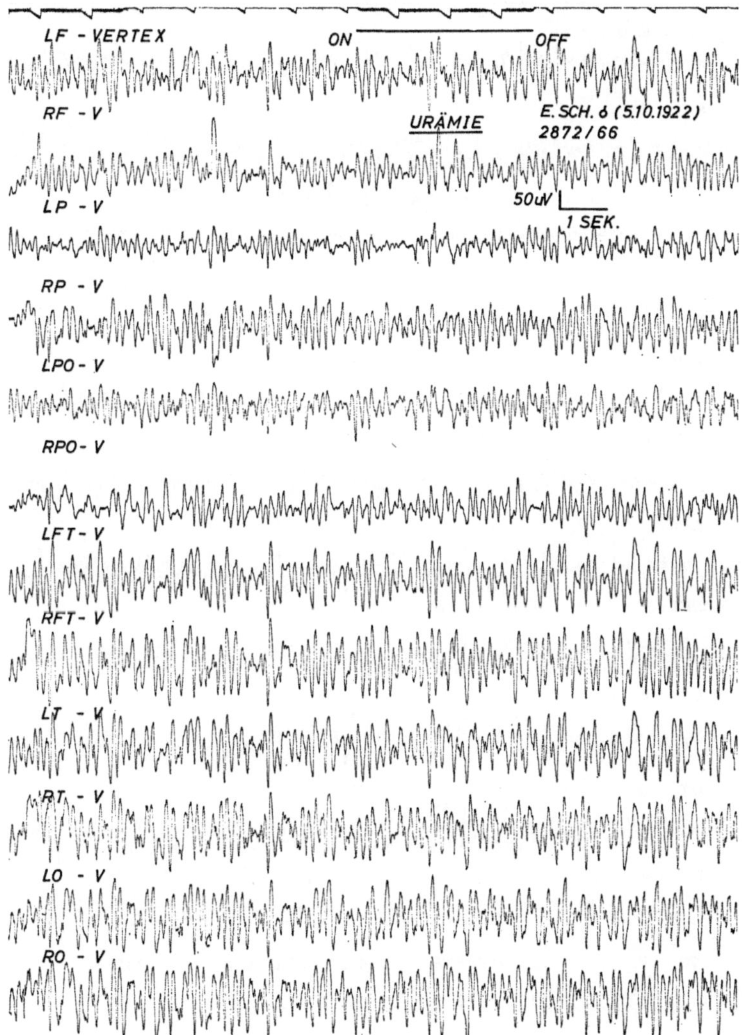

Abb. 4/1. Urämie. Hochamplitudige, auf 6—7 Hz verlangsamte Hirnaktion mit eingestreuten Steilwellen sowie ϑ- und δ-Entladungen bei fehlendem α-Blockierungseffekt

zeigen nicht selten eine pathologische Reaktion auf akustische Reize in Form von plötzlich aufschließenden hochamplitudigen ϑ-Wellen über allen Hirnregionen, jedoch bevorzugt über den vorderen Hirnabschnitten. Gleichzeitig fehlt der α-Blockierungseffekt durch Sinnesreize. Ein hierfür charakteristisches Beispiel zeigt die Abb. 4/2.

Auffallend häufig werden bei mäßiger Verlangsamung und leichter Dysrhythmie des Grundrhythmus paroxysmal auftretende hochamplitudige generalisierte ϑ- und δ-Gruppen abgeleitet, die zwar oft generalisiert, keineswegs aber streng bilateral symmetrisch in Erscheinung treten müssen. Es handelt sich hierbei offenbar, wie im einzelnen bei Besprechung der cerebralen Krampfzustände dargelegt wird, um Hirnstammirritationszeichen. Der entsprechende Befund ist in Abb. 4/3 aufgezeichnet.

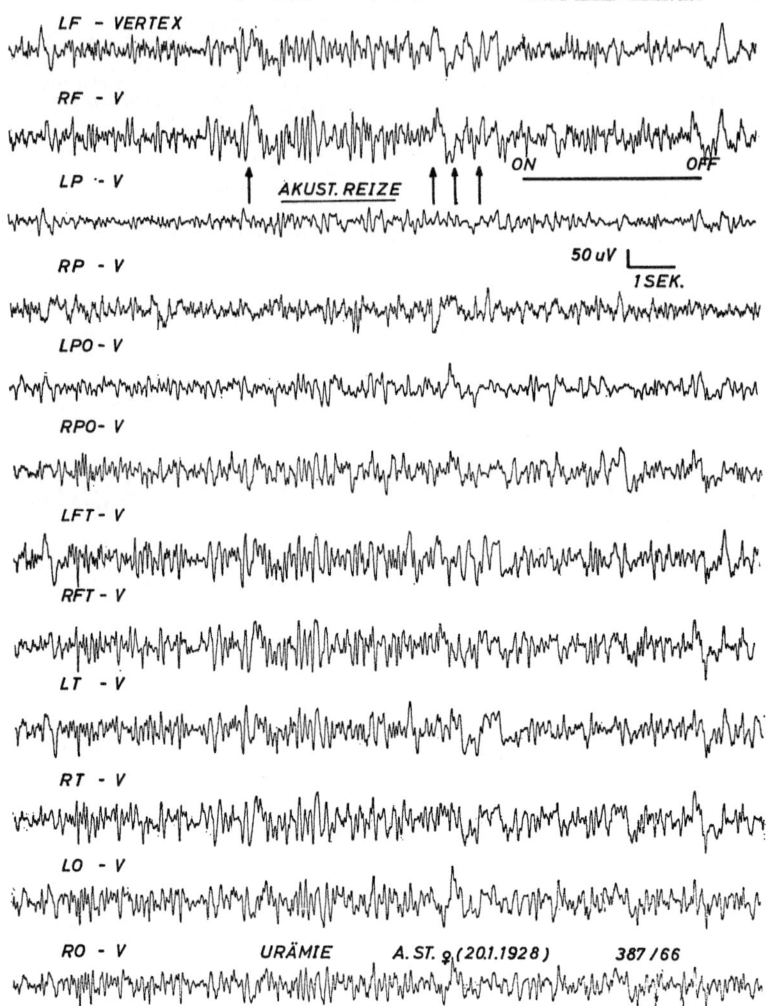

Abb. 4/2. Dekompensierte renale Insuffizienz mit pathologischer Dysrhythmie, fehlendem on- und off-Effekt der Grundaktion und pathologischen arousel-Antworten durch hypersynchrone ϑ-Entladungen

Als ein viel gesehenes Charakteristikum wird die Photosensibilität der elektrischen Hirnaktion im Zustand der dekompensierten renalen Insuffizienz bzw. bei Urämie bezeichnet. Wir möchten mit Abb. 4/4 belegen, daß dies nicht grundsätzlich der Fall sein muß, sogar dann nicht, wenn gleichzeitig Krampfstromabläufe zu erkennen sind, und der klinische Befund neben Hyperreflexie stärkere Ausprägung von myoklonen Spontanentladungen zeigt.

Diese beschriebenen EEG-Grundformationen können bei einzelnen Patienten wechseln, wie unsere Verlaufsbeobachtungen über 2—3 Jahre gezeigt haben. *Auch nach überstandener Urämie mit hochgradigen EEG-Veränderungen als Zeichen einer deutlichen Beeinträchtigung der Hirnfunktion kann sich später das elektrische Hirnstrombild wieder völlig*

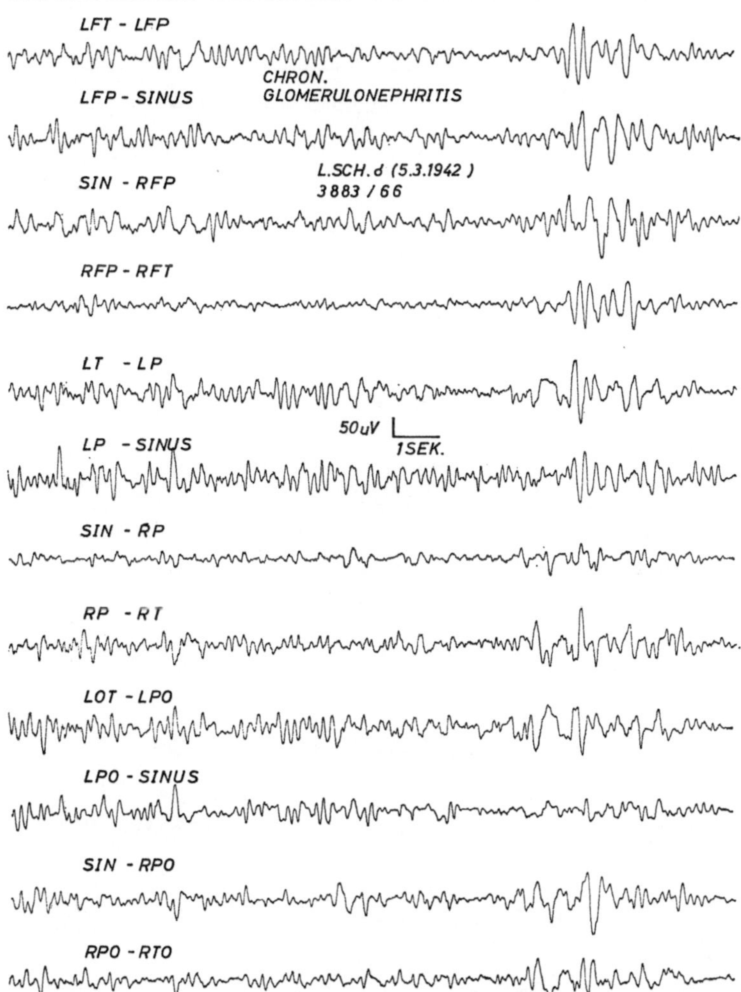

Abb. 4/3. Renale Insuffizienz mit Verlangsamung und Dysrhythmie des Grundrhythmus sowie aufschießenden generalisierten, jedoch nicht streng bilateral symmetrischen steilschenkligen ϑ-δ-Paroxysmen als Hirnstammirritationszeichen

normalisieren. Allerdings sieht man auch dann noch gelegentlich aus dem physiologischen Grundrhythmus herausragende, mitunter durch Hyperventilation provozierbare steilschenklige ϑ- bzw. ϑ-δ-Paroxysmen (Abb. 4/3).

Neben diese Darstellung der EEG-Grundformationen sind die im Zustand der *Überwässerung* sich ausbildenden bioelektrischen Störungen zu stellen. Es handelt sich hierbei um *Verlangsamungen und Dysrhythmien des EEG* bis zum Bild mittelgradiger und schwerer Allgemeinveränderungen. Diese treten durchaus abrupter auf, als sich — beurteilt nach dem klinisch-internen Befund — die Überwässerung anbahnt. Es darf hieraus geschlossen werden, daß *die cerebrale Dekompensation wesentlich plötzlicher und abrupter erfolgt, als dies durch den sich allmählich verschlechternden internen Befund nahegelegt wird.* Die nach einer Überwässerungskrise aufgetretenen bioelektrischen

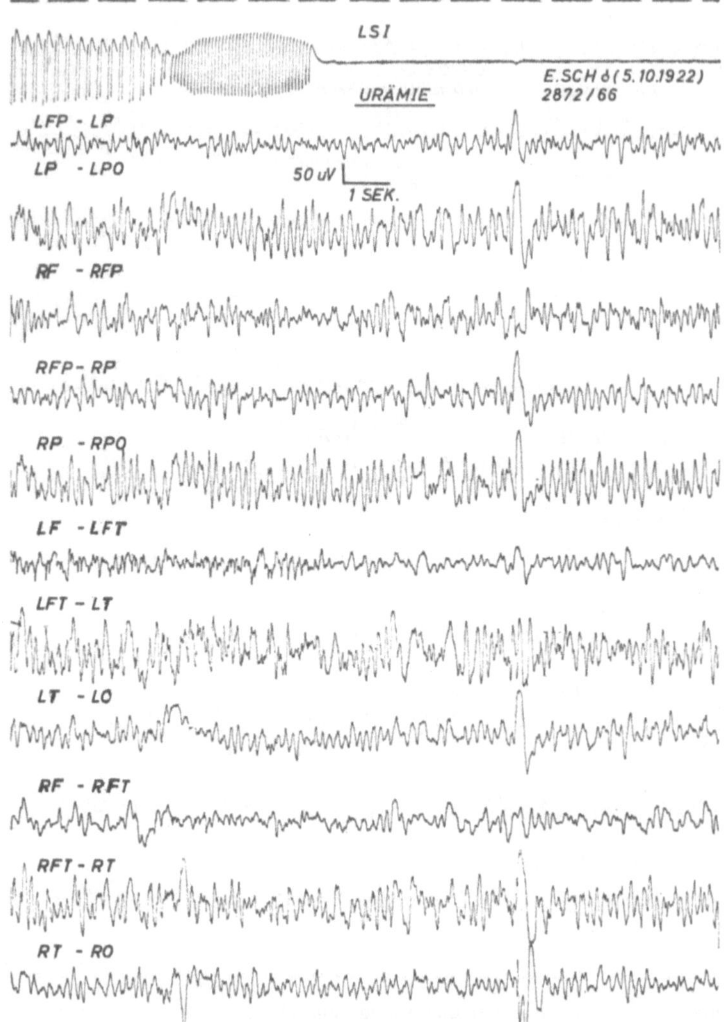

Abb. 4/4. Urämie mit Verlangsamung und pathologischer Dysrhythmie der Aktion sowie einzelnen Krampfstromabläufen (ohne klinisch manifeste Anfälle), jedoch fehlender Photosensibilität

Störungen können sich im Verlauf einer längeren Zeitspanne, meist erst innerhalb einiger Monate, wieder vollständig restituieren. Die Abbildungsserie 5/2—5/7 gibt eine derartige Situation nach klinisch-internen und hirnelektrischen Gesichtspunkten wieder.

Werden die Resultate zusammengefaßt, so ergibt sich — was bereits bei Besprechung der klinischen Befunde in Korrelation zur Retention harnpflichtiger Substanzen deutlich wurde —, daß eine *strenge Beziehung der bioelektrischen Störungen zum Ausmaß der renalen Insuffizienz nicht vorliegt. Dies ist Ausdruck des Umstandes, daß das Zentralorgan gegenüber einer pathologischen Stoffwechselsituation durchaus längere Zeit — wahrscheinlich durch Einschaltung der Blut/Hirn- und Blut/Liquor-Schranke — geschützt bleiben kann.* Manifestieren sich überhaupt hirnelektrische Veränderungen, so sind diese stärker und intensiver ausgeprägt, sofern die Dekompensation relativ zeitschnell erfolgt. Auch nach Ausbildung erheblicher hirnelektrischer Störungen kann es nachfolgend wieder zu einer völligen Normalisierung des EEG kommen. Einige Charakteristika der Befunde, so das Aufschießen paroxystischer steilgipfliger ϑ- und δ-Wellen in generalisierter Ausprägung, das Fehlen eines α-Grundrhythmus-Blockierungseffektes, das Auftreten von paradoxen Antworten auf Sinnesreize durch Aufschießen von hochamplitudigen δ-Wellen und nicht zuletzt die Verlangsamung des EEG insgesamt sprechen für eine Beteiligung bzw. ein akzentuiertes Betroffensein subcorticaler Hirnstrukturen (wahrscheinlich im Bereich des vorderen Hirnstammes). Auf die hirnelektrischen Veränderungen unter Peritoneal- bzw. Hämodialysebedingungen wird an entsprechender Stelle gesondert eingegangen. Es genügt daher hier zusammenfassend die Hervorhebung, daß es *unter den Entwässerungsmaßnahmen meist, jedoch keineswegs immer, zu einer Intensivierung hirnelektrischer Auffälligkeiten des prädialytischen Zustandes kommt, die sich aber meist innerhalb eines Zeitraumes bis 24 Std wieder zurückbilden.* Es gibt jedoch *Ausnahmebedingungen*, wahrscheinlich bei Entwicklung eines cerebralen Gefäßprozesses, die Anlaß zu *erheblichen hirnelektrischen Störungen unter Dialysebedingungen* sind, was Ausdruck einer erheblichen cerebralen Irritation ist.

Im Abschnitt über cerebrale Krampfzustände bei Azotämie und Urämie werden wir gesondert auf die hirnelektrischen Auffälligkeiten im Zusammenhang mit nephrogenen cerebralen Anfällen zu sprechen kommen. Hier genügt es, auf den Umstand hinzuweisen, daß trotz dieser klinischen Erscheinungen nur *relativ selten eindeutige bzw. typische Krampfpotentiale im EEG* zu erkennen sind. Andererseits sieht man derartige Paroxysmen mitunter auch im Zustand der akuten Urämie bzw. während Ableitungen unter Dialysebedingungen, ohne daß es gleichzeitig zum Auftreten cerebraler Anfälle kommen muß. *Die hirnelektrischen Veränderungen stehen in keiner Beziehung zum Ausmaß der vorliegenden partiell kompensierten metabolischen Acidose*, obwohl die hierbei vorliegende Reduzierung der CO_2-Spannung Hinweis auf eine cerebrale Minderdurchblutung sein kann. Die erfaßbaren *EEG-Veränderungen stehen nicht in signifikanter Beziehung zum Ausmaß der Blutdruckerhöhung*, da auch bei erheblichem Hypertonus das elektrische Hirnstrombild durchaus normentsprechend bleiben kann. Ebenso *fehlt im steady state eine Beziehung zum Ausmaß der Harnstoff- bzw. Kreatininretention* im Blutserum und damit im Liquor und zentralnervösen Parenchym (s. d.).

Man wird somit *hirnelektrische Befunde bei renaler Insuffizienz in keinem Falle isoliert ohne den klinischen Status oder ohne Kenntnis der Stoffwechsellage bewerten* dürfen. Andererseits aber kann die Registrierung der bioelektrischen Aktivität z. B. in einem sich anbahnenden Überwässerungszustand relativ gute Auskunft darüber geben, ob auch bereits eine cerebrale Dekompensation vorliegt. Nicht zuletzt ist das elektrische Hirnstrombild als Indicator für die Intensität dialyseabhängiger cerebraler Funktionsstörungen zu gebrauchen. *Auffallend intensive postdialytische Veränderungen, die darüber hinaus noch mehr als 24—30 Std andauern, geben offenbar recht sichere Auskunft darüber, daß nicht nur eine cerebrale Komplikation vorliegt und nicht kompensiert ist, sondern zeigen auch ein erhöhtes Risiko weiterer Dialysen unter neurologischen Gesichtspunkten an.*

5. Cerebrale Krampfanfälle bei Azotämie und Urämie

Die Manifestation cerebraler Krampfanfälle stellt eine schwere, seit langem bekannte Komplikation bei renaler Insuffizienz dar. Die Aufmerksamkeit hierauf wurde in den letzten Jahren insbesondere durch Erfahrungen bei der früher mit 3—5 Std Dauer relativ kurzfristigen extrakorporalen Hämodialyse gelenkt [5.33, 5.34]. KENNEDY et al. [5.13] sowie SCHEITLIN u. HUNZIKER [5.24] haben die Anfallsmanifestation unter diesen Bedingungen als charakteristisches Symptom des sog. „Dysequilibriumsyndroms" (s. Kap. 6) herausgestellt. Sie lenken damit das Augenmerk auf cerebrale Überwässerungszustände durch Umkehr des Harnstoffgradienten vom Blutserum in Richtung des intrakraniellen Raumes bei relativ schneller Harnstoffdialyse aus dem Intravasalraum. Es käme daraufhin zu einem Hirnödem, womit das Auftreten cerebraler Krampfanfälle pathogenetisch hinreichend geklärt sei. Es wurden damit prinzipiell Erfahrungen aufgegriffen, die schon früher bei Wasserintoxikationen [5.31] gemacht worden waren und die grundsätzlich mit der Manifestation cerebraler Anfälle bei Hirnödemzuständen übereinstimmen.

Eine gleichwertige Bedeutung wurde schließlich der Hypertonie und vor allen Dingen hypertensiven Krisen zugemessen [5.29], da sich herausstellte, daß Patienten mit chronischer renaler Insuffizienz ohne Blutdruckerhöhung nur relativ selten krampfen [5.33]. TYLER [5.33], der an dem großen Krankengut der Merrillschen Klinik unter 750 niereninsuffizienten Patienten 110 mit cerebralen Anfällen gesehen hatte, stellte schließlich drei Manifestationsbedingungen heraus: 1. Schwere hypertensive Krisen, dazu meist mit Harnstoff-N-Werten im Blutserum unter 100 mg%, 2. Endzustände der chronischen renalen Insuffizienz mit mittelbaren Auswirkungen auf das ZNS durch kardiale Arhythmie und Herzmuskelinfarkte und 3. Änderungen der Stoffwechsellage. Im einzelnen werden schnelle pH-Änderungen mit Verschiebungen in den alkalotischen Bereich, schnelle Harnstoffeliminationen aus dem Blutserum, plötzliche Diuresen und exzessive Wasserverschiebungen im Körper genannt. Ein Elektrolytdysequilibrium im Blutserum wird erwähnt, ohne daß diesem eine signifikante Bedeutung beigemessen werden könne.

Bei akuten Niereninsuffizienzen [5.15] *werden cerebrale Anfälle seltener als bei chronischer Nierenschädigung gesehen.* Das Verhältnis liegt bei etwa 15:85% [5.33]. Vornehmlich manifestieren sich generalisierte Krampfzustände, seltener Halbseitenanfälle [5.15]. Als Rarität werden Auraerlebnisse erwähnt [5.15]. Im EEG [5.11] sollen zu den Krampfzuständen Verlangsamungen des Grundrhythmus korreliert sein. Selten werden Krampfpotentiale beobachtet. TYLER [5.33] erwähnt fokale und generalisierte Petit Mal variant-Formationen. Besonders hingewiesen wurde mehrfach auf photomyoklone Krisen im EEG mit myoklonen Muskelentladungen der Extremitäten [5.11, 5.15, 5.33, 5.36]. Wir selbst [5.20] haben kürzlich über unsere Beobachtungen an 21 Patienten mit cerebralen Anfällen bei renaler Insuffizienz berichtet. 18mal handelte es sich um chronische Endzustände, während es nur dreimal bei akutem Nierenversagen zur Anfallsmanifestation gekommen war. Die generalisierten

Krampfanfälle standen im Vordergrund gegenüber den fokalen Manifestationen, die gleichzeitig — meist bei Hypertonus — mit andersartigen Zeichen lokaler Hirnschädigung gekoppelt waren. Siebenmal wurde unter 35 epileptischen Krisen ein Status beobachtet. 13mal sahen wir im Zusammenhang mit Anfallsmanifestationen Hyperkaliämien und 12mal — z. T. isoliert, z. T. kombiniert mit den Kaliumverschiebungen — Hypocalcämien. Wesentlich erschien als Bedingung für die epileptische Entladung die Kombination einer Hypertonuskrise mit einem Überwässerungszustand. Bemerkenswert war uns das Auftreten der Anfälle im Zustand der metabolischen Acidose, während ansonsten bekanntermaßen die alkolotische Stoffwechsellage anfallsbegünstigend wirkt.

Ergebnisse

In Fortführung dieser Untersuchungen übersehen wir derzeit aus einem Krankengut von 133 Patienten mit renaler Insuffizienz 34 Kranke mit cerebralen Krampfanfällen, die teils isoliert, teils in kurzfristig unterbrochenen Serien oder in Form eines Status auftraten. Die relative Häufigkeitszahl von 25% besagt hierbei nichts über die tatsächliche Manifestationsrate, da in der Nieren- bzw. Dialyseabteilung der Göttinger Medizinischen Universitätsklinik überwiegend schwere Krankheitszustände betreut werden, die andererseits aber erfahrungsgemäß häufiger zu epileptischen Krisen neigen. Ferner ist die Zahl der Anfallsmanifestationen allmählich zurückgegangen, wobei u. a. die Zeitverlängerungen bei der Durchführung der extrakorporalen Hämodialyse („Dysequilibriumsyndrom") eine Rolle spielen.

Bei den 34 Patienten mit cerebralen Krampfanfällen handelte es sich 30mal um chronische renale Insuffizienzen, z. T. mit erheblichem renalen Hypertonus, und viermal um akutes Nierenversagen. Die 67 beobachteten Einzelkrisen traten 47mal in Form von primär generalisierten Krampfzuständen bei 23 Patienten auf, während es sich bei dem Rest von 20 Anfallsmanifestationen bei 11 Patienten um Formen partialer Epilepsie (GASTAUT [5.6]) handelte, hier also hemiklonische Anfälle, sekundär generalisierte Krampfanfälle usw. einzuordnen sind. Bei 3 Patienten mit 5 Anfallsmanifestationen wurde die Kreatininclearance mit mehr als 30 ml/min gemessen. Es handelte sich hier um blande Niereninsuffizienzen mit cerebralen Anfällen, die z. T. auch schon vor der Nierenerkrankung aufgetreten waren. In allen anderen Fällen wurden Kreatinin-Clearancewerte unter 30 ml/min, sehr häufig zwischen 2 und 10 ml/min, gefunden, d. h. es lag hier jeweils eine methodische Acidose vor.

Bei 3 Patienten wurde im Laufe der Erkrankungen ein *Wechsel des Anfallstyps* registriert: einmal handelte es sich um anfänglich hemiklonische Anfälle, die später als sekundär generalisierte tonischklonische Krampfanfälle auftraten. Bei einer zweiten Beobachtung kam es anfänglich zum Auftreten eines primär generalisierten Krampfanfalles, später zu einem „Dämmerzustand" und präfinal zu subcorticalen Streckkrämpfen. In der dritten Beobachtung wechselten primär generalisierte Krampfzustände mit subcorticalen Streckkrämpfen.

Die *Anfallstypen* gliedern sich in folgender Ordnung:

1. Krampfzustände unter dem Bild der *Petit mal-Trias* nach LENNOX wurden von uns nicht beobachtet. Gleiches gilt von Petit mal variant-Formationen im EEG, die jedoch von TYLER [5.33] beschrieben worden sind.

2. Einmal beobachteten wir eine mehrere Tage andauernde psychotische Episode, die sich z. Z. eines Überwässerungszustandes (s. u.) manifestierte und zudem zeitlich in Korrelation mit generalisierten Krampfanfällen bzw. im Finalstadium mit subcorticalen Streckkrämpfen auftrat. Das Verhalten war charakterisiert durch eine fast paranoide Grundeinstellung bei erheblicher psychomotorischer und psychosensorischer Verlangsamung, wie sie zuvor zu keinem Zeitpunkt bestand. Wir müssen die Möglichkeit eines *epileptischen Dämmerzustandes* erwägen, zumal das EEG während dieser Zeit eine Änderung des Grundrhythmus in Form stärkerer Dysrhythmie und Verlangsamung zeigte und auch schon bei zahlreichen vorangegangenen Ableitungen Steilwellen und paroxystische hypersynchronse 3-Hz-δ-Entladungen registriert worden waren.

6 Prill, Die neurolog. Symptomat. der Niereninsuffizienz

3. Zweimal wurde bei je einem anderen Patienten eine allmählich zunehmende *Häufung von myoklonischen Entladungen* der Extremitätenmuskulatur beobachtet, bis sich schließlich aus diesem präparoxysmalen Zustand ein Grand mal-Status entwickelte. Auch dann noch standen die klonischen Entladungen in außerordentlicher Intensität im Vordergrund der jeweils nur langsam abebbenden Krisen.

4. Bei 2 Patienten wurden je zweimal *hemiklonische Anfälle* von uns beobachtet, obwohl derartige Krisen auch unabhängig hiervon bereits zuvor und später aufgetreten waren. Einmal handelte es sich um einen Zustand nach Hirnblutung, zum anderen Male um einen Patienten mit Nierenarterienverschluß und extremem Hypertonus.

5. 13 epileptische Krisen bei 8 Patienten zeigten die eindeutigen Charakteristika von *sekundär generalisierten tonisch-klonischen Anfällen*. Zweimal kam es zur Manifestation einer Anfallsserie mit mehr oder weniger langen zeitlichen Intervallen zwischen den Impetus, jedoch stets mit Aufhellung der Bewußtseinslage. Ein typischer Grand mal-Status lag also nicht vor. Stets waren bei diesen Patienten hirnelektrisch und neurologisch weitere Zeichen einer lokalen Hirnschädigung nachweisbar. Im einzelnen handelte es sich um Zustände nach apoplektiformen vasculären Krisen mit Halbseitenerscheinungen in Form von Hyperreflexie, Hemiparese oder hirnelektrischem Herdbefund sowie ferner um Folgezustände nach stumpfen Hirntraumen bzw. nach offenen Hirnverletzungen. Zur Zeit der jetzigen Anfallsmanifestationen bestand jeweils ein zum Teil extremer Hypertonus.

6. Bei der überwiegenden Zahl an beobachteten Anfällen bzw. Anfallskrisen handelte es sich um *primär generalisierte tonisch-klonische Krampfanfälle*.

Tabelle 5/1. *Aufgliederung primär generalisierter Krampfzustände bei renaler Insuffizienz*

Pat.-Nr.	Grand mal-Anfälle	Anfallsserie	Status	Streckkrämpfe
1	5			
2	1	1		
3	2			
4	1		1	
5	1			
6	3	1		1
7			1	
8			1	
9			1	
10			1	
11	3	1		
12			1	
13	1		1	
14	1	1		
15	1			
16	3			
17	2	1		
18	1		1	
19	2			
20	1			
21	1			
22	3		1	
23		1		
23	32	6	9	1

Eine Aufgliederung der Anfallsformen zeigt folgendes Bild (Tabelle 5/1): Bei 23 Patienten wurden 32 Einzelanfälle, 6 Anfallsserien, neunmal ein Grand mal-Status und einmal Streckkrämpfe beobachtet. Zum Teil handelte es sich um einmalige Paroxysmen, zum Teil um repitierende Anfallsmanifestationen. In Tabelle 5/2 sind

Tabelle 5/2

Primär generalisierte Krampfanfälle in zeitlicher Beziehung zu therapeutischen (dialytischen) Maßnahmen

Anf. Zahl	Unabh. v. Dialyse	Vor		Während		Nach		Dysequil.	
		H.D.	P.D.	H.D.	P.D.	H.D.	P.D.	H.D.	P.D.
20	+								
1		+							
2			+						
2				+					
3					+				
2						+		+	
2							+		
32	20	1	2	2	3	2	2	1	

Anf. Zahl = Zahl der Anfälle. — Dysequil. = Dysequilibriumsyndrom. — H.D. = Hämodialyse. — P.D. = Peritonealdialyse.

die zeitlichen Bedingungen der Manifestation der *cerebralen Einzelanfälle* in Abhängigkeit von therapeutischen (dialytischen) Maßnahmen aufgeführt. 20mal entluden sich die Anfälle unabhängig hiervon, während immerhin 12mal eine relativ enge zeitliche Beziehung zur Dialyse zu vermerken ist. Zumindest in einem Fall muß der beobachtete cerebrale Krampfanfall als Symptom eines Dysequilibriumsyndroms nach seinerzeit noch mit 4 Std relativ kurzfristiger extrakorporaler Hämodialyse gewertet werden. Hinsichtlich der relativ engen zeitlichen Abhängigkeit zur Entwässerungstherapie ist zu erwähnen, daß es sich stets um Patienten mit meist relativ kurzfristig ausgebildeten Überwässerungszuständen handelte (s. u.). In Tabelle 5/3 ist eine Aufgliederung der *Anfallsserien und Statusfälle* in zeitlicher Beziehung zu therapeutischen (dialytischen) Maßnahmen aufgezeichnet. Es wird hier deutlich, daß diese Anfallsmanifestationen im Verhältnis zu den Einzelanfällen wesentlich seltener (sechsmal von insgesamt 15) unabhängig von der Dialysebehandlung, relativ häufig aber in zeitlicher Beziehung zu dieser (neunmal) auftraten. Dreimal handelte es

Tabelle 5/3. *Status epilepticus (primär generalisierter Anfall) und Anfallsserien in zeitlicher Beziehung zu therapeutischen (dialytischen) Maßnahmen*

Serie	Status	Unabh. von Dialyse	Vor		Während		Nach		Dysequil.	
			H.D.	P.D.	H.D.	P.D.	H.D.	P.D.	H.D.	P.D.
3		+								
1			+							
1				+						
1					+					
	3	+								
	2				+				+	
	1			+						+
	1						+			
	1							+		+
	1						+		+	
6	9	6	1	2	2	1	2	1	3	2

Dysequil. = Dysequilibriumsyndrom. — H.D. = Hämodialyse. — P.D. = Peritonealdialyse.

9*

84   Cerebrale Krampfanfälle bei Azotämie und Urämie

sich unter Berücksichtigung aller zur Verfügung stehenden Kriterien um Anfallskrisen im Rahmen eines Dysequilibriumsyndroms nach kurzfristiger Hämodialyse, zweimal jedoch auch — worauf besonders hinzuweisen ist — nach mehr als 24 Std andauernder Peritonealdialyse.

Hinsichtlich der *Bedingungen der Anfallsmanifestierung* ist nicht nur bei den Anfällen partialer Epilepsie, sondern auch bei den primär generalisierten Anfällen, Anfallsserien und Statusbeobachtungen eine *Hirnschädigung* zu erfassen. Nach den Anamnesen sowie nach Durchsicht aller uns verfügbar gewordenen Krankenpapiere (auch zahlreicher auswärtiger Krankenanstalten) und nicht zuletzt auf Grund von über 200 auswertbaren EEG und Normabweichungen im neurologischen Status waren diese Bedingungen 20mal unter den 23 Patienten mit primär generalisierten Krampfanfällen erfüllt. Überwiegend handelte es sich um vorangegangene akute Exacerbationen einer chronischen renalen Insuffizienz bis zum präurämischen bzw. urämischen Zustand mit zentralnervöser Beteiligung unter Berücksichtigung des neurologischen und psychopathologischen Befundes.

Das *Ausmaß der Azotämie* ist nicht entscheidend für die Anfallsmanifestation, da Krampfkrisen bei Harnstoffwerten unter 80 mg% i. S., andererseits auch bei Konzentrationen über 150 mg% registriert wurden. Gleichfalls fehlt eine Korrelation zur Kreatininretention im Blutserum und damit auch im Liquor cerebrospinalis (s. o. Kap. 2).

15mal war es möglich, den Säure-Basen-Status im arteriellen Blut in zeitlich enger Beziehung zur Manifestation cerebraler Anfälle, d. h. am selben Tage, aber nicht mehr als höchstens 24—48 Std zuvor oder danach zu bestimmen (Medizinische Universitäts

Tabelle 5/4. *Säure-Basen-Status im arteriellen Blut und cerebrale Anfälle*

pH	pCO_2	HCO_3	RR	RR Anst.	Hydr. ↑	K	Ca	K ↑	Ca ↓	
7,26	29,4	14,6	220/120	+	+	6,6				
7,38	25,0	18,3	220/130	+	+	5,9	7,8			
7,18	21,4	14,6	230/160	+	+	6,8			+	
7,22	27,0	19,2	135/	+	+		6,6			
7,47	35,0	24,7	200/130	+	+					
7,38	23,5	20,7	190/130	+	+		6,8			
7,30	21,5	13,4	250/150	+			7,0			
7,34	21,5	14,3	180/100	+	+					
7,29	30,0	16,2	250/120	+	+	5,8	7,2	+	+	
7,40	23,5	19,0	190/130			7,5		+		1
7,40	37,2	22,8	200/110		(+)					2
7,45	43,0	28,0	140/105			3,5	6,8		+	3
7,30	21,5	13,4	140/95		+		6,0			4
7,41	28,5	19,8	240/160	+						5
7,36		25,2	230/150							6

RR Anst. = plötzlicher Blutdruckanstieg. — Hydr. ↑ = Überwässerungszustand. — K = Kalium (mval/l). — K ↑ = Kaliumanstieg in 1—2 Tagen. — Ca = Calcium (mg%). — Ca ↑ = Calciumabfall in 1—2 Tagen.

1 = Zustand nach Hirnverletzung mit Anfällen bereits vor der renalen Insuffizienz. — 2 = Zustand nach Hirnverletzung. — 3 = Neurologischer Halbseitenbefund. — 4 = EEG mit Krampfaktivität nach vorangegangener Hirnschädigung. — 5 = Anfall postdialytisch (Hämodialyse 4 Std) — Säure-Basen-Status 2 Tage nach Anfall bzw. Dialyse. — 6 = Hirnverletzung.

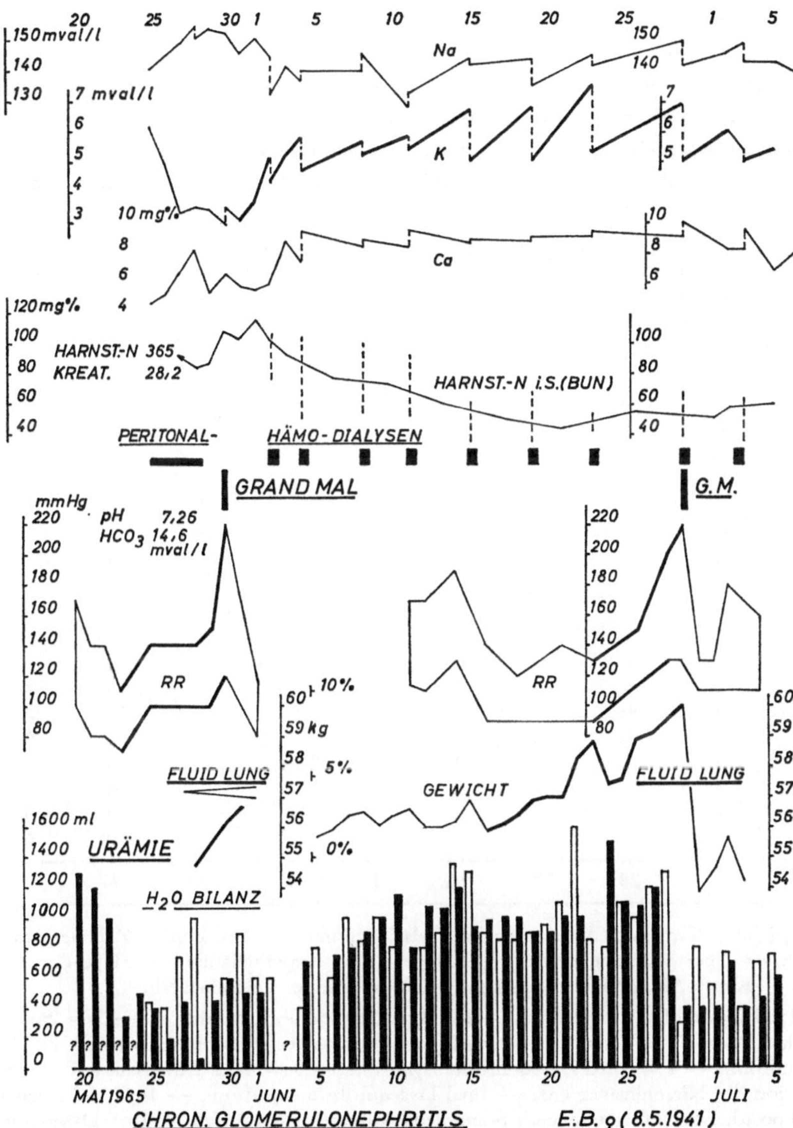

Abb. 5/1. Zusammenfassende Darstellung des Blutdruckverhaltens, der Entwicklung eines allgemeinen Überwässerungszustandes (Gewichtskurve!), der H₂O-Bilanz, der Retention harnpflichtiger Substanzen sowie des Elektrolytstatus bei chronischer renaler Insuffizienz vor Manifestation cerebraler Krampfanfälle. Einzelheiten siehe Text

klinik). 14mal zeigte sich eine *metabolische, teils dekompensierte, teils partiell kompensierte Acidose mit stets vorliegender Erniedrigung des pCO₂*. Zudem wurden gleichzeitig meist *Überwässerungen* sowie *hypertensive Krisen* bei bereits bestehendem Hypertonus registriert. Teilweise lagen gleichzeitig Hyperkaliämien und/oder Hypocalcämien vor. Diese zusätzlichen Befunde, die u. E. hinsichtlich der Pathogenese der cerebralen Anfälle von wesentlicher Bedeutung sind (s. u.), waren vor allem im Zusammenhang mit Manifestationen primär generalisierter Anfälle nachweisbar (Tabelle 5/4).

Eine u. E. wesentliche Beobachtung geht dahin, daß sich auffallend häufig vor Auftreten eines cerebralen Anfalles und einer Anfallsserie Überwässerungszustände ausbilden, denen gleichzeitig oder unmittelbar nachfolgend eine Hypertonuskrise zugeordnet war. Abb. 5/1 zeigt ein hierfür eindrucksvolles Beispiel. *Die Kombination dieser Symptomenausgestaltung — Hypertonuskrise und Überwässerungszustand — ist u. E. ein sehr charakteristisches Zeichen zur Behandlung cerebraler Anfälle bei renaler Insuffizienz.*

Tabelle 5/5. *Manifestationsbedingungen primär generalisierter Krampfzustände bei renaler Insuffizienz*

Anf. Zahl	Hyper-tonus	RR Anst.	Hyper-Hydr.	Hyper-K	Hypo-Ca	K ↑	Ca ↓	$C_{Kreat.}$ ↓ 30	
1	+	+	+	+	+	+		+	
1	+	+	+	+	+			+	
3	+	+	+	+		+		+	
6	+	+	+	+				+	
3	+	+	+		+			+	
7	+	+	+					+	1
2	+		+		+		+	+	
1	+		+		+			+	
1	+		+	+				+	
1	+		+	+	+		+	+	
3	+		+					+	
1		+	+	+				+	
1	+	+		+				+	2
4	+	+						+	3
1		+						+	4
1	+			+		+		+	
2	+				+			+	
6	+							+	5
2								+	6
47	43	28	30	16	11	5	3	47	

$C_{Kreat.}$ ↓ 30 = Kreatinin-Clearance geringer als 30 ml/min. — Anf. Zahl = Zahl der Anfälle. — Hyperhydr. = Überwässerungszustand. — Hyper-K = Hyperkaliämie. — Hypo-Ca = Hypocalcämie: — K ↑ = Akuter Kaliumanstieg. — Ca ↓ = Akuter Calciumabfall.

1 = 1mal Dysequilibriumsyndrom. — 2 = 1mal Dysequilibriumsyndrom. — 3 = 2mal bereits bestehende schwere EEG-Veränderungen nach vorangegangener Peritonealdialyse (s. Kap. Dysequilibriumsyndrom). — 4 = 1mal Dysequilibriumsyndrom. — 5 = 4mal Anfallszustände bereits vor Manifestation der Niereninsuffizienz. — 1mal Dysequiribriumsyndrom. — 1mal nicht geklärt. — 6 = 1mal postdialytisch fortbestehende Somnolenz vor cerebralem Anfall. — 1mal Dysequilibriumsyndrom.

Tabelle 5/5 zeigt die hierzu ins einzelne gehende Aufgliederung bei den insgesamt beobachteten 47 primär generalisierten Anfallskrisen. Immerhin ließen sich somit 21mal Hypertonus, hypertensive Krise und Überwässerungszustand, zusätzlich achtmal Hypertonus und Hyperhydration sowie einmal abrupter Blutdruckanstieg und Überwässerung mit Sicherheit erfassen. Von den restlichen 17 Fällen waren 2 bezüglich der zur Debatte stehenden Symptomengestaltung nicht aufzuklären. 14mal bestand zumindest ein Hypertonus, 6mal zudem kombiniert mit hypertensiven Krisen. Nicht unerwähnt darf in diesem Zusammenhang bleiben, daß die Manifestation bereits eines cerebralen Anfalles begünstigend auch auf das Auftreten nachfolgender Krisen wirkt. So wird aus Tabelle 5/1 erkenntlich, daß Einzelanfälle primär generalisierter Art bei 9 Patienten, repetierende Manifestationen in mehr oder weniger großen Zeitabständen bei 8 Patienten auftraten. Hier sind sodann die Bedingungen der Bahnung über Hypertonuskrise und Überwässerungszustand nicht mehr so signifikant erforderlich, wie bei Beurteilung der erstmaligen Anfallsauslösung überhaupt. Dieser Umstand ist für die erwähnten Anfallsmanifestationen zu berücksichtigen, bei denen nicht stets die Kombination von Überwässerung und Hypertonuskrise nachweisbar war. In Tabelle 5/5 sind gleichzeitig vorliegende Hyperkaliämien und Hypocalcämien sowie nach den eingesehenen Elektrolytstaten abrupt aufgetretene Serumkaliumerhöhungen und Serumcalciumerniedrigungen eingetragen. Danach waren, bezogen auf 47 Anfallsmanifestationen, 16mal Hyperkaliämien und 11mal Hypocalcämien zu erfassen.

Zur Erläuterung der Gesamtzusammenhänge sind in Abb. 5/2 und 5/3 die Manifestationsbedingungen einer Urämie nach den vorliegenden internistischen Daten der Medizinischen Universitätsklinik Göttingen und auswärtiger Krankenhäuser zusammengefaßt. Es wird hier sehr deutlich, wie mit Verschlechterung der Wasserbilanz sich allmählich — u. a. beurteilt an der Körpergewichtskurve — ein Überwässerungszustand ausbildet. Auf seinem Höhepunkt, gleichzeitig mit einem abrupten Blutdruckanstieg auf über 200 mm Hg systolisch kommt es zum Auftreten von primär generalisierten Krampfanfällen. Die zu verschiedenen Zeitpunkten geschriebenen elektrischen Hirnstrombilder (Abb. 5/4—5/7) zeigen ein anfänglich im Zustand der Urämie noch durchaus physiologisches EEG. Nach Ausbildung des Überwässerungszustandes mit Anfallsmanifestation ist das elektrische Hirnstrombild deutlich allgemein verändert (Abb. 5/5), bis dann allmählich innerhalb von 2 Monaten wieder eine Restitution bis zum Normalzustand eintritt. Die Dysrhythmie der Aktion einschließlich der anfänglich noch bestehenden Phasen- und Amplitudenlabilität bildet sich mit zunehmender Blockierungsmöglichkeit des α-Grundrhythmus im Verlauf von insgesamt etwa 2 Monaten vollständig zurück.

Diskussion

Unsere Ergebnisse stimmen mit denen der Literatur. [5.15, 5.33, 5.34] insofern überein, als cerebrale Anfälle bei chronischer renaler Insuffizienz wesentlich häufiger beobachtet werden als im Zustand akuten Nierenversagens. Lassen sich im wesentlichen zwei große Gruppen von Anfallsmustern unterscheiden, so wird hinsichtlich der *Pathogenese der hemiklonischen bzw. sekundär generalisierten Impetus* der lokalen Hirnschädigung eine wesentliche Bedeutung beizumessen sein. In erster Linie handelt es sich hierbei um Folgen vasculärer Hirnschäden, wobei auffallend häufig ein zum Teil extremer Hypertonus zu erwähnen ist. In der überwiegenden Zahl dieser Fälle lassen sich dementsprechend im neurologischen oder hirnelektrischen Status Lokalzeichen der Hirnschädigung nachweisen. Hier gilt, daß zwar nach unserer Beobachtung stets hemiklonische oder sekundär generalisierte Anfälle seitenbezogen zur überwiegend vasculären Hirnschädigung auftreten, andererseits aber keineswegs meist nur geringfügige Herdbefunde im EEG zur krampfbevorzugten Körperseite korreliert sein müssen.

Schwieriger wird es, die *Pathogenese der primär generalisierten Anfälle* zu erhellen. Auch hier handelt es sich mit hinreichender Wahrscheinlichkeit um symptomatische Krampfzustände. Dementsprechend werden bemerkenswert häufig anfallsartige

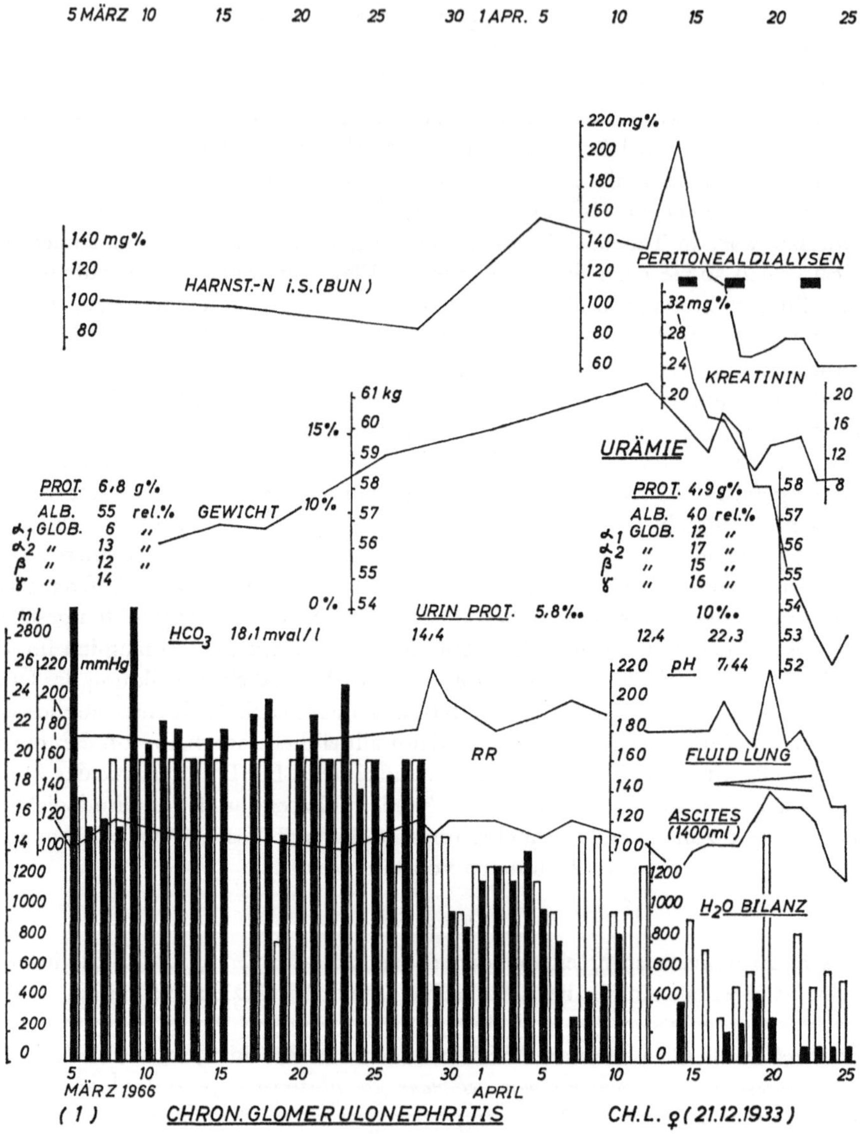

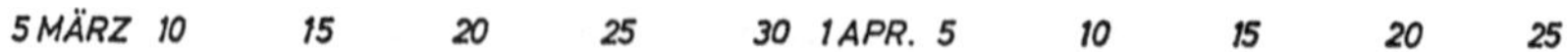

Abb. 5/2. Entwicklung einer Urämie. Darstellung der sich verschlechternden Wasserbilanz, des Blutdruckverhaltens, der Entwicklung eines Überwässerungszustandes mit zunehmendem Körpergewicht (bei reduzierter Nahrungsaufnahme!) und Ausbildung einer fluid lung (und Ascites) sowie mit Harnstoff- und Kreatininretention. Nach Peritonealdialysen Verbesserung des Zustandes

Serien und statusartige Häufungen von Krampfzuständen beobachtet. Das EEG ist insofern für pathogenetische Betrachtungen heranzuziehen, als auch hier die mehr oder weniger stark ausgeprägten Allgemeinveränderungen mit Dysrhythmie und Verlangsamung der Aktion die organische Hirnschädigung belegen. Als ein besonderes Charakteristikum ist jedoch auf die teils generalisierten, teils bilateral symmetrischen, frontal akzentuierten Ausbrüche von hochamplitudigen (nicht selten sinusoidalen) δ-Gruppen um 4—2 Hz hinzuweisen. Auch wenn diese nicht oder

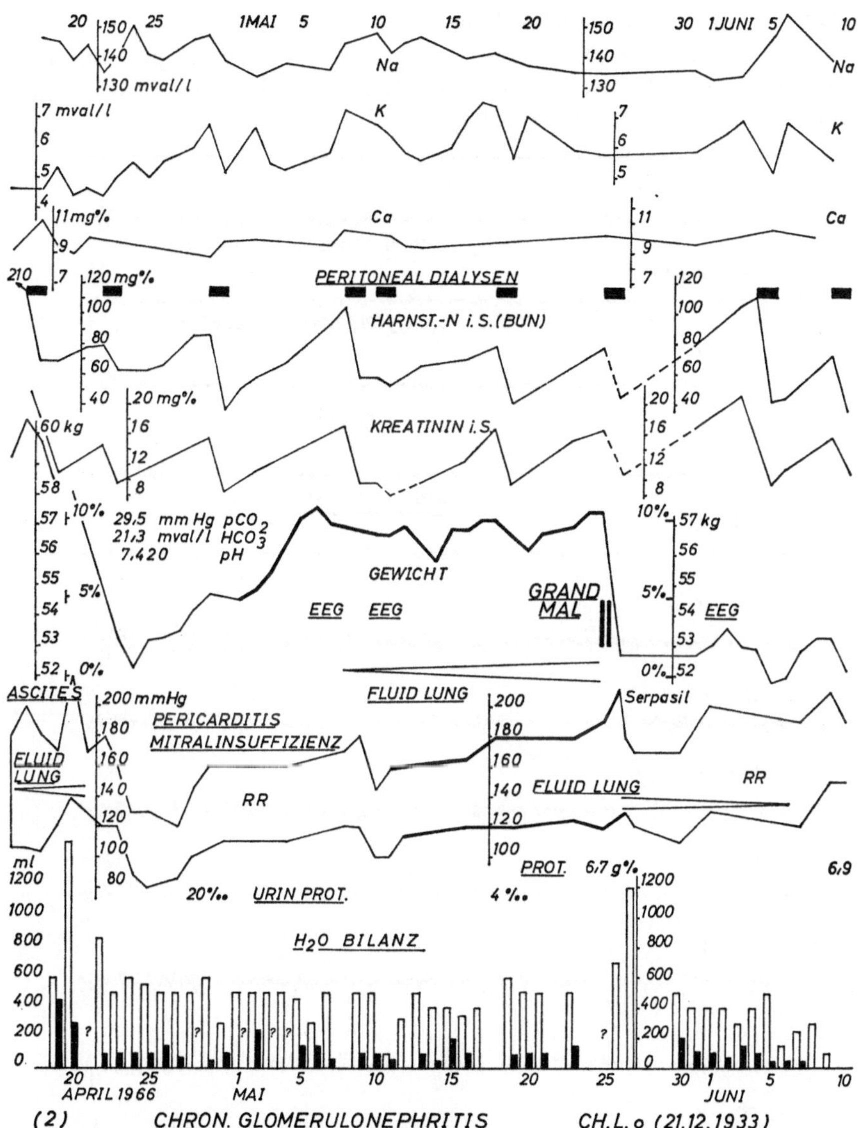

Abb. 5/3. Fortsetzung zu Abb. 5/2. Mit Ausbildung einer urämischen Perikarditis und Herzinsuffizienz Entwicklung eines erneuten Überwässerungszustandes (Gewichtskurve!) trotz Fortführung der Dialysetherapie. Gleichzeitig bzw. nachfolgend bei Neigung zu Hyperkaliämie und Oligurie bzw. Anurie Blutdruckanstieg. Auf dem Höhepunkt der Überwässerung zusammen mit einer Hypertonus- krise (trotz Serpasil) Manifestation von cerebralen Krampfanfällen

nur ganz vereinzelt mit Steilwellen oder Spikes kombiniert auftreten, also insgesamt eine centrencephale Krampfbereitschaft nicht immer belegt ist, so weisen diese Ent- ladungen doch auf eine Irritation subcorticaler Hirnabschnitte — mit großer Wahr- scheinlichkeit im unspezifischen System des Thalamus bzw. der Substantia reticularis des vorderen Hirnstammes — hin [5.8, 5.9, 5.12, 5.21, 5.32, 5.33]. Dem entspricht, daß OLSEN [5.18] in seiner umfassenden pathologisch-anatomischen Studie mit großer

Häufigkeit Läsionen in der Substantia reticularis des Hirnstammes von Urämiker-
gehirnen auffinden konnte. Diese Kriterien zusammen mit der Ausprägung der Impetus als primär generalisierte Anfälle [5.5, 5.6, 5.14] macht es wahrscheinlich, eine
subcorticale Funktionsstörung anzunehmen.

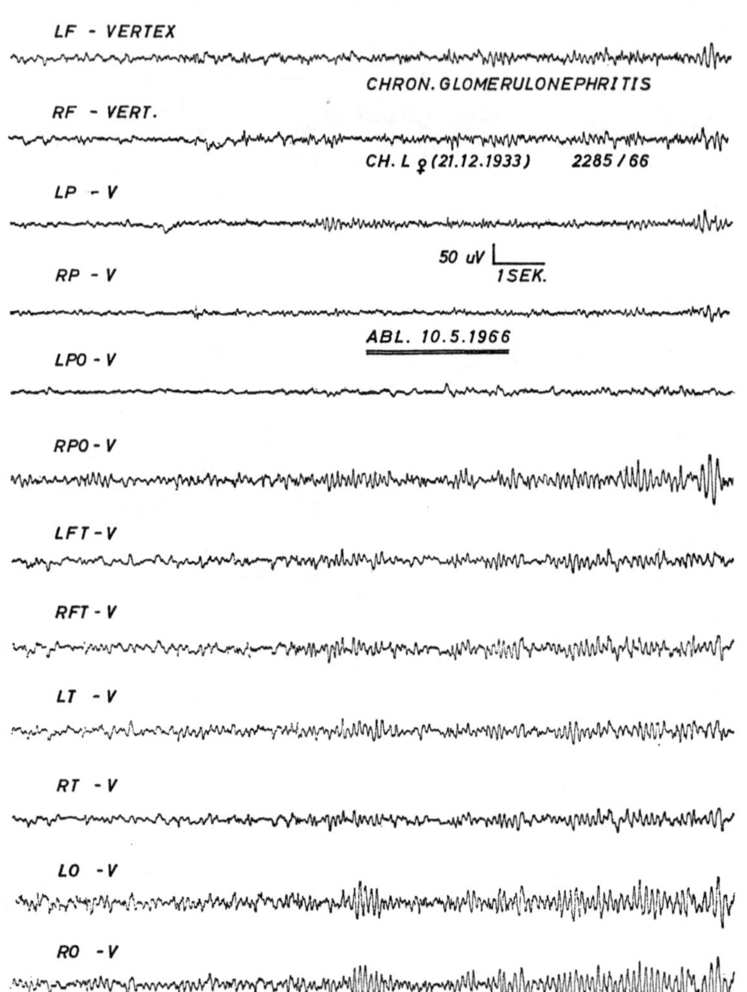

Abb. 5/4. Fortsetzung zu Abb. 5/2—5/3. EEG-Befund mit physiologischem Status (!) vor Anfallsmanifestation trotz progredienter Überwässerung und Zustand nach unmittelbar vorangegangener
Urämie

Nicht unwesentlich erscheint uns ferner, daß bei nahezu allen Patienten mit cerebralen Anfällen im Rahmen renaler Insuffizienz bereits vor der ersten Manifestation
Zeichen einer Hirnschädigung erfaßbar sind, wobei vor allen Dingen voraus-
gegangene präurämische bzw. urämische Zustände mit zentralnervöser Beteiligung
eine Rolle spielen.

Hinsichtlich der pathogenetischen Überprüfung erscheint es uns nunmehr aber
insbesondere wesentlich, daß bei den insgesamt von uns registrierten 47 primär

generalisierten Krisen, auf die wir uns hier beschränken wollen, 30mal Hypertonuskrisen und gleichzeitig Überwässerungszustände zu erfassen waren (Tabelle 5/5). Für die restlichen 17 Anfallsmanifestationen ließen sich aber immerhin auch noch 14mal Blutdruckerhöhungen nachweisen, obwohl hier offenbar zusätzlich noch

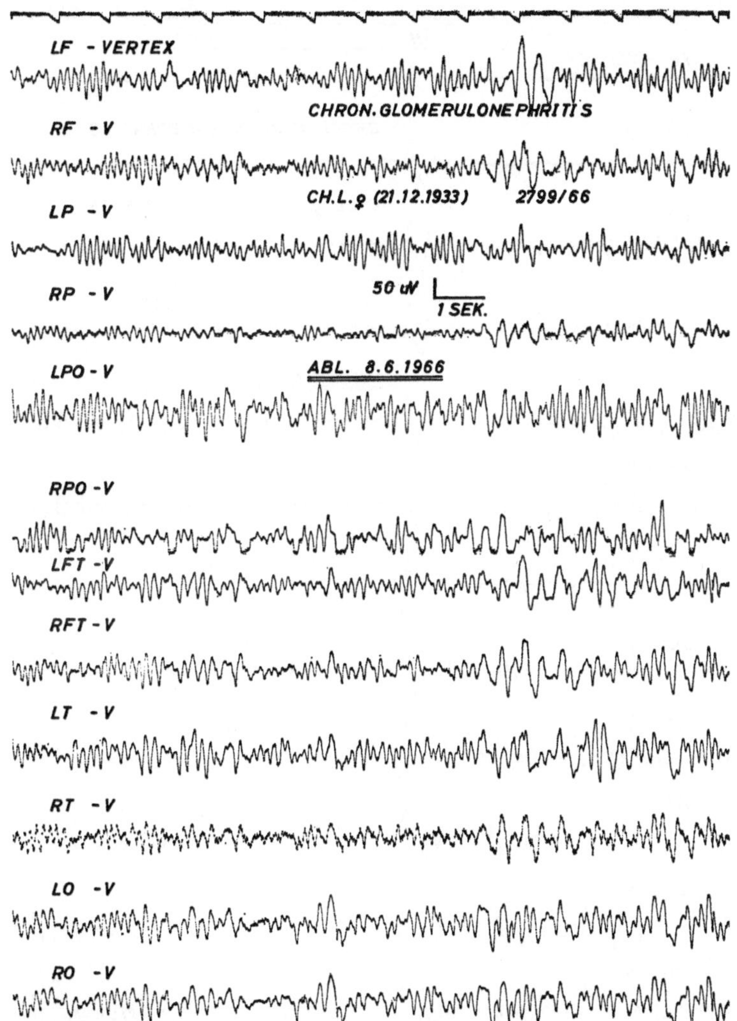

Abb. 5/5. Fortsetzung zu Abb. 5/4. Pathologisches EEG mit Verlangsamung sowie stärkerer teils paroxysmaler ϑ-δ-Dysrhythmie noch 2 Wochen nach Anfallsmanifestation im Zusammenhang mit Überwässerung und Hypertonuskrise

andere Faktoren (Dysequilibriumsyndrom usw., Tabelle 5/5) eine pathogenetische Rolle spielen. Auch wenn ein extracerebraler Überwässerungszustand noch keineswegs gleichzeitig mit einem Hirnödem einhergehen muß — wofür im Rahmen des Themas besonders die nephrotischen Syndrome ohne Hirnbeteiligung ein besonderer Beleg sind —, so sind aber zahlreiche Verlaufsbeobachtungen (Abb. 5/1—5/7) hinreichender Beweis für eine doch mitunter bestehende Kongruenz. Die pathogenetischen Mechanismen hierzu sind bislang noch nicht hinreichend überschaubar. Wahrscheinlich spielen aber stoffwechselabhängige Vorgänge hierbei eine maßgebliche Rolle, wobei in erster Linie an die Blockierung des transmembranalen Ionentransportes zu denken ist (s. Diskussion zum Kap. 2 h u. 3 d: Elektrolythaushalt).

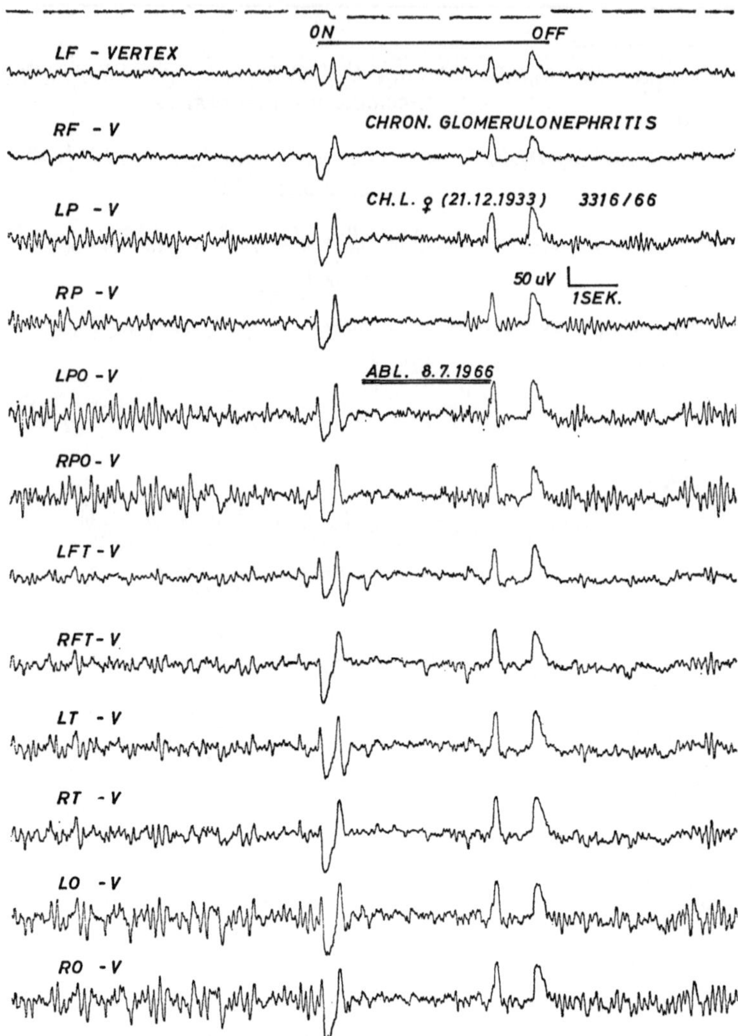

Abb. 5/6. Fortsetzung zu Abb. 5/5. Rückläufigkeit der EEG-Veränderungen nach einem weiteren Monat mit bereits wieder vorhandener α-Blockierung

Es ist zu vermuten, daß die Funktionsglia in die Störung des Wasserstoffwechsels einbezogen oder hieran wesentlich beteiligt ist. In diese Richtung würden auch unsere Befunde weisen, daß sich die EEG-Veränderungen nach einer Überwässerungskrise wieder zurückbilden können (Abb. 5/4—5/7), auch wenn hierfür meist ein Zeitraum von mehreren Wochen zu veranschlagen ist. Es liegt also offenbar eine zumindest teilweise mittelbare Funktionsstörung des nervösen Parenchyms vor. Neben der Tatsache der elektrobiologisch erfaßbaren Überwässerungssituation des Gehirns, die sich sodann auch in entsprechenden encephalopathischen Beschwerden bis zum cerebralen Erbrechen äußert, ist diese Hervorkehrung der *Irritation*, also keineswegs sogleich einer Destruktion des nervösen Parenchyms, von besonderer Wichtigkeit.

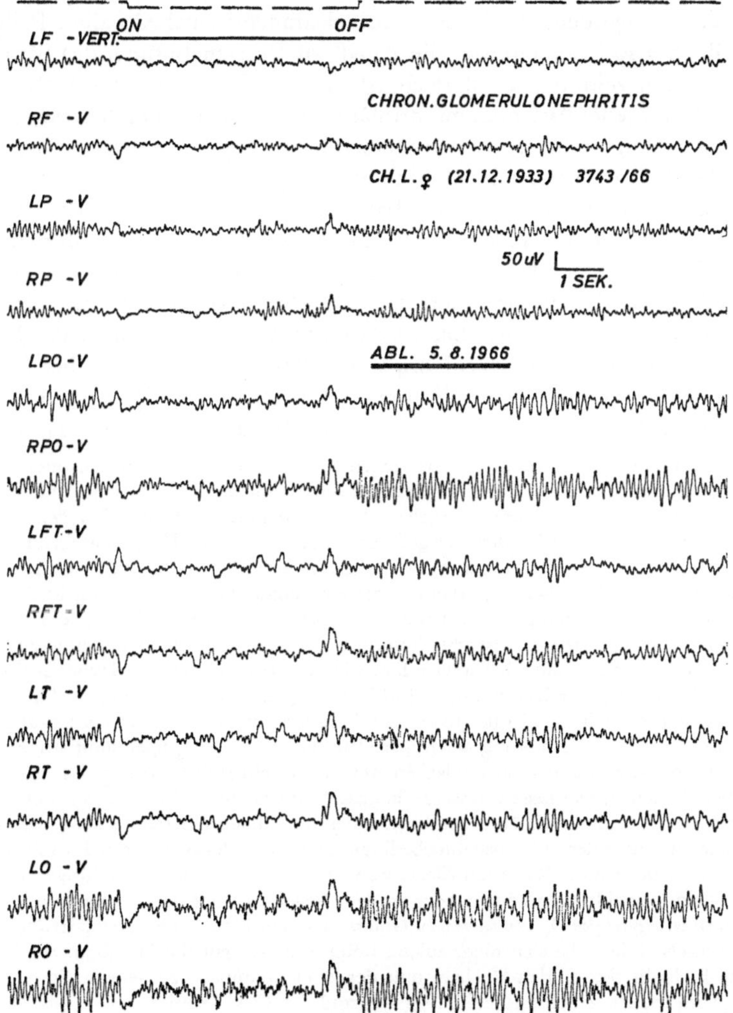

Abb. 5/7. Fortsetzung zu Abb. 5/6. Normalisierung des EEG 2½ Monate nach Manifestation nephrogener cerebraler Anfälle (trotz vorangegangener Urämie!)

Die Zerstörung, der komplette Funktionsausfall, kann nicht mehr Grundlage zur Manifestation cerebraler Anfälle sein. Diese aber entwickeln sich gerade — wie es in unserer Situation der Fall ist — auf dem Höhepunkt der cerebralen Überwässerungskrise, die nach unseren EEG-Studien mit den stärksten elektrencephalographischen Veränderungen kombiniert ist. *Überwässerungszustand* und — wie es die tabellarischen Aufgliederungen gezeigt haben — *Hypertonus und Hypertonuskrisen sind offenbar ein entscheidender pathogenetischer Faktor zur Manifestation (nephrogener) cerebraler Anfälle.*

In unserer vorangegangenen ersten Studie [5.20] war uns als bemerkenswert aufgefallen, daß *cerebrale Anfälle bei renaler Insuffizienz stets im Zustand der metabolischen Acidose* auftreten, gilt es doch umgekehrt als geläufig, die *alkalotische* Stoffwechsellage, wie sie z. B. in der Hyperventilation als Provokationstest erzeugt wird, als anfallsprovozierend anzusehen. Die *metabolische Acidose* muß aber bei unseren Patienten unterstellt werden, da die Kreatininclearance in nahezu allen Fällen unter 30 ml/min liegt, also jener Grenze, die Anlaß zu Verschiebungen des Säure-Basen-Haushaltes in den acidotischen Bereich ist, (u. a. [5.29]). Wir haben aber darüber hinaus die Befunde jener Patienten mit primär und sekundär generalisierten cerebralen Anfällen zusammengestellt, bei denen mehr oder weniger zufällig am Tage des Anfalles oder 1—2 Tage zuvor oder danach ein Säure-Basen-Status angefertigt wurde (Tabelle 5/4). Es zeigt sich hier in 14 Beobachtungen jeweils das charakteristische Bild der *metabolischen Acidose*. Die Erklärung für diese hinsichtlich der Anfallsmanifestation nahezu paradox erscheinende Situation ergibt sich jedoch daraus, daß die acidotische Stoffwechsellage partiell kompensiert ist, was durch (respiratorische) Minderung des pCO_2 erreicht wird. Damit aber ist deren Spannung gegenüber der Norm (ca. 40 mm Hg) oft bis auf die Hälfte erniedrigt. Aus diesem charakteristischen Befund der partiell kompensierten renalen metabolischen Acidose [5.1, 5.29] ergeben sich jedoch wesentliche mittelbare und unmittelbare Folgen für die zentralnervöse Funktion.

Reduzierungen der CO_2-Spannung im arteriellen Blut führen zu einer signifikanten Minderung der Hirndurchblutung [5.26], was demnach auch bei renaler metabolischer Acidose zu erwarten ist, wenngleich die bislang speziell hierzu vorgelegten Untersuchungsergebnisse für den Zustand der Azotämie bzw. Urämie unterschiedlich ausgefallen sind. GOTTSTEIN [5.7] sieht in allerdings nur 8 Fällen Variationen der Hirndurchblutung zwischen 40 und 70 ml/100 g/min ohne signifikante Beziehung zu Acidose oder Alkalose, erkennt aber eine eindeutige Reduzierung in Abhängigkeit zur ansteigenden Harnstoffretention und damit zum Ausmaß der renalen Insuffizienz. SCHEINBERG [5.23] beschreibt eine Zunahme der Hirndurchblutung; HEYMAN et al. [5.10] finden in einigen Fällen eine Reduzierung derselben. Sicherlich spielen hierbei sekundäre Faktoren — Hypertension und Gefäßsklerose bei Minderung der Durchblutung [5.10] und Anämie bei Anhebung der Durchblutungsrate [5.23] — eine begünstigende Rolle. Jedoch sind die Messungen in keiner der zitierten Arbeiten unter dem für die Hirndurchblutung wichtigen Parameter der CO_2-Spannung im Zustand der renalen partiell kompensierenden metabolischen Acidose durchgeführt worden. Es wird auch fraglich, ob die berichteten Ergebnisse für unsere Thematik ohne weiteres übernommen werden können, da von GOTTSTEIN [5.7] immerhin von Krankheitsfällen mit Alkalose berichtet wird, was mit großer Wahrscheinlichkeit entweder auf Ausnahmebedingungen, zum Beispiel durch Hypokaliämie oder durch renale Insuffizienzen mit Kreatinin-Clearancewerten noch über 30 ml/min hinweist. Alle Autoren kommen jedoch unabhängig voneinander zu dem Ergebnis einer unter *urämischen bzw. azotämischen Bedingungen herabgesetzten O_2-Aufnahme des Gehirns.* Es geht hiermit eine Reduzierung des oxydativen Stoffwechsels einher, die sich nicht zuletzt unter anderem auf die Membranerregbarkeit auswirken kann. Es ist hierbei an den Mechanismus der „Ionenpumpen" zu denken. So haben WOODBURY et al. [5.38] experimentell tatsächlich im Zustand der CO_2-Reduktion vor der Manifestation cerebraler Anfälle ein Ansteigen der intracellulären Na^+-Konzentration festgestellt, was andererseits mit einer erhöhten Exzitabilität der Zellen einhergeht [5.37].

Weitere Folgen ergeben sich im Zustand der (partiellen) Kompensation einer metabolischen Acidose für die Membranerregbarkeit, da CO_2 durch die Schranken des ZNS ohne wesentliche Behinderung [5.2, 5.16] ausgetauscht und sich daher die pCO_2-Erniedrigung im arteriellen Blut [5.22, 5.28] sofort auch auf die Funktion des zentralnervösen Parenchyms auswirken wird (s. Kap. 2i.: Säure-Basen-Haushalt). NIEDERGERKE u. STÄMPFLI [5.17] konnten 1953 zeigen, daß eine Erniedrigung des pCO_2 mit einer Erregbarkeitssteigerung der Nervenzellen einhergeht, die sich sodann begünstigend auf die Entladung derselben, also auch in der Anfallsmanifestation, auswirken wird.

Diese Änderungen des Säure-Basen-Haushaltes mit Absinken der CO_2-Spannung im Zustand der Azotämie können jedoch keinesfalls allein als anfallsprovozierend gelten, da die Überprüfungen für den Zustand der anfallsfreien Azotämie ohne Zeichen gesteigerter cerebraler Krampfbereitschaft (Tabelle 4/3) gleichwertige Reduktionen des pCO_2 ergeben. Diesem Mechanismus kann demnach also nur eine begünstigende Wirkung zugeschrieben werden, wenn noch zusätzlich andere *anfallsprovozierende Faktoren* manifest werden. Neben dem stets unsicher bleibendem Parameter der „konstitutionellen Anfallsbereitschaft" sind dies offenbar in erster Linie *cerebrale Überwässerungszustände* und *Hypertonuskrisen.* So war tatsächlich nach klinischen und elektrencephalographischen Kriterien in keinem der in Tabelle 4/3 aufgeführten 31 Einzelbeobachtungen trotz nicht selten vorliegendem Hypertonus eine derartige Ausnahmesituation zu erfassen. Die Durchsicht der Protokolle jener Patienten mit cerebralen Anfällen zeigt demgegenüber *auffallend häufig den sich mehr oder weniger schnell anbahnenden allgemeinen Überwässerungszustand mit u. U. gleichzeitig progredienten encephalopathischen Beschwerden und dann sekundär erst zunehmender und schließlich abrupt ansteigender Hypertonuskrise, auch wenn bereits zuvor eine Blutdruckerhöhung vorgelegen hat* (s. u. a. Abb. 5/1).

Es erhebt sich die Frage nach evtl. noch weiter anfallsprovozierenden Faktoren im Zustand der Azotämie bzw. Urämie. Aus Tabelle 5/5 ergibt sich hierzu, daß zur Zeit 47 primär generalisierter Anfallskrisen 16mal *Hyperkaliämien* und 11mal *Hypocalcämien* — teils in Kombination — vorlagen. Die Untersuchungen von FRANKENHAEUSER [5.3], FRANKENHAEUSER u. HODGKIN [5.4] sowie SHANES [5.30] belegen hierzu eindrücklich, daß im Zustand der *Hypocalcämie* die Potentialdifferenz zwischen Ruhepotentialhöhe und Depolarisationsniveau der Zellmembran verkleinert und damit die Möglichkeit zur Spontanentladung begünstigt wird [5.19, 5.26]. In gleicher Richtung wirkt sich eine *Hyperkaliämie* aus, sofern bei einem Anstieg des Serumkaliums die intra/extracelluläre K^+-Relation verschoben wird. Nach der Nernstschen bzw. Goldmannschen Gleichung der Membranerregbarkeit in Abhängigkeit von den extra- und intracellulären Elektrolytkonzentrationen wirkt sich ein derartiger shift im Kaliumgefälle begünstigend auf eine Verschiebung des Membranruhepotentials in Richtung des Depolarisationsniveaus aus. Wir haben daher im Rahmen der nephrogenen Krampfzustände [5.20] *Hypocalcämien* und *Hyperkaliämien* als anfallsbegünstigend bezeichnet. Wir haben hierzu jetzt zusätzlich die biochemischen Befunde des Kaliumanstiegs und der Calciumionenreduktion auf den oxydativen Stoffwechsel des Gehirns mit ihren Auswirkungen auf die Membranerregbarkeit zu erwähnen (s. Kap. 2h.2 und 2h.3: Kaliumregulation und Membranstabilisierung; Calciumregulation). Ein Teil dieser entscheidenden überwiegend elektrophysiologischen Ergebnisse ist an Membranen peripherer Nerven erarbeitet worden. Für das ZNS müssen wir aber die veränderten Verhältnisse des Elektrolytstoffwechsels durch Einschaltung der Blut/Hirn- bzw. Blut/Liquor-Schranke berücksichtigen. So hat sich bei Besprechung der hyperkaliämischen Zustände (Tabelle 3/2) gezeigt, daß trotz der Ionenanreicherung im Serum die Kaliumkonzentration im Liquor auffallend konstant im Rahmen der physiologischen Werte um 2,7 bis 3,1 mval/l gehalten wird. Ähnlich sind auch bei Hypocalcämien (Tabelle 3/3) die Liquorspiegel gegenüber der Norm nicht signifikant verändert, wenn einzig von einer geringen Verbreiterung der Konzentrationsgrenzen abgesehen wird. Diese Befunde, deren Auswirkungen auf die Funktion des zentralen Nervensystems in Anbetracht des Elektrolytaustausches vom Liquor über das Ependym in das intracerebrale Intercellularfugensystem bedeutungsvoll sind, mahnen also zur Zurückhaltung gegenüber einer eventuellen Überbewertung von Elektrolytverschiebungen im Blutserum bei der pathogenetischen Erklärung von cerebralen Anfallszuständen. Sie sprechen jedoch in keiner Weise gegen die Wertigkeit einer zeitlich schnellen intra/extracellulären Elektrolytverschiebung. Jede Membran bedeutet für Elektrolyte ein Austauschhindernis, so daß es in der akuten Situation aktueller cerebraler Krisen weniger auf den Gleichgewichtszustand im steady state als vielmehr vor allen Dingen auf intra/extracelluläre Elektrolytverschiebungen ankommt. Nach der Goldmann-Gleichung der Membranerregbarkeit ist nämlich einzig der Konzentrationsunterschied zu beiden Seiten der Membran für den aktuellen Erregbarkeitszustand verantwortlich.

Fassen wir unsere Ergebnisse zusammen, so ergibt sich in pathogenetischer Hinsicht für die Manifestation cerebraler Anfälle ein Zusammenspiel mehrerer Faktoren. Im Zustand der *partiell kompensierten metabolischen Acidose* liegt eine nicht selten bis auf die Hälfte gegenüber der Norm reduzierte pCO_2-Erniedrigung vor. In dieser, auch ansonsten in nicht epileptischen Zuständen vorliegenden Situation ist die *Membranerregbarkeit erhöht*, da CO_2 nahezu ungehindert durch die Schranken des ZNS ausgetauscht wird. Neben dem unsicheren Faktor der „konstitutionellen Anfallsbereitschaft" wirken sich sodann für die Anfallsmanifestation *Überwässerungszustände* und *Hypertonuskrisen* begünstigend aus, wobei die Na^+-Anreicherung in den Zellen deren Exzitabilität fördert. Gegenüber diesen mehr oder weniger obligaten Bedingungen stellen *Hypocalcämie* und zeitlich schnell entwickelte *Hyperkaliämien* fakultative Ereignisse, jedoch ebenfalls im Endergebnis mit *Verschiebung des Membranpotentials in Richtung des Depolarisationsniveaus*, dar. Für den steady state dürfte demgegenüber ein derartig wie beschriebenes Elektrolytdysequilibrium hinsichtlich der Anfallsmanifestation von untergeordneter Bedeutung bleiben, da innerhalb der Schranken des ZNS eine ausgesprochene Tendenz zur Regulation dieser Elektrolyte im Normbereich besteht (s. o.). Unberührt hiervon können sich jedoch auch im ZNS schnell ablaufende und damit (wegen Überwindung der Zellgrenzen) zeitlich nicht gleich schnell regulierte Ionenverschiebungen im Extracellularraumraum gegenüber dem Intracellularraum auf die Membranerregbarkeit in Richtung einer Neigung zu Spontanentladungen auswirken. Nicht zuletzt bleiben im Rahmen der Zusammenfassung der pathogenetischen Bedingungen die Erfahrungen zu berücksichtigen, daß einmal abgelaufene, zeitlich noch nicht allzu lange zurückliegende *Hirnschädigungen*, wobei hier vor allen Dingen an urämische Situationen mit Beteiligung des ZNS zu denken ist, anfallsbegünstigend wirken.

Dieser pathogenetische Zirkel, der sicherlich noch durch andere von uns nicht erfaßte biochemische, neurophysiologische und neuropathologische Einzeldaten zu ergänzen sein wird, erklärt nun auch zwanglos, warum cerebrale Anfälle bei chronischer renaler Insuffizienz nahezu stets erst im Endzustand auftreten: Erst zu dieser Zeit entwickeln sich metabolische Acidosen, Hyperkaliämien und Hypocalcämien. Ferner ist mit der nunmehr vorliegenden hochgradigen Einschränkung der Glomerulumfiltrationsrate und Oligurie das Risiko der Überwässerung besonders groß, wobei diese Zustände offenbar begünstigenden Einfluß auf die Entwicklung von Hypertonuskrisen haben.

6. Auswirkungen der Dialyse auf das Zentralnervensystem

Es kann in keiner Weise auch nur annähernd unsere Aufgabe sein, über extrakorporale Hämodialyse und Peritonealdialyse zu referieren. Es muß hierzu auf die ausführlichen Berichte zum Beispiel von MERRILL [6.29, 6.30], die Studien von JOHNSON et al. [6.25], die Referate des unter Leitung von SCHELER 1967 veranstalteten Dialyse-Symposiums in Kassel [6.50], die Zusammenstellungen in den Melsunger Medizinischen Mitteilungen (Bd. 41, Supp. I (1967) und Heft 104 (1965) nach einem Dialyse-Symposium des Jahres 1965 (SCHELER)) sowie die Arbeit von DITTRICH et al. [6.54] verwiesen werden. Im Grundvorgang handelt es sich um Dialysen an der Membran des Peritoneums gegenüber einer in die Bauchhöhle eingebrachten und in bestimmten zeitlichen Abständen ausgetauschten Spülflüssigkeit unterschiedlicher, jedoch gegenüber dem Blutserum erhöhter Osmolarität (Peritonealdialyse) bzw. um extrakorporale Dialysen des arteriellen Blutes an Cellophan- bzw. Kunststoffmembranen eines von Spüllösung umgebenen Spulensystems (extrakorporale Hämodialyse). In Anbetracht des intensiven Austauscheffektes werden Hämodialysen zur Zeit meist auf 6—8 Std beschränkt, während Peritonealdialysen bis auf mehr als 24 Std ausgedehnt werden. Eine verbesserte Wirkung der Peritonealdialyse, d. h. eine in der gleichen Zeiteinheit vergrößerte Austauschrate retinierter, ansonsten harnpflichtiger Substanzen ist, wie u. a. QUELLHORST et al. [6.39] gezeigt haben, durch Ultrafiltration unter Anwendung hyperosmolarer Spüllösungen möglich. Im Durchschnitt entspricht die Effektivität einer 30- bis 36stündigen Peritonealdialyse — beurteilt an der Harnstoff- und Kreatininclearance — der Eliminationsleistung einer etwa sechsstündigen Hämodialyse [6.21].

Da sowohl durch Hämo- wie Peritonealdialyse in den Wasserbestand des Körpers sowie den Elektrolyt- und Säure-Basen-Haushalt eingegriffen wird und nicht zuletzt osmotisch wirksame, ansonsten harnpflichtige Substanzen relativ zeitschnell aus dem Intravasalraum (gegenüber dem Speicher der Blase unter physiologischen Bedingungen!) eliminiert werden, besteht grundsätzlich die Möglichkeit von pathogenetisch dementsprechend ausgerichteten Komplikationen. Von diesen interessieren hier lediglich jene, die das Zentralnervensystem betreffen. Entscheidende Erfahrungen wurden hierzu vor etwa 6—7 Jahren bei Anwendung der damals mit 3—5 Std noch sehr zeitschnellen extrakorporalen Hämodialyse gemacht, als es mitunter zum Auftreten von postdialytischen Bewußtseinsstörungen, progredienten encephalopathischen Beschwerden und sogar Krampfanfällen kam. KENNEDY et al. [6.19] sowie SCHEITLIN u. HUNZIKER [6.49] haben unabhängig voneinander hierfür die zeitverzögerte Harnstoffelimination aus dem Liquor gegenüber dem Blutserum und den nachfolgenden osmoregulativen Wassereinstrom in die Verteilungsräume des ZNS verantwortlich gemacht. Seitdem wird übereinstimmend vom sog. *„cerebralen Dysequilibriumsyndrom"* gesprochen.

Ergebnisse

Entsprechend der zeitlich sich über mehrere Stunden hinziehenden Harnstoffanreicherung in den Verteilungsräumen des ZNS gegenüber dem Blutserum (Kap. 2 d) erfolgt auch die Elimination unter gleichwertigen Bedingungen. Die Ergebnisse der bei *extrakorporalen Hämodialysen* über 3—6 Std erhaltenen Befunde von SCHEITLIN u. HUNZIKER [6.49] sowie von KENNEDY et al. [6.19] sind in Abb. 6/1 eingetragen.

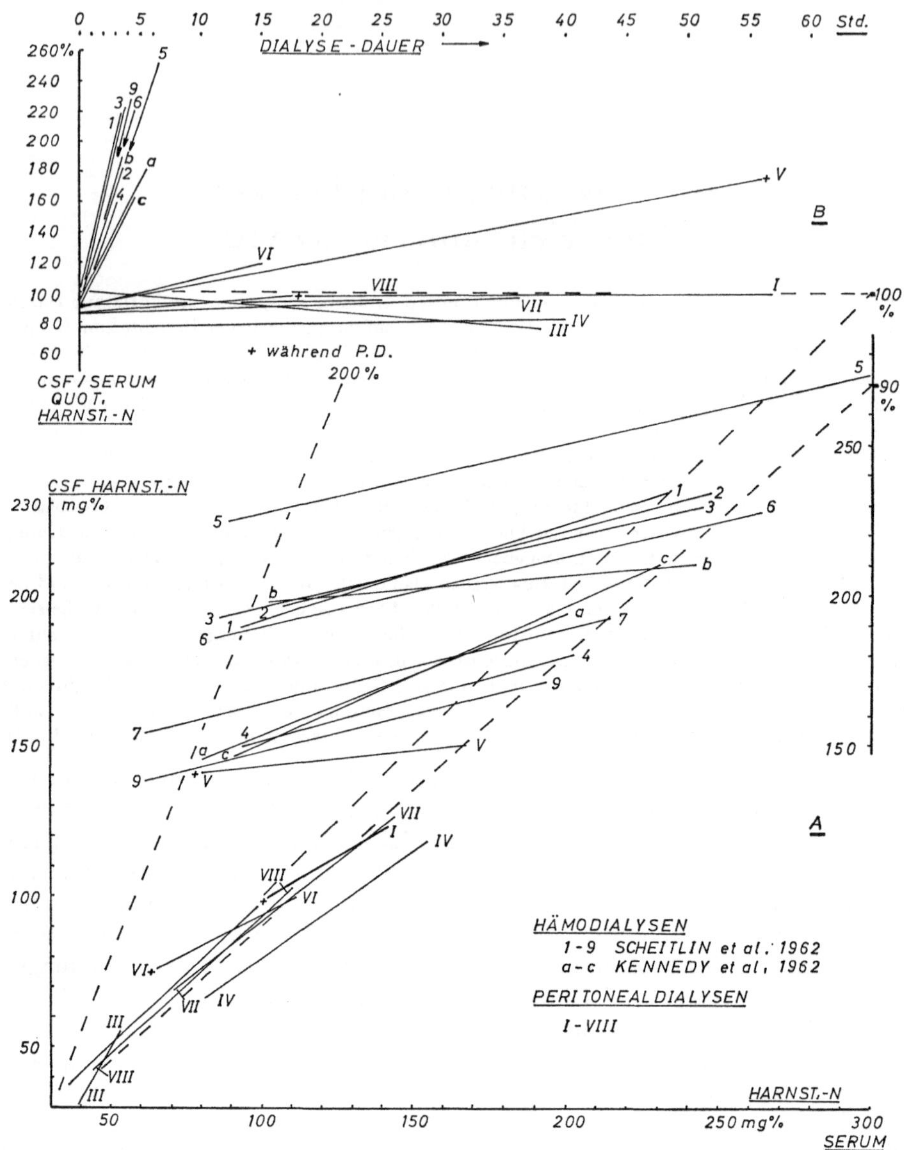

Abb. 6/1. Harnstoffelimination aus dem Serum und der Cerebrospinalflüssigkeit unter Peritonealdialyse-Bedingungen in absoluten Werten (*A*) und Austauschraten entsprechend den Liquor/Serum-Quotienten in gleichzeitiger Abhängigkeit zur Dialysedauer (*B*). In (*A*) sind zusätzlich Austauschzonen von 200%, 100% und 90% (s. Abb. 2/6) eingezeichnet

Es zeigt sich hier unter Berücksichtigung der absoluten Liquor/Plasma-Harnstoffwerte dementsprechend eine erheblich verzögerte Elimination aus der Cerebrospinalflüssigkeit. Gegenüber der etwa bei 85—95% liegenden Liquor/Plasma-Relation im steady state treten nun Umkehrungen dieser Relation auf, so daß die Liquor-Harnstoff-N-Konzentration z. T. über 200% gegenüber dem Plasma betragen. Wesentliche Unterschiede für die zur Verfügung stehenden Zeiträume zwischen

3 und 6½ Std ergeben sich nicht. Diese Fakten wurden zur Erklärung des sog. „Dysequilibriumsyndroms" herangezogen.

Die Resultate unserer bei langdauernden *Peritonealdialysen* vorgenommenen Untersuchungen (Tabelle 6/1; Abb. 6/1) zeigen eine günstigere Korrelation. Entsprechend den zur Verfügung stehenden Austauschzeiträumen bis zu 57 Std bei sieben Peritonealdialysen (bei einer ansonsten durchschnittlichen Dialysedauer von 24—36 Std) bleiben die Liquor/Serum-Korrelationen für Harnstoff überwiegend im zuvor bestimmten Austauschbereich zwischen 80—100%. Es ist jedoch trotz der jeweils eindeutigen absoluten Harnstoffelimination aus dem Liquor nicht zu verkennen, daß in allen Fällen die (relativen) Liquor/Serum-Quotienten leicht anstiegen. Dies ist *gleichbedeutend mit einer gegenüber dem Blutserum etwas verzögerten Harnstoffelimination aus der Cerebrospinalflüssigkeit auch unter den Zeitbedingungen einer unter Umständen mehrtägigen Peritonealdialyse.* Zwei Beobachtungen — H 6a und Sch 2 — verdienen zusätzlich eine besondere Herausstellung. Es wird hier (H 6a) nach einer Dialysedauer von 15 Std ein Liquor/Serum-Quotient von 1,190 gegenüber 0,900 zu Beginn der Dialyse und im anderen Fall (Sch 2) nach 56 Std ein Liquor/Serum-Quotient von 1,762 gegenüber 0,990 vor der Therapie registriert (Tabelle 6/1). Dies bedeutet trotz absoluter Minde-

Tabelle 6/1. *Harnstoff-N-Eliminierung (mg%) unter Peritonealdialyse (P.D.)*

Klin. Gr.	Vor P.D.			Während P.D.			Nach P.D.			Dauer Std
	CSF	Pl.	Quot.	CSF	Pl.	Quot.	CSF	Pl.	Quot.	
V	99*	110	0,900	75	63	1,190				15
III	102	110	0,927				42	44	0,955	25
III	126	144	0,875				68	70	0,965	36
IV**	55	53	1,038				30	40	0,750	38
IV	118	155	0,762				66	81	0,827	40
V	150	167	0,900	141	80	1,762				56
IV	123	142	0,867	98	100	0,980	37	36	1,000	57

Klin. Gr. = Klinische Gruppeneinteilung (s. S. 6). — CSF = Liquor. — Pl. = Plasma. — * = Berechnet nach einem Liquor/Plasma-Harnstoffquotienten von 0,900. — ** = Klinische Symptomatologie weitgehend durch Bromintoxikation bedingt.

rung des Harnstoffgehalts im Liquor eine wesentlich langsamere Elimination als aus dem Serum mit Umkehr der üblichen Austauschrate. Grundsätzlich wird also ein analoges Ergebnis zu den Hämodialyseuntersuchungen von SCHEITLIN u. HUNZIKER [6.49] sowie von KENNEDY et al. [6.19] erreicht, auch wenn hier jetzt die zeitlichen Dialysebedingungen auf 15 bzw. einmal sogar 56 Std erweitert waren. Wir werden auf die mögliche Bedeutung dieses wichtigen Ergebnisses bei Besprechung des Dysequilibriumsyndroms zurückkommen, möchten hier aber bereits die u. E. wesentliche Anmerkung machen, daß es sich in beiden zitierten Fällen um bereits *prädialytisch festgestellte erhebliche Hirnschädigungen* handelte, die unserer Gruppeneinteilung V a (s. S. 6) entsprechen. *Die Liquor/Serum-Harnstoffrelation unter den Bedingungen der dialytischen Elimination scheint damit — was weiterer Überprüfung bedarf — auch vom Ausmaß einer bereits zu Therapiebeginn bestehenden Hirnschädigung abzuhängen.*

In Abb. 6/2 sind die *Osmolaritäts-, Elektrolyt-,* Harnstoff- und Kreatininverschiebungen im Liquor und Blutserum unter Peritonealdialysebedingungen im Zeitraum zwischen 36 und 57 Std aufgezeichnet. In keinem dieser Fälle wurde ein sogenanntes

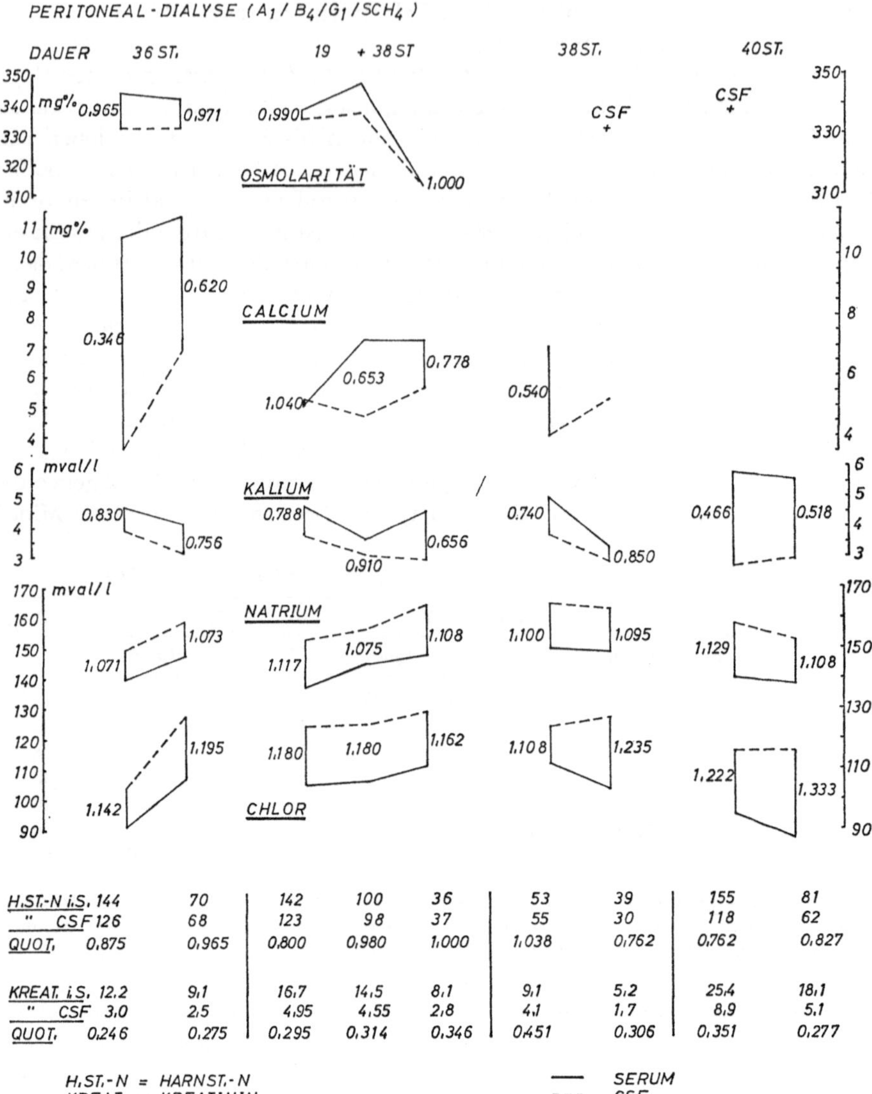

H.ST.-N i.S. 144	70	142	100	36	53	39	155	81
" CSF 126	68	123	98	37	55	30	118	62
QUOT. 0,875	0,965	0,800	0,980	1,000	1,038	0,762	0,762	0,827
KREAT. i.S. 12.2	9,1	16,7	14,5	8,1	9,1	5,2	25,4	18,1
" CSF 3,0	2,5	4,95	4,55	2,8	4,1	1,7	8,9	5,1
QUOT. 0,246	0,275	0,295	0,314	0,346	0,451	0,306	0,351	0,277

Abb. 6/2. Verschiebungen der Elektrolytkonzentrationen und der Osmolaritäten im Blutserum und Liquor sowie Verhalten der Nicht-Elektrolyte Harnstoff und Kreatinin unter Peritonealdialyse zwischen 36 und 57 Std unter gleichzeitiger Berücksichtigung der prä-, (intra-) und postdialytischen Austauschquotienten

Dysequilibriumsyndrom beobachtet. Es zeigt sich, daß unter den gegebenen zeitlichen Bedingungen die reguläre Austauschrichtung der Elektrolyte zwischen Serum und Liquor mit Quotienten entweder über oder unter 1,000 und ferner auch die Größenordnung der für Na⁺ konstanten, für K⁺, Cl⁻ und Ca⁺⁺ variablen Austauschraten mit kleinen prä-, (intra-) und postdialytischen Differenzen erhalten bleiben. Hinsichtlich dieser Varianz ist die differente Zusammensetzung der verwendeten Dialyseflüssigkeiten (Braun, Melsungen) zu berücksichtigen, wobei Peritofundin I eine Gesamtosmolarität von 335 mosmol/l, Peritofundin II jedoch eine Osmolarität von 679 mosmol/l und Peritofundin I K 4 eine Osmolarität von 380 mosmol/l zeigt. Peritofundin I K 4 enthält zusätzlich zu Peritofundin I und II 4 mval/l Kalium bei ansonsten gleichbleibender Konzentration der übrigen Elektrolyte. Besonders hervorzuheben ist die offensichtliche *Tendenz, Abweichungen der K-Konzentrationen des Liquors so schnell und so umfassend wie möglich den Normwerten entsprechend einzustellen,* was wiederum für die offensichtliche Wichtigkeit einer ausgeglichenen Kaliumregulation spricht. Grundsätzlich reichen die zeitlichen Bedingungen der Peritonealdialyse aus, die Liquorkonzentrationen der Elektrolyte, was vor allen Dingen für Natrium und Chlor gilt, den Serumverhältnissen anzupassen.

Unberührt hiervon bleiben die bislang noch kontroversen Bewertungen der Änderungen der Mg-Ionen-Konzentrationen bei der Ausbildung peripherer neurologischer Symptome unter Hämodialysebehandlung [6.34, 6.53]. Wie weit hierbei die antagonistische Aktion des Mg^{++} zum Ca^{++} an der Freisetzung von Acetylcholin im Bereich der präsynaptischen Membran der Endplattenregion peripherer Nerven, also die Hemmung bei Mg-Anreicherung, eine Rolle spielt (u. a. [6.8, 6.9, 6.10, 6.18]), ist noch nicht entschieden.

Cerebrale Anfälle treten unter den Bedingungen der renalen Insuffizienz vornehmlich im zeitlichen Zusammenhang mit Überwässerungen und hypertensiven Krisen auf (s. Kap. 5). Es ist daher nicht überraschend, daß Krämpfe bevorzugt unter zeitschnellen Hämodialysen beobachtet wurden, d. h. unter den Bedingungen einer cerebralen Überwässerung bei schnellerer Ausschwemmung des stark osmotisch wirksamen Harnstoffes aus dem Intravasalraum (und mittelbar) dem Extracellularraum vornehmlich der Muskulatur gegenüber dem durch Blut/Hirn- und Blut/Liquor-Schranke abgeschirmten cerebralen Parenchym und Liquorraum. Da Krampfanfälle bei nephrogener Insuffizienz somit über die dialytische Situation hinaus ein generelles Symptom unter den Bedingungen der (cerebralen) Wasserintoxikation sind, aber gleichzeitig zur Manifestation noch weitere pathogenetisch wesentliche Voraussetzungen erfüllt sein müssen, war es uns zweckmäßig, das Problem der gesteigerten cerebralen Krampfbereitschaft in einem Abschnitt geschlossen abzuhandeln. Hinsichtlich der dialyseabhängigen Krampfanfälle ist daher auf Kap. 5 und hier speziell auf die Erläuterungen zu Tabelle 5/2 und 5/3 zu verweisen.

Auf die Bewertung *hirnelektrischer Befunde* unter Dialysebedingungen sind wir hinweisend ebenfalls bereits eingegangen (s. Kap. 4). Änderungen des hirnelektrischen Status unter der Dialyse sind Ausdruck einer dialyseabhängigen Dysregulation der cerebralen Funktion durch relativ schnell ablaufende Wasserverschiebungen innerhalb der gegeneinander abgegrenzten Verteilungsräume. Es zeigt sich dementsprechend, daß unter der zeitkurzen Hämodialyse stärkere EEG-Veränderungen als unter der langfristigen Peritonealdialyse auftreten. So stellt sich heraus, daß das EEG (neben anderen Kriterien) durchaus Anhaltspunkte für dialyseabhängige cerebrale Komplikationen bieten kann. Diese Hinweise sind gegeben, wenn sich postdialytisch nicht innerhalb einiger Stunden gegenüber dem prädialytischen Befund stärkere Dysrhythmien zurückgebildet haben. Diese Kriterien allein genügen jedoch nicht; vielmehr ist auch die Intensität und die Qualität der hirnelektrischen Auffälligkeiten zu beachten, zumal sich hieraus Folgerungen auf tiefgreifendere cerebrale Komplikationen ablesen lassen. Dies soll neben der Anmerkung über durchaus auch unauffällige postdialytische Befunde durch einige spezielle Verlaufsbeobachtungen veranschaulicht werden.

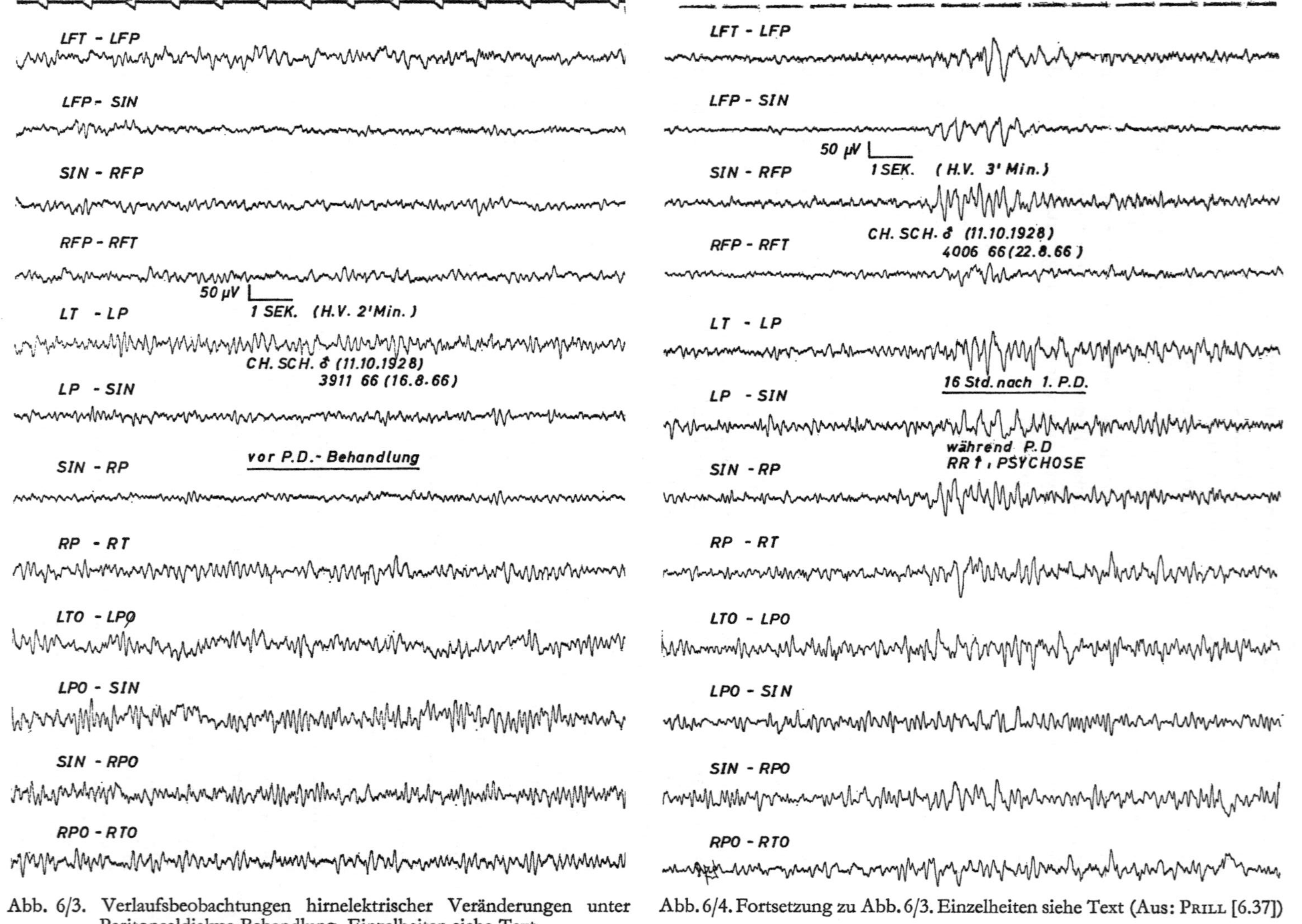

Abb. 6/3. Verlaufsbeobachtungen hirnelektrischer Veränderungen unter Peritonealdialyse-Behandlung. Einzelheiten siehe Text

Abb. 6/4. Fortsetzung zu Abb. 6/3. Einzelheiten siehe Text (Aus: Prill [6.37])

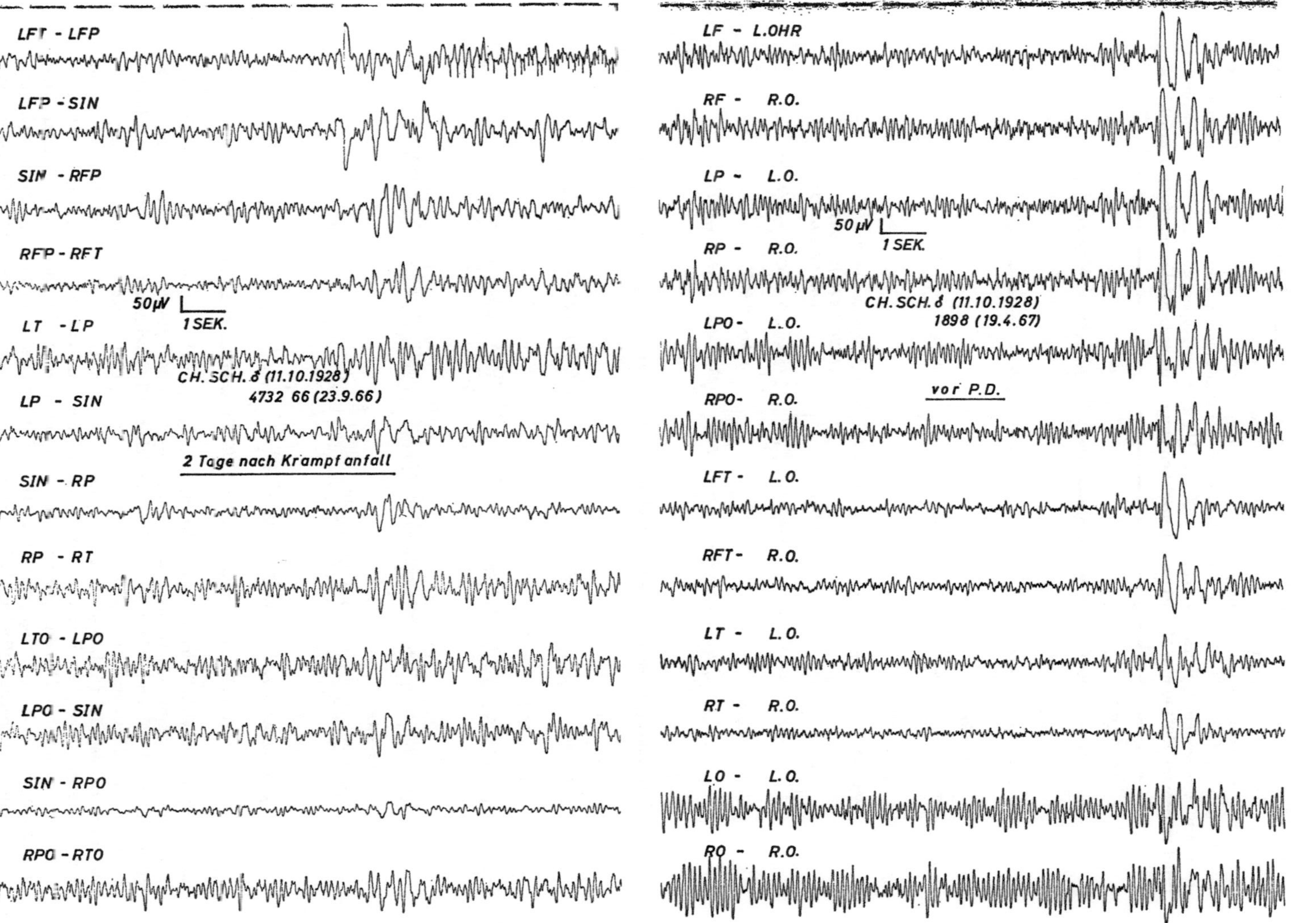

Abb. 6/5. Fortsetzung zu Abb. 6/4. Einzelheiten siehe Text

Abb. 6/6. Fortsetzung zu Abb. 6/5. Einzelheiten siehe Text

Im Fall Ch. Sch. (Abb. 6/3—6/7) zeigt sich bei chronisch renaler Insuffizienz vor der ersten Peritonealdialyse (Kreatinin i. S. 22 mg%; Harnstoff-N i. S. 180 mg%; ausgeglichener Elektrolytstatus) ein im wesentlichen stabiles, einzig unter Hyperventilation mitunter etwas langsames 7—8 Hz-α-EEG (Abb. 6/3). Gegen Ende der ersten Peritonealdialyse kommt es bei bereits prädialytisch bestehendem Hypertonus von 175/100 mm Hg zu einer Hypertonuskrise mit einem Blutdruckanstieg auf 250/140 mm Hg bei zwischenzeitlich eingetretener Gewichtsreduktion von 70,1 kg

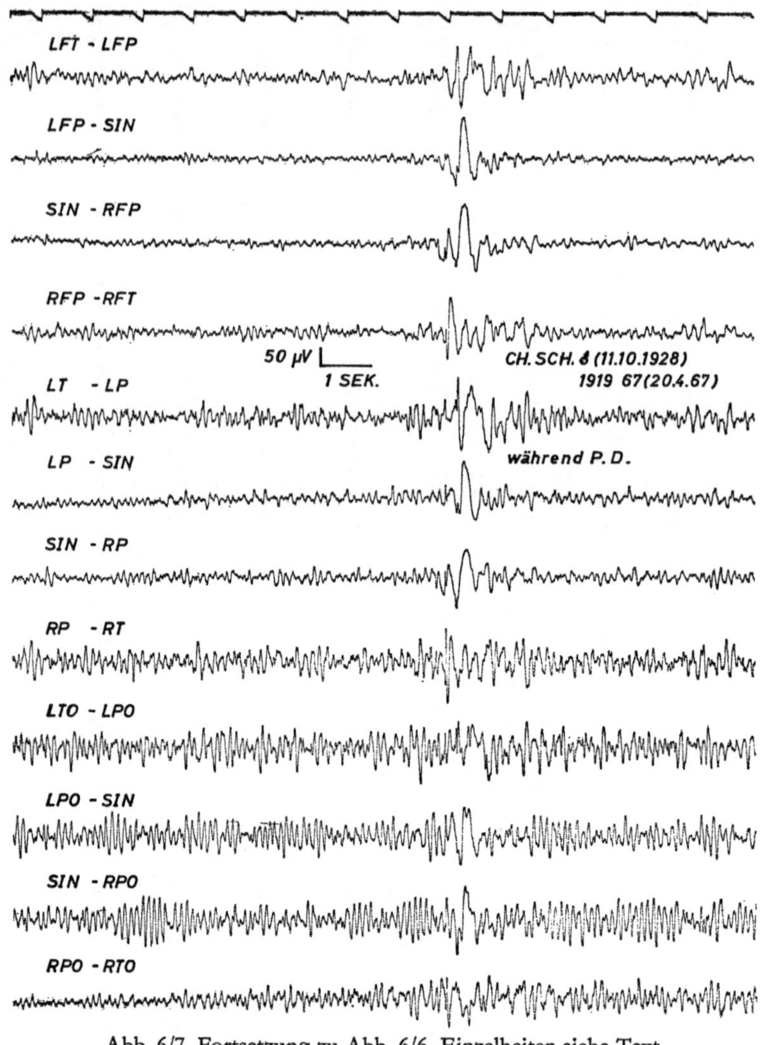

Abb. 6/7. Fortsetzung zu Abb. 6/6. Einzelheiten siehe Text

auf 63,6 kg. Es entwickelt sich bei nunmehr gleichzeitig nachweisbarem leichtem neurologischem Halbseitenbefund zugunsten rechts eine delirante psychotische Episode. Das 16 Std nach dieser insgesamt 47 Std währenden Peritonealdialyse abgeleitete EEG zeigt nunmehr paroxysmal hochamplitudige ϑ-δ-Dysrhythmien und zudem einen leichten (subcorticalen) Herdbefund zugunsten der linken Hemisphäre (Abb. 6/4). In einer späteren prädialytischen Überwässerungssituation mit Gewichtsanstieg um 4,6 kg innerhalb von 4 Tagen (Serumcalcium 6,8 mg%; Harnstoff-N i.S. 88 mg%; Kreatinin i.S. 18,3 mg%) manifestiert sich nun erstmals ein primär generalisierter cerebraler Krampfanfall. Noch 2 Tage später zeigt das EEG bilateral symmetrische generalisierte hypersynchrone ϑ-δ-Paroxysmen offenbar als Zeichen einer Hirnstammirritation (Abb. 6/5). Diese Veränderungen mit Einstreuung von Krampfspitzen und Spike-Wave-Entladungen bleiben auch späterhin nachweisbar (Abb. 6/6), während sich das EEG ansonsten wieder normalisiert hat (Abb. 6/6). In diesem Zustand bei ausgeglichener Wasserbilanz und ohne Hypertonuskrisen bei einem RR von durchschnittlich 180/110 mm Hg werden auch *während* einer nachfolgenden Peritonealdialyse (im Dauerdialyseprogramm) keine besonderen EEG-Auffälligkeiten als Zeichen einer durch Dialyse provozierten Hirnaffektion registriert. Unverändert nachweisbar sind einzig die bereits bestehenden Zeichen einer gesteigerten Krampfbereitschaft, ohne daß sich nochmals cerebrale Impetus manifestieren (Abb. 6/7). Im Fall E. Sch. entwickelt sich offenbar als Ausdruck einer Exacerbation einer seit langem bestehenden chronischen Glomerulonephritis ein zunehmender Hypertonus. Am 13. 3. 1967 kommt es erstmals zu einem offenbar sekundär generalisierten Krampfanfall (neurologischer Status: Armeigenreflexe gesteigert, Knie- und Achillessehnenreflexe linksseitig betont, keine Pyramidenbahnzeichen) während einer Hypertonuskrise mit einem Blutdruck von 250/110 mm Hg und vorangegangenem Gewichtsanstieg um 2 kg in 6 Tagen (bei schlechtem Appetit!). Am 3. 4. 1967, also nach 3 Wochen, ist das EEG wieder normalisiert (Abb. 6/8). Unter den zwischenzeitlichen Peritonealdialysen kommt es jedoch immer wieder zu Hypertonuskrisen bis 250/130 mm Hg mit jeweils progredienten encephalopathischen Beschwerden, aber ohne Krampfanfälle. Das in dieser Situation nunmehr 3—4 Std postdialytisch abgeleitete EEG zeigt gegenüber der prädialytischen Registrierung (Abb. 6/8) deutliche Allgemeinveränderungen (Abb. 6/9) mit Hirnstammirritationszeichen. Wesentlich ist uns der Hinweis auf den Kontrast zu dem zuvor beschriebenen Krankheitsfall, als sich ebenfalls bei Hypertonus, aber ausgeglichener Blutdrucklage und Wasserbilanz sogar während der Peritonealdialyse keine dialyseabhängigen pathologischen EEG-Formationen gezeigt hatten (Abb. 6/7).

An Hand der Beobachtung A.N. soll schließlich die Ausbildung erheblicher EEG-Veränderungen in Abhängigkeit einer peritonealdialytischen Behandlung gezeigt werden. Es kam hier unmittelbar nach Beendigung der Therapie zur Manifestation cerebraler Anfälle im Rahmen eines auch nach klinischen Gesichtspunkten anzunehmenden Dysequilibriumsyndroms. Abb. 6/10 zeigt den prädialytischen Zustand mit normgerechtem EEG, Abb. 6/11 den postdialytischen Zustand mit generalisierter α-ϑ-δ-Dysrhythmie als Zeichen einer erheblichen generalisierten Hirnschädigung. Es handelte sich hier um eine subakute Glomerulonephritis.

Wir haben in Tabelle 6/2 und Tabelle 6/3 jene Beobachtungen zusammengestellt, bei denen prä- und postdialytisch entweder nach extrakorporaler Hämodialyse bzw. nach Peritonealdialyse elektrische Hirnstrombilder geschrieben werden konnten. Ableitungen mit postdialytischen Zeitdifferenzen von mehr als 2—3 Std wurden nicht ausgewertet bzw. nur dann berücksichtigt, wenn sich gegenüber dem prädialytischen Zustand auch dann noch erhebliche Störungen der bioelektrischen Aktivität zeigten. Aus beiden Tabellen mit jeweils 16 hämodialytischen und peritonealdialytischen Protokollen geht eindeutig hervor, daß in der überwiegenden Zahl der Fälle die postdialytischen EEG-Veränderungen nur wenig stärker ausgeprägt waren als im prädialytischen Zustand. Mitunter ist überhaupt kein Wechsel der hirnelektrischen Formationen zu erkennen. Diese Feststellungen gelten auch dann, wenn ein Hypertonus vorliegt, sofern dieser stabilisiert ist. Aus den Tabellen ergibt sich ferner die einmal posthämodialytisch und viermal postperitonealdialytisch registrierte erhebliche Intensivierung des hirnelektrischen Status in Richtung der Verschlechterung. Es kommt dies in der gegebenen Darstellung darin zum Ausdruck, daß hier die Gruppenziffern für die Schweregrade der hirnelektrischen Störungen postdialytisch um mehr als eine Stelle angehoben sind, was einer stets beträchtlichen Intensivierung des Befundes entspricht. Werden gleichzeitig die Krankengeschichten eben dieser Patienten durchgesehen, so zeigt sich, daß in diesen Fällen entweder subakute Glomerulonephritiden oder Exacerbationen einer chronischen Glomerulonephritis mit Ausprägung eines progredienten Hypertonus vorlagen.

Von einigen Patienten besitzen wir lediglich postdialytisch abgeleitete EEG, die aber in Korrelation zum klinischen und zum Teil auch Liquorbefund gesetzt werden

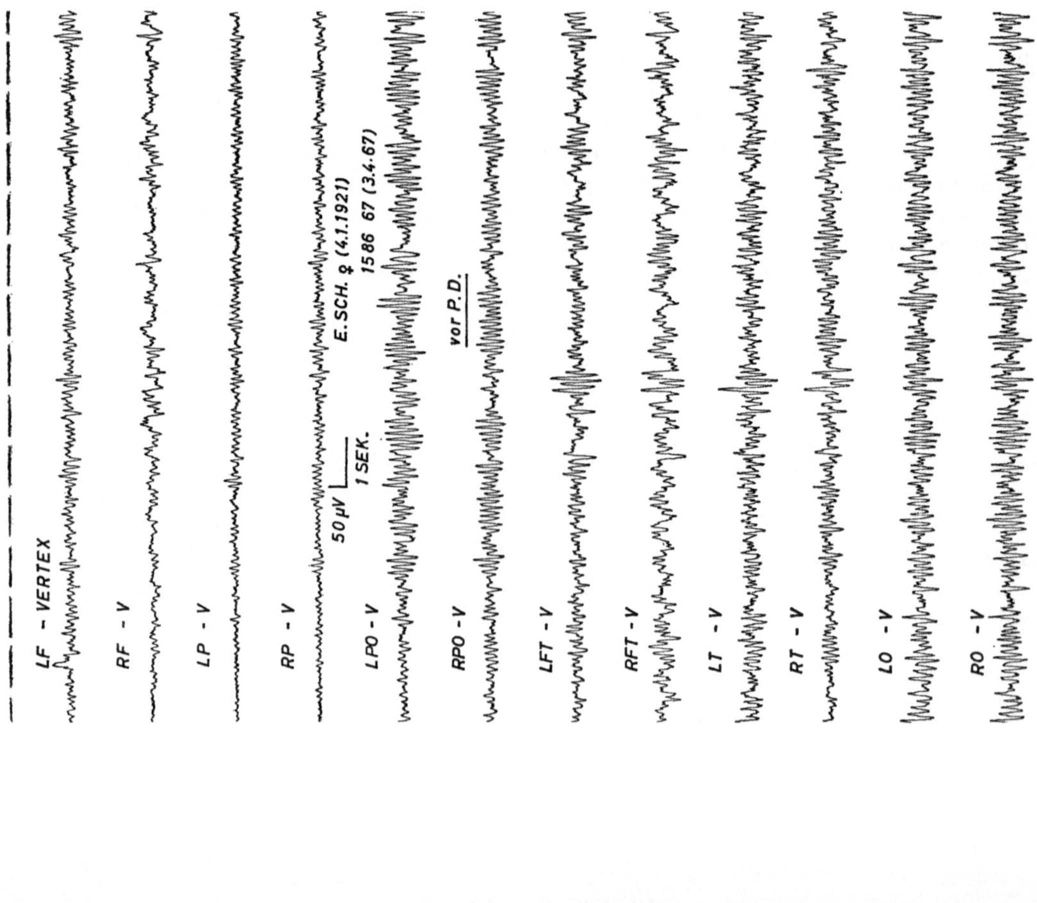

Abb. 6/8. Dialyseabhängige EEG-Veränderungen. Ableitung vor Peritoneal-dialyse. Einzelheiten siehe Text

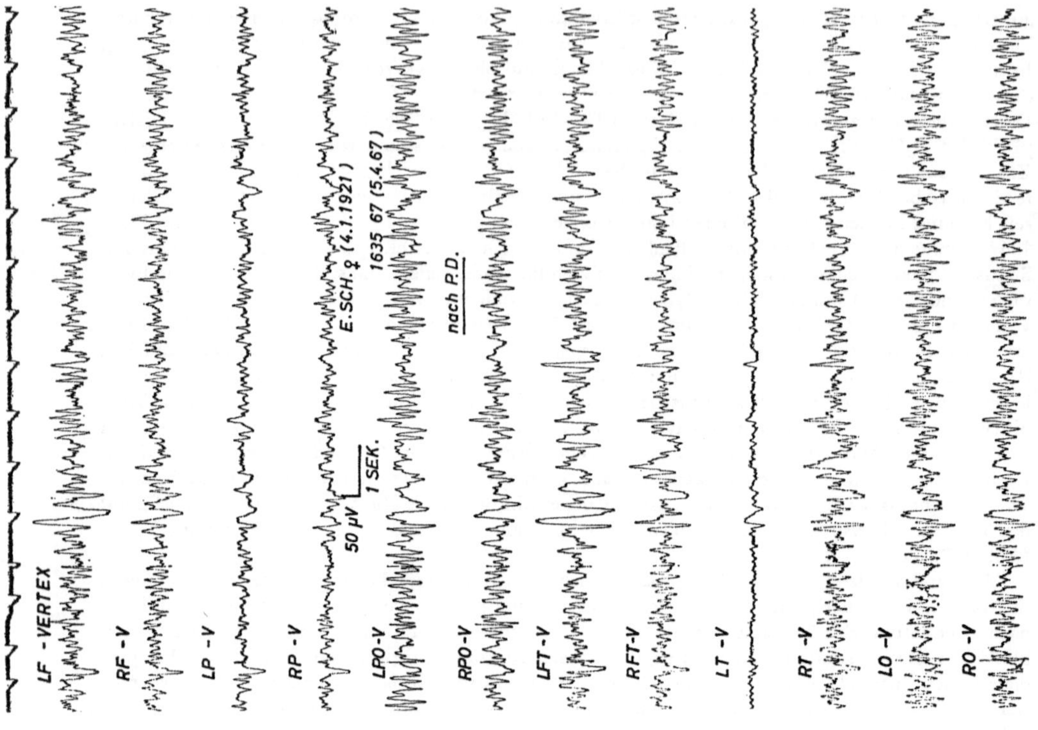

Abb. 6/9. Fortsetzung zu Abb. 6/8. Postdialytische EEG-Veränderungen. Einzelheiten siehe Text

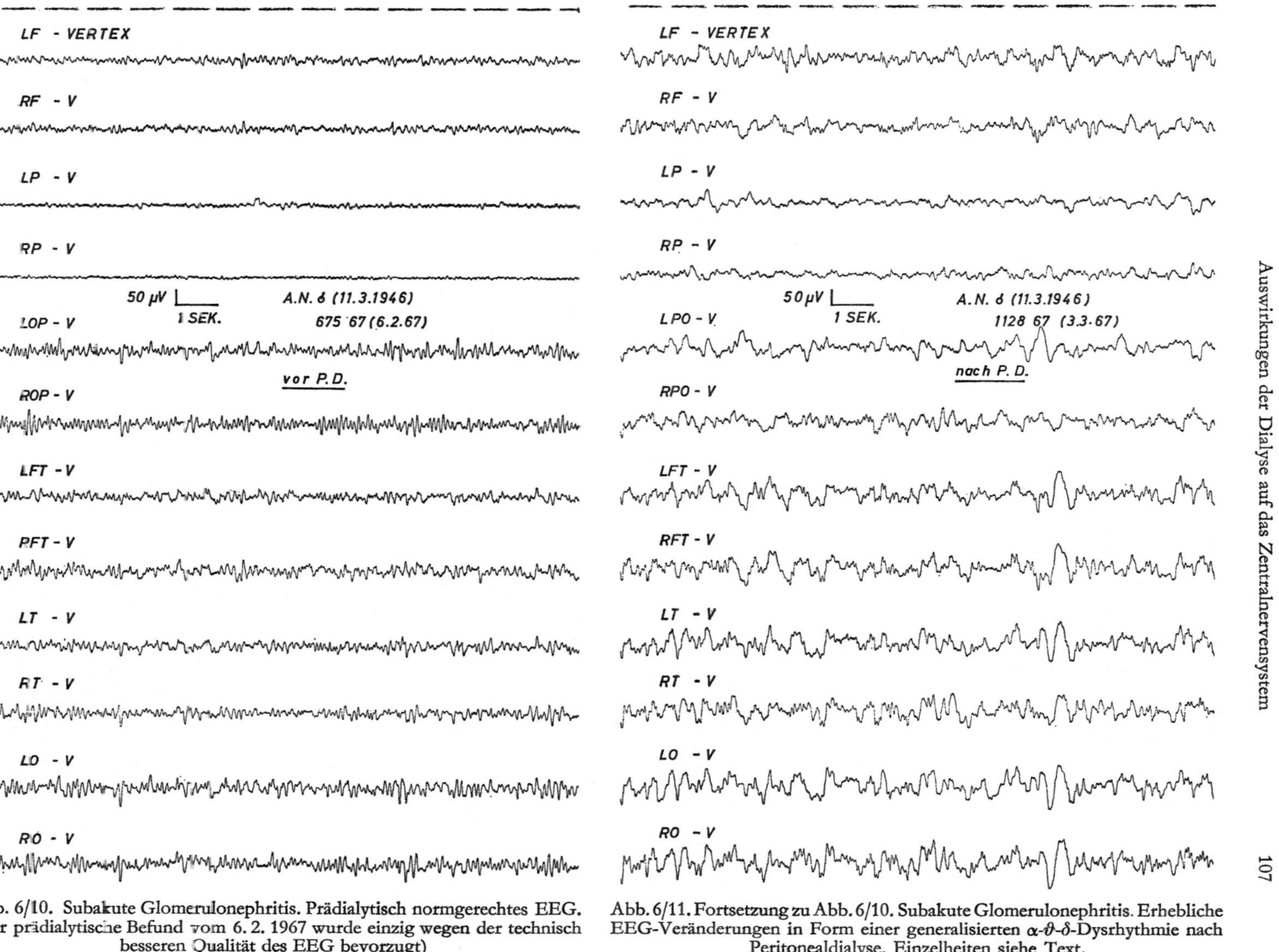

Abb. 6/10. Subakute Glomerulonephritis. Prädialytisch normgerechtes EEG. (Der prädialytische Befund vom 6. 2. 1967 wurde einzig wegen der technisch besseren Qualität des EEG bevorzugt)

Abb. 6/11. Fortsetzung zu Abb. 6/10. Subakute Glomerulonephritis. Erhebliche EEG-Veränderungen in Form einer generalisierten α-ϑ-δ-Dysrhythmie nach Peritonealdialyse. Einzelheiten siehe Text.

Tabelle 6/2. *EEG-Veränderungen in Abhängigkeit von hämodialytischer Behandlung*

H.D.		RR		Besonderheiten
Vor	Nach	Vor	Nach	
1	1	190/110	185/125	
	1		150/80	
2	3	230/130	240/110	
2	2	160/140	160/100	
2	2	170/115	165/105	
	1		185/140	
	1		120/90	
	2		120/80	
1	2	120/80	120/80	
2	4	125/90	135/90	Exacerbation chron. Glom. = Nephr.
1	2	180/90	160/100	
2	3		200/130	
1	2	130/85	140/85	
3	3		180/135	
2	2	170/100	165/110	
1	1	155/100	150/100	

1 = *Physiologisches EEG.* — 2 = *Leicht verändertes EEG* (geringe Verlangsamungen und passagere Dysrhythmien bei stabilem α-Grundrhythmus). — 3 = *Mittelgradig verändertes EEG* (6—8 Hz-Dysrhythmie; passagere α-ϑ-Dysrhythmien; seltene frontal betonte oder generalisierte hypersynchronse ϑ-Paroxysmen). — 4 = *stärker verändertes EEG* (Dysrhythmie; Verlangsamung im ϑ-Frequenzbereich; häufiger auftretende, durch Hyperventilation provozierbare ϑ-δ-Paroxysmen). — 5 = Schwer verändertes EEG (ϑ-δ-Dysrhythmie; Krampfzeichen; häufige Hirnstammparoxysmen).

H.D. = Hämodialyse. — chron. Glom. Nephr. = chronische Glomerulonephritis.

Tabelle 6/3. *EEG-Veränderungen in Abhängigkeit von peritonealdialytischer Behandlung*

P.D.		RR		Besonderheiten
Vor	Nach	Vor	Nach	
2	2	150/80	150/80	
2	2	130/80	130/80	
3	2	140/80	160/80	chron. Glom. Nephr., z. Z. Bromintoxikation
1	4		220/110	Exacerbation chron. Glom. Nephr.
1	1	170/110	130/90	
3	3		180/120	
1	2	180/120	170/120	
2	4	225/135	185/120	subakute Glom. Nephr.
2	4	210/130	220/120	akute Exacerbation chron. Glom. Nephr.
2	2	160/100	150/90	
1	2	160/90	160/90	
2	3	120/80	130/80	Ableitung während Dialyse
2	3		130/80	Ableitung während Dialyse
2	2	120/80	120/90	
2	2	120/90	120/90	
1	5	160/110	240/160	subakute Glom. = Nephr.

Siehe Tabelle 6/2. — P.D. = Peritonealdialyse.

können. Bei Durchsicht dieser Protokolle bestätigt sich die eben gemachte Aussage, die nunmehr aber noch dahingehend ergänzt werden kann, daß auch dann *mit beträchtlicheren Störungen der klinisch-neurologischen Symptomatologie und der hirnelektrischen Aktivität zu rechnen ist, wenn bereits prädialytisch eine wesentlichere Affektion des zentralen Nervensystems vorlag.* Dies gilt nicht zuletzt auch für den mit Ziffer V bezeichneten Krankheitsfall, bei dem sich (ohne Manifestation eines Dysequilibriumsyndroms) eine Umkehr der Liquor/Serum-Austauschrate auf ca. 175% nach immerhin mehr als 50stündiger Peritonealdialyse abzeichnete und gleichzeitig das elektrische Hirnstrombild erhebliche Störungen in Form einer generalisierten ϑ-δ-Dysrhythmie anzeigte.

Diskussion

Nach unseren Beobachtungen und Registrierungen neurologisch-psychopathologischer sowie hirnelektrischer Befunde, zu denen zum Teil zugehörige Liquordaten zur Verfügung stehen, ist die Erklärung des dialyseabhängigen cerebralen Dysequilibriumsyndroms, wie es von SCHEITLIN u. HUNZIKER [6.49] sowie KENNEDY et al. [6.19] mit der Angabe einer Umkehr des Harnstoffkonzentrationsgradienten in Richtung des Liquorraumes inauguriert und weiterhin interpretiert wird (u. a. [6.28, 6.44]), nicht ausreichend [6.37]. Immerhin werden — was auch unserer Erfahrung entspricht — unter Hämodialysen (u. a. [6.20]) als auch unter Peritonealdialysen (u. a. [6.4]) Akzentuierungen hirnelektrischer Störungen registriert, ohne daß gleichzeitig sonstige Zeichen eines Dysequilibriumsyndroms bemerkbar werden. Wir werden daher daran festzuhalten haben, daß dieses Syndrom lediglich *einer* allerdings der Beobachtung am eindringlichsten zugängigen Form einer dialyseabhängigen cerebralen Alteration entspricht. Auch wenn damit die ursprünglichen Beobachtungen über die Umkehr des Harnstoffgradienten in Richtung des Cerebralraumes mit nachfolgendem Hirnödem und progredienten EEG-Veränderungen [6.20] in pathogenetischer Hinsicht unberührt bleiben, so ist doch aber offenbar mit weiteren zusätzlichen pathogenetisch wirksamen Faktoren bei der Manifestation des Syndroms zu rechnen.

So beobachteten wir zum Beispiel eine verzögerte Harnstoffelimination aus der Cerebrospinalflüssigkeit unter 56stündiger Peritonealdialyse mit relativer Erhöhung der Harnstoffaustauschrate (Liquor/Blut) auf nunmehr sogar 176% (Abb. 6/1; Fall V; Tabelle 6/1) ohne Manifestation eines Dysequilibriumsyndroms. Es war hier die Osmoregulation trotz der Harnstoffretention im Verteilungsraum des Liquors mit 330 mosmol/l in der Cerebrospinalflüssigkeit gegenüber 339 mosmol/l im Blutserum (Austauschrate 97,4%) normgerecht geblieben. Andererseits aber war in einem anderen Fall, ebenfalls unter langfristiger Peritonealdialyse(!) über 15 Std. ein Dysequilibriumsyndrom aufgetreten, als es zusammen mit einer verzögerten Harnstoffelimination aus dem Liquor gegenüber dem Blut und Anstieg der Harnstoffaustauschrate auf 119% zu einer signifikanten Umkehr des Osmolaritätsgradienten (s. Kap. 2h.2.) in Richtung des zentralnervösen Verteilungsraumes gekommen war [6.36, 6.37].

Unter der Dialyse können mitunter bzw. vorübergehend heftige encephalopathische Beschwerden von Kopfschmerzen bis zum cerebralen Erbrechen (Kap. 3a, [6.33]) ebenso wie eine mehr oder weniger stark ausgeprägte Kollapsneigung auftreten. Da besonders unter Peritonealdialyse gelegentlich der Blutdruck stärkere Schwankungen zeigt, werden darüber hinaus mitunter cerebrale Symptome im zeitlichen Zusammenhang mit vasculären Krisen in Form akuter psychotischer Episoden, meist flüchtiger, gelegentlich aber auch längere Zeit bestehenbleibender Reflexstörungen und zentraler Mono- oder Hemiparesen gesehen.

Entscheidend für unsere unter neurologischen Gesichtspunkten erfolgende Beurteilung der postdialytischen Störungen im allgemeinen sind die Einflüsse der Dialyse vornehmlich auf den Elektrolyt- und Wasserhaushalt, das Säure-Basengleichgewicht, die Blutdruckregulation und die pro Zeiteinheit erfolgende Elimination von harnpflichtigen Stoffwechselprodukten:

1. Nach unseren bisherigen Beobachtungen bleibt die dialyseabhängige *Elimination von Kreatinin* (Kap. 2c) *und Harnsäure* (Kap. 2f) ohne Einfluß auf den zentralnervösen neurologischen Befund. Über die Wertigkeit weiterer harnpflichtiger Substanzen (s. u.; Kap. 2g) ist bislang nichts Ausreichendes bekannt.

2. Die unterschiedlich zeitschnelle *Harnstoffelimination* aus dem Blutserum gegenüber den Verteilungsräumen des ZNS steht außer Zweifel (u. a. [6.23, 6.42, 6.43]; s. Kap. 2d). Auf Grund der Harnstoffbarriere der Blut/Hirn- bzw. Blut/Liquor-Schranke entsteht ein osmotisch wirksamer Harnstoffgradient in Richtung des ZNS mit gleichgerichtetem Wassereinstrom (Abb. 6/1). Können diese Momente insbesondere unter der relativ *kurzfristigen* extrakorporalen Hämodialyse wirksam werden, so sollte doch aber unter einer Peritonealdialysedauer von durchschnittlich 24—36 Std ein Harnstoffausgleich zwischen Cerebrospinalflüssigkeit und Blutplasma entsprechend der Liquor/Serumrelation von durchschnittlich 0,85—0,95 zu erwarten sein (Abb. 2/6). Dies trifft jedoch nur bedingt zu. Trotz erheblicher absoluter Harnstoffreduzierung liegen postdialytisch die Serum/Liquor-Austauschquotienten höher als prädialytisch, wobei gelegentlich beobachtete Quotienten über 1,000 (Abb. 6/1; Tabelle 6/1) eine postdialytisch höhere Harnstoffkonzentration im Liquor gegenüber dem Serum anzeigen. Dies entspricht einer bislang nicht bekannten *Umkehr des Harnstoffgradienten zwischen Liquor und Blut auch unter (zeitlich langfristigen) Peritonealdialysebedingungen.* Wir haben dementsprechend — wenn auch sehr selten — unter Peritonealdialysen „Dysequilibriumsyndrome" mit progredienter Bewußtseinstrübung und cerebralen Krampfanfällen gesehen [6.37], eine Herausstellung, die uns wesentlich erscheint, da in letzter Zeit Bedenken gegen die Existenz des Syndroms sogar unter (zeitlich kurzfristigen) Hämodialysebedingungen aufgekommen sind [6.11].

Diese Feststellung läßt es fraglich erscheinen, ob die im *physiologischen* Experiment und im stady state der renalen Insuffizienz erkannten Harnstoffaustauschbedingungen zwischen Liquor und ZNS einerseits und Serum andererseits auch unter *pathophysiologischen* Voraussetzungen uneingeschränkt aufrechtzuerhalten sind. Es wird damit (s. a. Kap. 2c) die Frage der Permeabilitätsbedingungen an der Blut/Hirn- bzw. Blut/ Liquorschranke angeschnitten. Neben dem allgemeinen Problem des Transportmechanismus durch biologische Membranen (Diffusion, Filtration, bulk flow, solvent drag, carrier-Phänomen, Ausgleichs- und Gegentransport, Elektronentransport; [6.7, 6.17, 6.51, 6.55]) ist offenbar zusätzlich eine pH-Abhängigkeit der Blut/Hirn-Schrankenfunktion anzunehmen [6.27, 6.41, 6.52].

Unser Beitrag zum anstehenden Problem liegt vorerst in dem Hinweis, daß die *Verzögerungen im Harnstoffaustausch zwischen Cerebrospinalflüssigkeit und Blutserum unter Peritonealdialysebedingungen, insbesondere mit Umkehr des Austauschquotienten auf Werte über 1,000, in unseren Beobachtungen dann auftraten, wenn bereits prädialytisch Zeichen einer erheblichen Hirnschädigung vorlagen.* Es ergeben sich damit Hinweise, daß auf dem Boden einer schwereren Hirnschädigung ein ansonsten noch funktionstüchtiger Transportmechanismus (überwiegend) durch die Blut/Hirn-Schranke durch cerebrale Zellschädigung so weitgehend beeinträchtigt ist, daß die Harnstoffelimination stark verzögert wird oder sogar nahezu sistiert. Auf Grund der relativ leichten Harnstoffpermeation vom ZNS zum Liquor über die gliösen Grenzmembranen der inneren und äußeren Hirnoberflächen (s. Kap. 2d) wird sich dies in einer im Liquor relativ gegenüber dem Serum vermehrt bleibenden Harnstoffretention abzeichnen.

Kann somit eine manifeste, schwerere Hirnschädigung offenbar Anlaß zu einem gestörten Harnstoffaustausch zwischen Cerebrospinalflüssigkeit bzw. Hirnsubstanz und Blutplasma sein, so bleibt jedoch auch hier unter Umständen ein noch übergeordneter Regulationsmechanismus funktionstüchtig. Unter Bezug auf Abb. 6/1 und Tabelle 6/1 stellte sich (s. o.) heraus, daß trotz postdialytischen Liquor/Serum-Harnstoffquotienten von über 1,000 nur dann ein Dysequilibriumsyndrom aufgetreten war, wenn gleichzeitig auch eine Umkehr des Osmolaritätsgradienten (Liquor höher als Serum) eingetreten war. *Die Aufrechterhaltung der Osmoregulation erweist sich demnach als entscheidender cerebraler Schutzmechanismus gegenüber drohenden Überwässerungen* (Kap. 2h und 2h2.) auch in Fällen mit erheblich gestörtem Liquor/Serum-Harnstoffausgleich, d. h. trotz Retention osmotisch wirksamer Substanzen im Liquorraum. Nach diesen Befunden würde sich *der Zusammenbruch der Osmoregulation für die Pathogenese des Dysequilibriumsyndroms als wesentlicher erweisen als nur eine verzögerte dialytische Harnstoffelimination aus der Cerebrospinalflüssigkeit gegenüber dem Extracerebralraum.*

3. Die Entstehung hypertensiver Krisen unter Dialysebedingungen ist u. E. multifaktoriell. Es genügt wahrscheinlich nicht, lediglich von einem zentrogenen Hochdruck unter Vermittlung des sog. Cushing-Reflexes als Folge einer Hirndrucksteigerung zu sprechen. Sollte dies, also ein dialyseabhängiger cerebraler Überwässerungszustand, tatsächlich grundlegend sein, wäre zu erwarten, daß vornehmlich unter der zeitschnellen Hämodialyse derartige Blutdruckkrisen auftreten, nicht aber oder zumindest seltener unter Peritonealdialysebedingungen mit üblicherweise ausreichenden Zeitverhältnissen zum Ausgleich von Harnstoffkonzentrationsunterschieden. Die Situation ist aber gerade umgekehrt, indem nämlich vornehmlich unter länger dauernden Peritonealdialysen die quantitativ umfangreichsten Blutdruckschwankungen auftreten. Damit wird die Aufmerksamkeit auf extracerebrale Faktoren in der Steuerung der Blutdruckregulation gelenkt, wobei nicht zuletzt an die noch erhaltene Ansprechbarkeit des renalen Blutdruckregulationssystems unter dem Einfluß von dialyseabhängigen intravasalen Volumen- und Osmolaritätsänderungen [6.13, 6.14, 6.15] zu denken ist. HAMPERS et al. [6.16], die ebenfalls auf die multifaktorielle Genese der dialyseabhängigen Blutdruckkrisen hinweisen, erwähnen zusätzlich eine Steigerung des Herzzeitvolumens und des peripheren Gefäßwiderstandes. Für unsere Beurteilung noch wesentlicher scheint aber zu sein, daß postdialytisch akzentuierte cerebrale Störungen besonders dann beobachtet wurden, wenn akute oder subakute Exacerbationen vaculärer Verlaufsformen chronischer Glomerulonephritiden mit (auch dialyseunabhängiger) Blutdrucksteigerung vorlagen. Gleichwertig gilt dies für jene klinischen Syndrome, die dem Bild der subakuten Glomerulonephritis, die offenbar mit einem Gefäßprozeß einhergeht, entsprechen.

4. Im Zustand der dialysenotwendigen renalen Insuffizienz liegt stets eine *metabolische Acidose* mit Reduzierung von $HCO_3{}^-$ und kompensatorischer Erniedrigung von pCO_2 vor. Sowohl unter Hämo- als auch unter Peritonealdialyse bildet sich eine

Verschiebung in Richtung des alkalotischen Zustandes aus, wobei gleichwertig die Anhebung des pH-Wertes, aber unterschiedlich der shift von HCO_3^- und pCO_2 erfolgen (Abb. 6/12). Unter Hämodialysebedingungen ändert sich bei Vermehrung des Standardbicarbonates die CO_2-Spannung im arteriellen Blut nur geringfügig oder gar

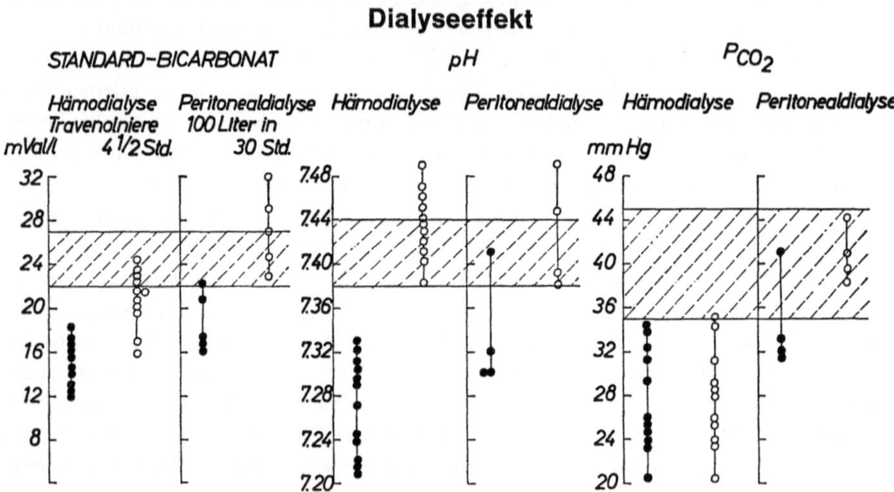

Abb. 6/12. Änderungen des Säure-Basen-Status im Blutserum unter Hämo- und Peritonealdialyse-Bedingungen. Aus: Einführung in die Peritonealdialyse, Braun, Melsungen 1967, nach Ergebnissen der Medizinischen Universitätsklinik Göttingen

nicht, so daß die ursprüngliche metabolische Acidose sich gegen Ende der Dialyse in eine respiratorische Alkalose wandelt (u. a. [6.6, 6.47]). Nach den grundlegenden Untersuchungen von ADLER, ROY u. RELMAN [6.1, 6.2] ändert sich damit aber auch das intracelluläre pH in Richtung einer Alkalose, während zuvor trotz bestehender metabolischer Acidose das Zell-pH noch durchaus konstant im physiologischen Bereich um 6,9 gehalten wird (sofern nicht eine Unterschreitung des extracellulären pH von 6,8—6,9 eintritt). Alkalotische Zustände — als respiratorische Alkalose z. B. durch Hyperventilation provoziert — werden aber (offenbar auf dem Boden dieser intracellulären pH-Verschiebungen) nur schlecht bzw. ungenügend kompensiert, wie die klinische Erfahrung mit Auftreten von Kopfschmerzen und sogar Bewußtseinsstörungen unter Hyperventilation zeigt.

Wesentlicher für unser Thema sind jedoch die Verhältnisse der *Säure-Basen-Regulation im Liquor*, nachdem POSNER et al. [6.36] sowie POSNER u. PLUM [6.35] über erhebliche Encephalopathien bis zur Bewußtseinsstörung bei Verlust der Säure-Basen-Stabilität in der Cerebrospinalflüssigkeit mit Ausbildung einer Liquoracidose berichtet haben. Die bei renaler (Blut-)Acidose unter Dialysebedingungen mitgeteilten Befunde sind bislang jedoch nicht einheitlich und bedürfen der Kontrolle.

Sieben Patienten von AGREST u. ROEHR [6.3] zeigten unter Hämodialyse keine pH-Verschiebung, während PAULI et al. [6.32] unter den gleichen Therapiebedingungen bei 14 urämischen Kranken mit ansteigendem Blut- und Liquor-pCO_2 eine Verschiebung des Liquor-pH in den acidotischen Bereich sahen. ROSSIER u. BÜHLMANN [6.46] zeigen bei sieben Patienten unter 3- bis 6stündiger Hämodialyse mit nahezu konstantem bzw. nur leicht ansteigendem Liquor-pH von 7,27 auf 7,30 einen durchschnittlich deutlichen Anstieg der Blut-$HCO_3{}^-$-Konzentration, während diese im Liquor unverändert bleibt. Gleiches gilt für den pCO_2-Wert des Liquors, der sich damit parallel zum Blut-pCO_2 einstellt. Nach 6stündiger Hämodialyse urämischer Patienten fanden Cowie et al. [6.7a] unterschiedliche pH-Verschiebungen im Liquor: viermal wurden leicht acidotische und einmal eine alkalotische Reaktion gesehen, während bei 2 Patienten keine pH-Verschiebungen auftraten.

Die Bedeutung dieser Registrierungen ist darin zu sehen, daß zwar *unter der zeitschnellen extrakorporalen Hämodialyse eine pCO_2-Korrektur, nicht aber ein gleichschneller Ausgleich des nur schwer ZNS-schrankengängigen HCO_3-Ions möglich ist, dessen aktuelle Konzentration aber jeweils zur Kompensation des Liquor-pH benötigt wird.* Damit erklärt sich, wie unterschiedlich sich der Liquor-pH gegenüber dem Blut-pH verhalten kann, je nachdem, ob bevorzugt bzw. primär ein Ungleichgewicht der pCO_2- oder aber der $HCO_3{}^-$-Komponente zwischen Blut und Liquor auftritt [6.27, 6.45]. *Es ist also mit durchaus unterschiedlichen Reaktionen der Liquor-pH-Regulation im Zustand respiratorischer bzw. metabolischer Acidose bzw. Alkalose zu rechnen.* Hinzu kommt noch der Parameter des Zeitablaufes der Grundstörung, da der Liquor-pH wegen der relativ langsamen $HCO_3{}^-$-Korrektur durchaus eine Phasenverschiebung gegenüber der Blutregulation zeigen kann [6.46].

5. Störungen des Elektrolyt- und Wasserhaushaltes als Komplikation einer Peritonealdialyse können sich sowohl in Form einer isotonen Hyperhydration (Spüllösungsretention!), insbesondere aber einer isotonen Dehydration einstellen, wenn durch hyperosmolare (ansonsten jedoch im Elektrolytgleichgewicht stehende) Spüllösungen der Wasserentzug aus dem Intravasalraum forciert wird. Beide Vorgänge können Auswirkungen auf das Zentralnervensystem haben. Berücksichtigt man die aus dem Verteilungsraum des ZNS langsamer als aus dem Blut erfolgende Harnstoffelimination (s. Kap. 2d; u. a. [6.23, 6.42, 6.43]), so sind unter isotoner Hyperhydration die optimalen Bedingungen einer cerebralen Überwässerung unter Auswirkung der Umkehr des Harnstoffgradienten in Richtung des ZNS gegeben. Unter physiologischen Bedingungen wird in einer derartigen Situation über regulative Änderung der Aldosteron- sowie der ADH-Sekretion eine Kompensation eingeleitet werden [6.12, 6.13, 6.14, 6.15, 6.26, 6.48]. In der vorliegenden Situation aber fallen die Tubuli der Nieren als letztes Glied dieser Regulationskette in Anbetracht der renalen Insuffizienz weitgehend aus, zumal ja im wesentlichen dann Dialysen erforderlich sein werden, wenn bereits Oligurie oder sogar Anurie vorliegen. Berücksichtigen wir ferner, daß — wie unsere Beobachtungen zeigen — vornehmlich dann dialyseabhängige und damit evtl. wasserregulative cerebrale Störungen auftreten, wenn bereits prädialytisch nach klinischem oder hirnelektrischem Befund eine cerebrale Affektion vorliegt, so wird hier sogar eine Störung der cerebral gesteuerten ADH-Sekretion zu diskutieren sein. Damit werden Fragenkomplexe angeschnitten, die bereits in Richtung der Pathogenese des sog. cerebral salt wasting syndrom bzw. des sog. cerebral salt retention syndrom weisen (s. Kap. 3d.1: Hypo- und Hypernatriämien).

Stärkere isotone Dehydration, also Verkleinerung des (extracerebralen) Extracellularraumes um etwa 4 l, was unter Peritonealdialysebedingungen nicht außergewöhnlich ist, kann Anlaß zu Übelkeit, Erbrechen und Apathie sein [6.22]. Da aber hinsichtlich der Harnstoffwirkung auch bei Vorliegen einer isotonen Dehydration die gleichen Bedingungen wie für den Überwässerungszustand vorliegen, also noch

8 Prill, Die neurolog. Symptomat. der Niereninsuffizienz

zusätzlich zum Flüssigkeitsverlust durch hyperosmolare Dialysespüllösungen ein Wasserabstrom in die Verteilungsräume des ZNS erfolgt, wird sich hier nun die intravasale Volumenminderung besonders intensiv auswirken können. Zur Neigung in Richtung eines Hirnödems kommt die Tendenz zum Volumenmangelschock mit den sekundären Auswirkungen auf das ZNS durch Mangeldurchblutung.

6. Die Untersuchungen von KLÜTSCH et al. [6.24] haben gezeigt, daß unter Peritonealdialysebedingungen die Reduzierung des Blutvolumens nur etwa 25% des insgesamt eintretenden Gewichtsverlustes ausmacht. Es spricht dies für eine bevorzugte Dehydration des Extracellular- gegenüber dem Intravasalraum. Die hieraus resultierenden Folgeerscheinungen sind bereits erwähnt worden (s. o.) und entstehen nicht zuletzt durch nachfolgenden mittelbaren Flüssigkeitsabstrom aus dem Intravasal- in den Extracellularraum mit Gefahr des intravasalen Volumenmangels und orthostatischer Kollapsneigung. Liegt zusätzlich eine (renale) Hypertonie vor, wird dieses Risiko besonders aktuell, da hier bereits unter unkomplizierten Ausgangsbedingungen, wie WOLLHEIM [6.34] zeigte, eine intravasale Volumenreduzierung vorliegt.

7. Die gebräuchlichen Peritonealspüllösungen enthalten mindestens 1500 mg% (Peritofundin I, Braun, Melsungen) und im Höchstfall 7000 mg% Glucose (Peritofundin II — Osmolarität 679 mosmol/l). Da die Blutzuckerspiegel weit niedriger liegen, kommt es also zur Ausbildung eines in Richtung des Serums weisenden Glucosegradienten mit sekundärer Steigerung der Blutzuckerkonzentration unter Umständen bis auf 300 mg%. Normalerweise wird dies kompensiert. Wichtig werden diese Faktoren aber, wenn gleichzeitig ein Diabetes mellitus vorliegt und nicht zuletzt, weil — wie u. a. WILLMS u. Mitarb. [6.56] gezeigt haben — bei renaler Insuffizienz mit Serumkreatininspiegeln oberhalb 8—10 mg% mit einer verminderten Glucosetoleranz zu rechnen ist.

Wirkt sich bereits die Niereninsuffizienz über die Einbuße an Regulation im Säure-Basen-, Wasser- und Elektrolythaushalt schwerwiegend auf andere Körperfunktionen, hier insbesondere das Zentralnervensystem aus, so erfolgt nun durch die Dialyse noch ein weiterer zusätzlicher Eingriff in dieses bereits oft labile System. Es ist damit kaum noch verwunderlich, daß die Breite der Komplikationsmöglichkeiten recht groß ist. Aus diesem Grunde erschien es uns notwendig, die wesentlichen Störungsmöglichkeiten mit Auswirkungen auf das ZNS zusammenzufassen. Es wäre unter diesen Voraussetzungen nunmehr aber wenig einleuchtend, allein die unter Dialyse unterschiedlich zeitschnelle Harnstoffelimination aus dem Intravasal- und (extracerebralen) Extracellularraum gegenüber dem Liquorsystem und ZNS in pathogenetischer Hinsicht herauszustellen und das auf dieser Basis charakterisierte sog. cerebrale Dysequilibriumsyndrom als einzige zentralnervöse Störung zu betrachten. Die Situation ist sicherlich wesentlich komplexer und der erwähnte Mechanismus offenbar nur einer von vielen. Es kann eben nicht übersehen werden, daß der überwiegende Teil der dialytisch behandelten nierenkranken Patienten unter oder nach der Therapie zumindest hirnelektrisch erfaßbare Störungen der cerebralen Funktion aufweist, auch wenn diese mitunter nur gering sind. Entscheidend bleibt aber die eben auffallend hohe Rate an cerebralen Beeinträchtigungen oder in schweren Fällen auch Komplikationen. Diese werden offenbar dann zustandekommen, wenn einer oder mehrere der aufgeführten (bereits labilen) Regulationsmechanismen versagen. In dieser Richtung wirkt sich — und dies ist für die Beurteilung der therapeutischen Maßnahmen u. E. nicht unwesentlich — offenbar *eine bereits prädialytisch bestehende cerebrale Funktionsstörung besonders schwerwiegend* aus. Deutlich erkennbar wird dies am Parameter des hirnelektrischen Befundes, der besonders dann nachhaltige intra- und postdialytische Veränderungen erkennen läßt, wenn schon zuvor, beurteilt nach klinischem, psychopathologischem, hirnelektrischem oder Liquorbefund, eine cerebrale Beeinträchtigung vorlag. Eine entsprechende Erfahrung, allerdings allein beurteilt nach hirnelektrischen Kriterien, machte u. a. BENNHOLD [6.4]. In gleicher Richtung weisen aber schließlich auch die unter Dialyse auftretenden encephalopathischen Beschwerden von Kopfschmerzen bis zum cerebralen Erbrechen. Haben wir vorangehend (s. Kap. 2h u. 2h.2) herausstellen können, daß *bei Störungen des Elektrolyt- und Wasserhaushaltes mit Auswirkungen auf das zentrale Nervensystem offenbar die Osmolarität am nachhaltigsten reguliert und soweit wie möglich in einem der physiologischen Situation angepaßten Relationsbereich gegenüber dem Blutserum gehalten wird, so erkennen wir dies nun hier auch unter Dialysebedingungen.*

Wird es sicher noch viel Mühe kosten, jeweils für den Einzelfall die maßgebliche pathogenetische Situation zu erfassen, so scheint uns doch aber der Hinweis auf die vasculäre Regulation besonders wesentlich zu sein. Auch wenn die Gesamtzahl der uns zur Verfügung stehenden prä-, intra- und postdialytischen EEG-Befunde noch relativ klein ist, so wird aus einer Analyse der Krankengeschichten einschließlich der die Nierenerkrankung charakterisierenden Daten jedoch deutlich, daß in jenen 5 (unter 32) Beobachtungen mit besonders intensiver postdialytischer hirnelektrischer Störung jeweils eine Funktionsstörung im vasculären Bereich vorlag. Entscheidend ist hier nicht eine stabilisierte Hypertonie, wohl aber ein zusammen mit einer Exacerbation der glomerulären Insuffizienz sich entwickelnder Blutdruckanstieg. War dies in 3 Beobachtungen der Fall, so handelte es sich bei den restlichen 2 Kranken um Patienten mit einer subakuten Glomerulonephritis, einer Erkrankung also, bei der sehr wesentlich die Beteiligung des gesamten Gefäßsystems diskutiert wird. Somit bestätigen unsere jetzigen ausführlichen und umfangreichen Analysen den bereits anläßlich einer früheren Publikation geäußerten Verdacht, „daß bei sich entwickelnden erheblichen Hypertonien bzw. akzentuiert bei subakuten Glomerulonephritiden die Ausprägung hirnelektrisch erfaßbarer, dialyseabhängiger cerebraler Funktionsstörungen besonders intensiv ist" [6.37].

7. Nephrogene Polyneuropathie

Im Gegensatz zur zentralnervösen nephrogenen Symptomatologie wird allgemein den Störungen des peripheren Nervensystems bei chronischer renaler Insuffizienz ein wesentlich größeres Interesse zugewandt. Die Krankheitserscheinungen der nephrogenen Polyneuropathie sind augenscheinlicher, zumal mitunter doppelseitige Lähmungen der unteren Extremitäten auftreten. Auch dieses Krankheitsbild wurde im wesentlichen erst bekannt, als es durch dialytische Maßnahmen gelang, urämische und präurämische Situationen zu beherrschen. So ist es nicht überraschend, einen Großteil der wesentlichen Berichte — so besonders aus dem Dialyse-Zentrum in Seattle, Washington — nicht in der neurologischen, sondern in der intern-medizinischen Literatur zu finden. Jedoch sind diese Referate nicht immer miteinander vergleichbar, da unterschiedliche Bewertungskriterien angewandt wurden. So sind u. E. mit hinreichender Wahrscheinlichkeit mitunter Nervenläsionen übersehen worden, wenn z. B. für die Beurteilung der Nervenleitungsgeschwindigkeiten als Kriterium der peripher-neurogenen Affektion Werte von nur 43 m/sec für die oberen Extremitäten und lediglich 38 m/sec für die unteren Extremitäten als Normgrenze eingesetzt [7.66], oder wenn die Leitungsgeschwindigkeiten (technische Daten s. u.) nicht wie üblich zwischen Reizartefakt und Beginn des Muskelaktionspotentials, sondern dessen höchsten Amplitudenausschlag gemessen wurden (was einer Zeitverlängerung im Normbereich gleichkommt) [7.72]. Wenn schließlich heute an dem Krankheitsbild der nephrogenen, also auf die Niereninsuffizienz zu beziehenden Polyneuropathie nicht mehr gezweifelt wird, so war doch aber noch vor wenigen Jahren diese Festlegung keineswegs in gleicher Weise differentialdiagnostisch anerkannt. Noch 1963 schrieben ASBURY et al. [7.2]: "The fact that chronic renal failure may be associated with polyneuropathy is not generally appreciated and is practically undocumented in the medical literature". In der Berichtbeschreibung außergewöhnlicher Krankheitsfälle des Massachusetts General Hospital (New Engl. J. Med. *266*, 1378—1384 (1962)) wird noch vor 7 Jahren eine nach heutiger Kenntnis als nephrogen zu klassifizierende Polyneuropathie als "peripheral neuropathy of undetermined origin" unter mehreren differentialdiagnostischen Erwägungen, nicht zuletzt als mögliche Folge eines Diabetes mellitus beschrieben. Trotz nunmehr erweiterter Kenntnisse ist jedoch auch heute noch die Pathogenese der renalen Polyneuropathie nach wie vor offen. So erwägen z. B. SCRIBNER et al. [7.61] 1965 (Dialyse-Zentrum in Seattle) neben der Bedeutung des „urämischen Koma" die Möglichkeit hypertensiver Blutdruckkrisen, während LASKER et al. [7.44] 1963 an einen dialyseabhängigen Verlust wasserlöslicher Vitamine der B-Gruppe denken. WULLEN [7.77], der auf Grund eigener Beobachtung von allerdings nur drei Fällen die Furadantingenese als Teilfaktor erwähnt, sieht grundsätzlich pathogenetisch wirksame Faktoren im Rahmen lediglich der Niereninsuffizienz als zu eng an und weist auf „Allergieneigung", Gefäßleiden, Diabetes mellitus, gastrointestinale Resorptionsstörungen und Intoxikationsmöglichkeiten durch Arzneimittel hin. Ist die Pathogenese noch immer weitgehend offen, so herrscht doch jetzt aber praktisch Übereinstimmung in der Klassifizierung der peripheren Nervenschädigung als einer bevorzugt die unteren Extremitäten betreffenden sensibel-motorischen Polyneuropathie [7.2, 7.12, 7.18, 7.20, 7.35, 7.41, 7.47, 7.49, 7.65, 7. 66, 7.67, 7.68, 7.69, 7.70]. Wir selbst haben hierüber bereits einige Male nach Protokollen an einem noch kleineren Krankengut berichtet [7.52, 7.53, 7.55, 7.56, 7.74].

Eigene Untersuchungen

Wir übersehen derzeit auf Grund von 311 neurologischen Untersuchungen den Status des peripheren Nervensystems bei 133 Patienten mit mehr oder weniger stark ausgeprägter renaler Insuffizienz mit Plasmakreatininwerten von 1,0—30,0 mg%. Zur Ergänzung dieser Befunde wurde 115mal der elektrophysiologische Status des peripheren Nervensystems festgelegt. *Elektromyographien* wurden mit einem von der Firma Tönnis, Freiburg, angefertigten Dreifach-Kathodenstrahloscillographen mit Beobachtungs- und gleichzeitiger Filmregistrierungsmöglichkeit aufgenommen. Abgeleitet wurde mit coaxialen Nadelelektroden (Disa) in verschiedenen Regionen einzelner Muskeln der oberen und unteren Extremitäten mit Bevorzugung der kleinen Hand- und Fußmuskulatur, vor allen Dingen jener Muskeln, die gleichzeitig im Rahmen der Elektroneurographie (s. u.) als Testmuskeln Verwendung fanden. Diese Messungen der *Nervenleitungsgeschwindigkeiten* wurden meist rechts-, seltener linksseitig, in einzelnen Fällen auch doppelseitig am N.ulnaris, N.medianus und N.peroneus durchgeführt. Gemessen wurde stets über den distalen *und* proximalen Abschnitten der Gliedmaßen. Gleichzeitig wurden in jedem Falle die Parameter des mit Oberflächenelektroden unipolar registrierten Muskelaktionspotentials und die terminale Überleitungszeit (distale Latenz) vom distalen Reizpunkt bis zur Ableitung über dem Testmuskel bei einer einheitlichen Leitwegstrecke von 5 cm registriert. Die Ableitung des Muskelaktionspotentials erfolgte für den N.ulnaris über dem M.abductor digiti V, für den N. medianus über dem M. abductor pollicis brevis und für den N. peroneus über dem M. extensor digitorum brevis. Die Registrierungen erfolgten stets zur gleichen Tageszeit bei gleichmäßiger Raumtemperatur zwischen 18 und 21°. Ausmessungen der Überleitungszeiten wurden am Schirm des Kathodenstrahloscillographen mit Meßstrecken von 1 cm für den Zeitablauf von 1 msec. vorgenommen. Gleichzeitig erfolgte Filmregistrierung.

In Anbetracht der nach Literaturangaben sehr unterschiedlichen Methodik der Messung der Nervenleitungsgeschwindigkeit (N.L.G.) müssen wir auf die wesentlichsten Faktoren hinweisen, die bei der Bewertung derselben zu beachten sind, da durch sie das Ergebnis entscheidend beeinträchtigt werden kann.

1. Temperaturdifferenzen um 3° ändern die N.L.G. um 6—8 m/sec [7.13, 7.26, 7.75].

2. Die N.L.G. nimmt proportional mit der Dicke der Nervenfasern einschließlich der Myelinscheide zu ([7.15]; zusammenfassende Darstellungen bei [7.32, 7.39, 7.50, 7.64]).

3. Dies wird von entscheidender Bedeutung bei der Messung der N.L.G. in proximalen und distalen Extremitätenabschnitten, zumal mittels der Routinemethode mit Ableitung des Gesamtmuskelaktionspotentials mit Oberflächen-(Haut-)Elektroden nur die N.L.G. der schnellst leitenden (motorischen) Nervenfasern beurteilt wird. Diese haben jedoch in proximalen Nervenabschnitten einen größeren Faserdurchmesser als nach distaler Aufteilung (zusammenfassende Darstellung: LEHMANN [7.45]). Außerdem sollen Muskelgruppen der proximalen Extremitätenabschnitte von dickeren Nervenfasern innerviert werden als in distalen Bezirken [7.1b].

4. Der Faserdurchmesser ist ferner zu beachten, wenn anstatt mit Oberflächenelektroden nunmehr mit Nadelelektroden direkt aus der Tiefe der Muskulatur abgeleitet wird (u. a. [7.14]). Die Registrierung des Muskelaktionspotentials jeweils nur einer motorischen Einheit zeigt nunmehr die N.L.G. einer zugehörigen entweder schnell oder langsam leitenden Nervenfaser an. Die hierbei meßbare Schwankungsbreite hat HOPF [7.31] mit 4—7 m/sec bestimmt, was bei Beurteilung der N.L.G. im Grenzbereich der Norm von Bedeutung sein kann.

5. Schließlich ist die Meßgenauigkeit zu berücksichtigen. Diese kann am Kathodenstrahlschirm mit 1 mm, auf dem Film bei Zirkelausmessung (unter Zuhilfenahme einer Lupe) mit $^1/_3$ mm beziffert werden. Wird die Messung direkt am Schirm vorgenommen und handelt es sich lediglich um eine (oft nur vorgenommene) distale Auswertung, so ist mit einer Entfernungsdifferenz (an der Extremität) von ca. 30 cm zwischen den Reizpunkten und einer Überleitungszeit von 3—5 msec zu rechnen. Bei normaler (pathologischer) N.L.G. von ca. 50 (30) m/sec werden somit folgende Meßstrecken (am Schirm) benötigt bei einer

Kippgeschwindigkeit 1 cm/1 msec 9 —11   (13 —15)   cm,
Kippgeschwindigkeit 1 cm/2 msec 4,5— 5,5 (6,5— 7,5) cm,
Kippgeschwindigkeit 1 cm/3 msec 3 — 3,7 (4,3— 5)   cm.

Wird die N. L. G. über die gesamte Länge der Extremität (distal + proximal) mit mindestens 40 cm veranschlagt, so werden am Schirm folgende Meßstrecken benötigt bei einer

Kippgeschwindigkeit 1 cm/1 msec 11 —13   (16,5—18,5) cm,
Kippgeschwindigkeit 1 cm/2 msec 5,5— 6,5 (8,3— 9,3) cm,
Kippgeschwindigkeit 1 cm/3 msec 3,7— 4,3 (5,5— 6,2) cm.

Bei Hinzunahme der Breite des Muskelaktionspotentials von 10—15 (12—20) msec ergeben sich für die einzelnen Kippgeschwindigkeiten noch längere Gesamtmeßstrecken (s. o.). Stehen häufig nur kleine Kathodenstrahlschirme mit Durchmessern von 8—10 cm (z. B. DISA-Elektromyograph) zur Verfügung, so kann dann also nur mit Kippgeschwindigkeiten von 1 cm/1 msec bis 1 cm/4 msec gearbeitet werden. Dies aber ist gleichwertig mit Meßfehlern bei normaler N. L. G. (von ca. 50 m/sec) von ± 3,3% bis ± 6,6%, entsprechend 48,4—51,7 m/sec bzw. 46,9—53,5 m/sec (Tabelle 7/1). Bei pathologischer N. L. G. sind diese Fehler etwas kleiner (Tabelle 7/1). Unter Anwendung dieser

Tabelle 7/1. *Meßfehler der Nervenleitungsgeschwindigkeit (N. L. G.) am Kathodenstrahloscillographen*

Kippgeschwindigkeit	Meßgenauigkeit am Kathodenschirm	Fehler der Meßstrecke
1 cm/1 msec	1 mm	= 0,1 msec
1 cm/2 msec	1 mm	= 0,2 msec
1 cm/3 msec	1 mm	= 0,3 msec
1 cm/4 msec	1 mm	= 0,4 msec
1 cm/5 msec	1 mm	= 0,5 msec

K. Geschw. cm/msec	X (cm)	Normale Leitzeit (msec)	Leitzeit (msec) mit Meßfehler 1 mm	N. L. G. (m/sec)	Fehler (%)
Normale Nervenleitungsgeschwindigkeit (50 m/sec)					
1/1	25	5,0	4,9—5,1	49,0—51,0	± 2,0%
	30	6,0	5,9—6,1	49,2—50,9	± 1,7%
1/2	25	5,0	4,8—5,2	48,1—52,1	± 4,0%
	30	6,0	5,8—6,2	48,4—51,7	± 3,3%
1/3	25	5,0	4,7—5,3	47,2—53,2	± 6,0%
	30	6,0	5,7—6,3	47,6—52,6	± 5,0%
1/4	25	5,0	4,6—5,4	46,3—54,4	± 8,0%
	30	6,0	5,6—6,4	46,9—53,5	± 6,6%
1/5	25	5,0	4,5—5,5	45,5—55,6	± 10,0%
	30	6,0	5,5—6,5	46,2—54,5	± 9,3%
Pathologische Nervenleitungsgeschwindigkeit (30 m/sec)					
1/1	25	8,35	8,25— 8,45	29,6—30,3	± 0,7%
	30	10,00	9,90—10,10	29,7—30,3	± 0,6%
1/2	25	8,35	8,15— 8,55	29,3—30,7	± 1,5%
	30	10,00	9,80—10,20	29,4—30,6	± 1,2%
1/3	25	8,35	8,05— 8,65	28,9—31,1	± 2,2%
	30	10,00	9,70—10,30	29,1—31,0	± 1,9%
1/4	25	8,35	7,95— 8,75	28,6—31,5	± 2,9%
	30	10,00	9,60—10,40	28,8—31,3	± 2,5%
1/5	25	8,35	7,85— 8,85	28,3—31,9	± 3,6%
	30	10,00	9,50—10,50	28,6—31,6	± 3,0%

K. Geschw. = Kippgeschwindigkeit. — X (cm) = Meßstrecke an der Extremität (cm).

Methodik [7.14] liegen also Differenzen der N.L.G. bis 6,5 m/sec im Fehlerbereich der Messung und können demnach nicht zum Beweis für Zustandsänderungen der Funktion peripherer Nerven verwertet werden. Die Fehlerbreite wird sogar noch größer (um nochmals ca. 4—6 m/sec), wenn mit Nadelelektroden registriert (s. o.) und ohne Beachtung von Temperaturunterschieden gemessen wird. — Bei Filmauswertung (Tabelle 7/2) sind die Meßfehler bei Kathodenschirmbreiten bis 12 cm etwas kleiner als bei Messung direkt am Schirm, während bei Schirmbreiten von mehr als 12 cm die Filmauswertung ungenauer wird.

Tabelle 7/2. *Meßfehler der Nervenleitungsgeschwindigkeit (N.L.G.) bei Filmauswertung (bei maximaler Filmbreite zur Auswertung von 4 cm und Photographie des Schirmbildes entsprechend der Gesamtbreite des Kathodenstrahlschirmes und maximaler Meßgenauigkeit von $^1/_3$ mm)*

Kipp cm/msec	Schirmbreite cm = msec		Meßgenauigkeit auf Film mm = msec		Meßgenauigkeit am Schirm mm = msec	
Kathodenstrahlschirmdurchmesser: 8 cm — Filmbreite: 4 cm						
1/1	10 =	10	0,33 =	0,066	1 =	0,1
1/2	10 =	20	0,33 =	0,132	1 =	0,2
1/3	10 =	30	0,33 =	0,198	1 =	0,3
1/4	10 =	40	0,33 =	0,264	1 =	0,4
1/5	10 =	50	0,33 =	0,333	1 =	0,5
Kathodenstrahlschirmdurchmesser: 10 cm — Filmbreite: 4 cm						
1/1	10 =	10	0,33 =	0,083	1 =	0,1
1/2	10 =	20	0,33 =	0,165	1 =	0,2
1/3	10 =	30	0,33 =	0,247	1 =	0,3
1/4	10 =	40	0,33 =	0,330	1 =	0,4
1/5	10 =	50	0,33 =	0,413	1 =	0,5
Kathodenstrahlschirmdurchmesser: 12 cm — Filmbreite: 4 cm						
1/1	10 =	10	0,33 =	0,100	1 =	0,1
1/2	10 =	20	0,33 =	0,200	1 =	0,2
1/3	10 =	30	0,33 =	0,300	1 =	0,3
1/4	10 =	40	0,33 =	0,400	1 =	0,4
1/5	10 =	50	0,33 =	0,500	1 =	0,5
Kathodenstrahlschirmdurchmesser: 18 cm — Filmbreite: 4 cm						
1/1	10 =	10	0,33 =	0,149	1 =	0,1
1/2	10 =	20	0,33 =	0,297	1 =	0,2
1/3	10 =	30	0,33 =	0,446	1 =	0,3
1/4	10 =	40	0,33 =	0,595	1 =	0,4
1/5	10 =	50	0,33 =	0,743	1 =	0,5

Aus den genannten Gründen messen wir bei einer verfügbaren Kathodenstrahlschirmbreite von 18 cm direkt am Oscillographen und haben damit nur eine Fehlerbreite von 0,6—1,7% (Max. 49,2—50,9 m/sec) bei normaler und pathologischer N.L.G. einzukalkulieren.

Für die Beurteilung der Funktion peripherer Nerven ist es ferner notwendig, über die Messung der (distalen) N.L.G. hinaus auch die terminale Überleitungszeit (vom distalen Reizpunkt bis zur aktiven Muskelelektrode) sowie die Parameter des Muskelaktionspotentials zu beurteilen [7.53]. Letzteres gibt auch bei normaler N.L.G. Anhaltspunkte über die Zahl der innervierbaren motorischen Einheiten [7,32, 7.37]; die terminale Überleitungszeit erlaubt Rückschlüsse auf die Lokalisation der Affektion im Verlauf des peripheren Nerven.

Reizintensitäts/Reizzeit-(i/t)-Kurven wurden bi- oder monopolar mit „Viereckstrom" und Exponentialstrom für Reizzeiten von 0,1—2000 msec aufgenommen. *Endplattenbelastungen* erfolgten am N. ulnaris bei Ableitungen mit bipolaren Oberflächenelektroden über dem M. abductor digiti V bei Reizfrequenzen zwischen 5—50 Hz. *Bei Simultanregistrierungen zur Bestimmung der Synchronisation der Entladungen motorischer Einheiten* wurde mit zwei Nadelelektroden im Wechsel in unterschiedliche

Tiefe und gleichzeitig gegeneinander diagnonal zur Achse des Muskels versetzt und mindestens 3 cm voneinander entfernt eingestochen.

Nach unseren Auswertungen an 75 gesunden Personen sind Leitungsgeschwindigkeiten für den N. ulnaris unter 50 m/sec im Unterarmabschnitt und 55 m/sec im Oberarmabschnitt als pathologisch verlängert anzusehen. Die entsprechenden Werte für den N. medianus liegen in der gleichen Größenordnung. Die Leitungsgeschwindigkeiten für den N. peroneus liegen etwas niedriger, sind aber unterhalb 46 m (Unterschenkel) als pathologisch zu betrachten. Unsere Auswertungen entsprechen damit den Ergebnissen von HODES et al. [7.29], HOPF [7.31, 7.32], KAESER [7.37] sowie MAGLADERY u. McDOUGAL [7.48]. Bei Leitungsgeschwindigkeiten zwischen 46 bis 50 m/sec wurde ein pathologischer Befund nur dann angenommen, wenn gleichzeitig auch nach klinischen und elektromyographischen Kriterien Hinweise für eine Affektion des zweiten motorischen Neurons gegeben waren. Die terminalen Überleitungszeiten (bei einer Meßstrecke von 5 cm) sind für den N. ulnaris bis 2,9 msec, für den N. medianus bis 3,9 msec und für den N. peroneus ebenfalls bis 3,9 msec als physiologisch zu betrachten. Diese Daten stimmen mit den Erhebungen u. a. von KAESER [7.37] und HOPF [7.31, 7.32] überein.

Die ersten *Erscheinungen der peripher-nervösen Affektion* lassen sich mitunter zeitlich nur schwer abgrenzen. Dies beruht auf entweder von den Patienten selbst kaum beachteten oder auch ärztlicherseits als mehr oder weniger uncharakteristisch bezeichneten Symptomen. Mitunter werden Beschwerden im Sinne des „*restless leg syndrome*" [7.10] berichtet. Häufiger sind tags und vor allen Dingen nachts, nicht selten vornehmlich nach Belastung auftretende *Muskelkrämpfe* der unteren Extremitäten. Die Anamnesen zeigen jedoch gegenüber den aus Krankenblättern zu erfassenden internmedizinischen Daten mitunter Diskrepanzen, indem diese Crampi nicht selten schon *vor* der ersten Manifestation einer wesentlichen Niereninsuffizienz auftreten. Unsere Erfahrung spricht jedoch dafür, daß z. T. ausgesprochen heftige und schmerzhafte Muskelkrämpfe [7.28] im Zustand akuter Exacerbationen chronischer renaler Insuffizienzen besonders häufig und intensiv vorkommen. Ebenso wie diese Crampi treten auch andere, auf eine periphere Nervenläsion hinweisende Beschwerden zumindest anfänglich mehr oder weniger phasenhaft auf. Insbesondere handelt es sich hier um *Paraesthesien* der unteren und etwas weniger auch der oberen Extremitäten mit distaler Betonung. Kaum jedoch wird — entgegen einigen Literaturangaben — die Heftigkeit eines „burning feet syndromes" erreicht. Diese Beschwerden werden nicht selten mit Folgen von Kreislaufstörungen verwechselt oder auch als Ausdruck einer „latenten Tetanie" interpretiert und dementsprechend mit Calciuminjektionen behandelt. Die grundsätzliche *Reversibilität der pathologischen Sensibilitätsempfindungen* und andererseits gleichzeitig deren Abhängigkeit vom Ausmaß der Niereninsuffizienz wird nicht zuletzt durch Verlaufsbeobachtungen unter langdauernder Dialysebehandlung verifiziert. Stets dann, wenn die Retention harnpflichtiger Substanzen, bewertet nach Harnstoff-N und Kreatinin im Plasma, besonders hoch liegt, treten diese sensiblen Erscheinungen besonders intensiv hervor. Schwere Paresen vornehmlich im Sinne der Peroneuslähmung (s. u.) sind selten. Leichtere Paresen werden demgegenüber seitens der Patienten meistens als Ausdruck einer allgemeinen Körperschwäche angesehen. Dem entspricht, daß dieses Symptom meist erstmals in zeitlicher Beziehung zur Reduzierung der Leistungsfähigkeit gegenüber permanenten Anforderungen auftritt. Insgesamt sind die erwähnten Beschwerden — *vornehmlich also Sensibilitätsstörungen in Form von Paraesthesien, schmerzhafte Muskelcrampi und leichte Muskelschwäche* — wesentlich stärker auf die unteren Extremitäten als die oberen Gliedmaßen bezogen.

Der *neurologische Befund* zeigt ein charakteristisches Syndrom. Auch wenn die Muskulatur noch gut profiliert ist, können bereits *Paresen* (s. u.) vorliegen. So wird nicht selten, von den Patienten mitunter spontan nicht oder kaum bemerkt, eine Schwäche der Extension für die Zehen (M. extensor hallucis longus und M. extensor digitorum brevis) gefunden. Stets ist die distale Muskulatur stärker als die proximale betroffen. Gleichwertig gilt dieser Unterschied ferner zugunsten der unteren gegenüber den oberen Extremitäten. Werden nach der gebräuchlichsten, auch von uns verwendeten Skala der Kraftgrade mit (5) volle Muskelleistung, mit (4) geschwächte Muskelleistung und mit (3) Kraftleistungen soeben noch gegen die Schwerkraft klassifiziert, so entspricht das meist gefundene Pareseausmaß dem Innervationsgrad 4—5, seltener 3—4. Dies bedeutet, daß seitens der Patienten, wenn nicht außergewöhnliche körperliche Belastungen gefordert werden, diese leichten Paresen nicht oder nur kaum bemerkt werden. Beide Körperseiten sind stets etwa gleichmäßig stark betroffen. Entsprechend dem Grad der Paresen, die sich maximal unter dem Bild einer doppelseitigen Peroneuslähmung manifestieren, sind die *Muskeleigenreflexe* an den unteren Extremitäten, bevorzugt die Achillessehenreflexe, abgeschwächt oder erloschen. Da nicht selten zur Zeit der neurologischen Untersuchungen eine akute Exacerbation einer bereits längere Zeit bestehenden chronischen Niereninsuffizienz vorliegt, was nach unseren Erfahrungen häufig zur Ausprägung einer (zentralnervösen) Hyperreflexie führt, entstehen in derartigen Situationen kontrastreiche Bilder, sofern das periphere Neuron bereits affiziert ist. Gegenüber der Lebhaftigkeit der Armeigenreflexe bleiben die Knie- und insbesondere Achillessehnenreflexe abgeschwächt oder, vornehmlich letztere, sogar erloschen. Dies entspricht bei gleichzeitiger Bewertung elektrophysiologischer Daten dem Kombinationsbild einer zentralen und peripheren Affektion des Nervensystems. Mitunter erkennt man, wie im Zusammenhang mit einer sich anbahnenden Hyperreflexie auch die ansonsten nicht oder nur noch kaum auslösbaren Achillessehnenreflexe wieder etwas lebhafter werden, bis dann zum Beispiel nach einer dialytischen Behandlung wieder der vorherige Reflexstatus vorliegt. Auf Grund dieser passageren Intensitätszunahme der Muskeleigenreflexe werden mitunter Affektionen des peripheren Nervensystems nicht erkannt. Dies wird nicht zuletzt noch dadurch begünstigt, daß mit der akuten Exacerbation des internen Grundleidens andere, hierauf zu beziehende Beschwerden weit im Vordergrund stehen und Paraesthesien oder geringfügige Paresen der Extremitätenmuskulatur seitens der Patienten überhaupt nicht erwähnt werden. Anzufügen bleibt, daß bei mitunter schon beträchtlichen Muskelatrophien im Bereich der Unterschenkel und Füße bzw. der kleinen Handmuskulatur die Kraftleistungen noch auffallend gut sind. Diese Diskrepanz zwischen Muskelatrophie und demgegenüber noch relativ guter Kraftleistung (häufig ohne Steppergang!) zeigt nach unserer Erfahrung stets an, daß ein chronischer Krankheitsverlauf vorliegt. Mitunter ist es notwendig, elektrophysiologische Untersuchungsmethoden einzusetzen, um eine Muskelverschmächtigung bei Polyneuropathie gegenüber einer allgemeinen krankheitsbedingten Muskelreduzierung abgrenzen zu können. Die *sensiblen Störungen* sind meist nur gering ausgeprägt, aber doch zumindest bei Polyneuropathien stärkeren Grades stets nachweisbar. Auch hier sind bevorzugt die distalen Abschnitte der unteren Extremitäten betroffen, ohne daß sich Hypaesthesie und Hypalgesie jedoch an ein bestimmtes Dermatom oder Segment halten. Vielmehr sind meist nahezu strumpfförmig — von distal nach proximal aufsteigend — die Zehen, die Fußballen, die Füße insgesamt oder auch noch die unteren und mittleren Drittel der Unterschenkel betroffen. Zeitlich vor Manifestation dieser Art sensibler Störungen, etwa zur gleichen Zeit mit der Reflexabschwächung, gelegentlich auch dieser vorauseilend, sind Störungen der Tiefensensibilität erfaßbar. Diese machen sich ganz bevorzugt in einer Abschwächung des Vibrationsempfindens bemerkbar.

Das Bild der Affektion des peripheren Nervensystems ist stets distal im Bereich der Extremitäten akzentuiert bzw. lokalisiert. Wir haben in keinem einzigen Fall bei einer nach Anamnese und Befund „unkomplizierten" nephrogenen Polyneuropathie eine proximal lokalisierte Muskelschwäche oder Atrophie gesehen. War dies der Fall, dann jedoch nur dann, wenn gleichzeitig anderweitige ätiologische Faktoren zu berücksichtigen waren, so in zwei Fällen mit stark ausgeprägtem, nur schlecht einzustellendem Diabetes mellitus.

Störungen der Hirnnervenfunktion auf peripherer Basis sind selten. Wir haben dreimal periphere Facialisparesen gesehen, die sich schnell, mitunter gleichzeitig mit sensiblen Reizerscheinungen im Ausbreitungsgebiet des N. auricularis magnus manifestierten und sich unabhängig von der übrigen peripher-neurologischen Symptomatologie auch wieder zurückbildeten. Diese geringe Zahl von nur 3 peripheren Facialisparesen bei mehreren hundert Untersuchungen an 133 Patienten im Verlauf von 4 Jahren rechtfertigt es u. E. nicht genügend, dieses Symptom mit Eindeutigkeit als nephrogen zu klassifizieren. Sonstige periphere Hirnnervensymptome insbesondere sensibler Art haben wir nicht beobachtet.

Das *Elektromyogramm* zeigt in Abhängigkeit von der Intensität der neurogenen Affektion und gleichzeitig mit Zunahme, je weiter distal die untersuchten Muskeln angeordnte sind, Innervationsmuster, die aus mehreren Komponenten zusammengesetzt sind und sich gegenseitig überlagern. *Gering, häufig überhaupt nicht nachweisbar, ist die Denervationsaktivität*; wenn vorhanden, dann meist in Form von Fibrillationen, jedoch nur selten unter dem Bild positiver scharfer Wellen. In einer auffallend großen Zahl der Untersuchungen wurden demgegenüber als Irritationsphänomene des nicht total geschädigten zweiten motorischen Neurons Fasciculationen abgeleitet. Die Angabe von absoluten Zahlenangaben kann irreführend sein, da dieses elektrophysiologische Phänomen durchaus in einzelnen Muskelregionen unterschiedlich stark ausgeprägt ist und zudem keineswegs bei Wiederholungsuntersuchungen gleichartig gefunden werden muß. Wichtig erscheint uns daher die Anmerkung, daß von uns Fasciculationen bei den nephrogenen Polyneuropathien in einer Häufigkeit gefunden wurden, wie wir sie ansonsten bei Polyneuropathien anderer Genese kaum gesehen haben. Das *Innervationsbild* setzt sich zusammen aus einem Muster physiologischer Innervation als Zeichen einer Ableitung im noch funktiontüchtigen Muskelgewebe mit felderförmig verteilten Innervationsregionen unter dem Bild einer neurogenen Affektion. Hier ist die Interferenz gelichtet, die Nachrekrutierung gemindert. Der neurogene Defekt ist intensiver ausgeprägt als die abgelaufene oder noch ablaufende *Reinnervation* in Form von entweder phasenverbreiterten, amplitudenüberhöhten, bi- und triphasischen Reinnervationseinheiten oder noch polyphasischen, bizarr gestalteten Einzelpotentialen. Im elektrophysiologischen Muster sind grundsätzlich keine Differenzen gegenüber andersartigen Polyneuropathien zu erkennen. Jedoch sind bei den nephrogenen peripheren Affektionen als Zeichen des *chronischen Verlaufs* mit Neigung zu Progredienz die *Reinnervationsvorgänge grundsätzlich nur gering*, dafür aber die *Defektzeichen stärker* ausgeprägt. Das EMG läßt mitunter *nach der Ausprägung der einzelnen Graphoelemente das momentane Krankheitsstadium erkennen* und belegt mit *Eindeutigkeit phasenhafte Intensivierungen des an sich chronischen Krankheitsprozesses.* Hierzu parallel gehende Durchsichten der Krankenblätter lassen entsprechende Exacerbationen der Niereninsuffizienz erkennen (s. u.). Amplitudenüberhöhte, phasenverbreiterte „Rieseneinheiten", die als Hinweis für eine Beteiligung des Vorderhornareals am Krankheitsprozeß gewertet werden können, wurden von uns niemals registriert. Gleichfalls ergaben Simultanableitungen mit zwei Nadelelektroden keine Hinweise für eine pathologische Synchronisation, wie sie als Zeichen einer Affektion des Vorderhornareals gewertet wird [7.8]. Besonderen Hinweis verdient ein elektromyographischer Befund, der zunächst an eine Myopathie denken lassen könnte. Es handelt sich um eine auffallende Desynchronisation und Aufsplitterung einzelner, in der Grundform noch bi- und triphasischer, in der Phase aber häufig auf 2—4 (bis 6) msec verkürzter Potentiale. Werden diese Einheiten darüber hinaus polyphasisch, so sind auch die Einzelkomponenten ausgesprochen steilschenklig und kurzphasig in der Größenordnung von etwa $\frac{1}{2}$—2 msec. Gegen das Vorliegen einer primären Muskelerkrankung (Myopathie) spricht jedoch die Tatsache, daß auch in diesen Zonen das Innervationsmuster — entsprechend dem Befund neurogener Affektionen — gelichtet und reduziert ist (Abb. 7/1). Im Zusammenhang mit diesem immer wieder vor allen Dingen in der distalen Fußmuskulatur registrierten Befund finden sich Verlängerungen der terminalen Überleitungszeit für den elektrischen Impuls von der distalen Reizstelle zu den Ableiteelektroden über dem Testmuskel. Je stärker die distale Latenz verlängert ist, desto intensiver sind nach unseren Befunden die beschriebenen elektromyographischen Veränderungen. Dieser kombinierte Befund weist somit auf eine *Affektion in der terminalen Endstrecke des peripheren Nerven bei nephrogenen Polyneuropathien* hin. Eine Bestätigung hierfür ergeben gleichzeitig die Messungen der Nervenleitungsgeschwindigkeiten, indem diese sodann gleichzeitig im distalen Extremitätenabschnitt wesentlich stärker gegenüber der Norm reduziert sind als im proximalen Abschnitt. Unter Umständen ist auch gleichzeitig das Muskelaktionspotential, ansonsten biphasisch ausgeprägt, desynchronisiert oder „aufgesplittert", was als Zeichen einer unterschiedlich schnellen Reizübermittlung in den sich aufsplitternden Nervenfasern mit dementsprechend nachfolgender Desynchronisation des Muskelantwortpotentials zu bewerten ist (Abb. 7/3).

Der Vergleich von Elektromyogrammen und Elektroneurogrammen zeigt in etwa einem Drittel der untersuchten Fälle eine Diskrepanz zwischen der bereits eingetretenen zum Teil beträchtlichen Minderung der Nervenleitungsgeschwindigkeiten bis auf ca. 30 m/sec (untere Extremitäten) und dem dazu noch auffallend physiologischen Innervationsbild mit nur wenigen pathologischen Potentialen und nur geringem Defekt. Wir müssen dies als Hinweis dafür werten, daß in derartigen Fällen die Markscheide der Nerven stärker affiziert ist als der Achsencylinder, da dessen Untergang zu einem Ausfall der Innervation, also einem Defektbild führt, während die Schädigung der Markscheide sich in einer Verlängerung der Nervenleitungsgeschwindigkeit manifestiert (Schrifttum s. u. a. bei MURALT [7.50]). Diese vergleichenden Kriterien erlauben die Aussage, daß in etwa einem Drittel der Fälle von nephrogener Polyneuropathie vornehmlich in den Anfangsstadien die Markscheiden offenbar stärker betroffen sind als die Achsencylinder. Gleichzeitig sind dies jene Krankheitsfälle, die noch auffallend gute Kraftleistungen und nahezu keine Atrophie der Muskulatur erkennen lassen. Es ist dies ohne weiteres erklärlich, da über die noch erhaltenen Achsencylinder die trophische Funktion seitens der Vorderhornzellen auf die Muskulatur fortbesteht (Schrifttum s. u. a. bei GUTMAN u. HNIK [7.24] sowie GUTMAN [7.23]). Diese elektrophysiologischen Befunde stimmen überein mit den histologischen Angaben vornehmlich von ASBURY [7.1, 7.2], der ebenfalls in unterschiedlichem Ausmaß entweder Achsencylinder und/oder Markscheidenschädigungen fand. Diese Befunde erlauben aber gleichzeitig auch eine Aussage zur sog. subklinischen Polyneuropathie, wie sie von PRESWICK u. JEREMY [7.51] erwähnt wurde, indem hier bei weitgehend klinisch intaktem Befund, also noch erhaltenem Muskelprofil, bereits Minderungen der Nervenleitungsgeschwindigkeiten nachweisbar waren.

Die Meßdaten der Nervenleitungsgeschwindigkeiten, die als ein hervorstechendes Charakteristikum Erniedrigungen derselben bei nephrogenen Polyneuropathien zeigen, stimmen somit, sofern vergleichbare Methoden angewandt wurden, mit den Resultaten anderer Autoren überein [7.11, 7.18 7.27, 7.30, 7.35, 7.36, 7.65, 7.66, 7.72]. Es ist jedoch notwendig, sich hierbei nicht, wie es praktisch stets getan wird, lediglich auf Messungen der Nervenleitungsgeschwindigkeit im distalen Abschnitt einer Extremität zu beschränken. Nur aus Registrierungen in verschiedenen Etagen der einzelnen Nerven sowie aus der Bestimmung der terminalen Überleitungszeit und der Aufzeichnung der Parameter des Muskelantwortpotentials lassen sich zusammenfassend — wie an Hand unserer Untersuchungen aufgezeigt wurde — Rückschlüsse über die Lokalisation der Polyneuropathie, deren Aktivitätsstadium und deren Ausmaß hinsichtlich Defekt und Reinnervation gewinnen.

Nephrogene Polyneuropathien werden allgemein als Folgeerscheinung einer chronischen renalen Insuffizienz bezeichnet. Diese Angabe ist nach unseren Befunden jedoch unzureichend, wird aber aus den meist geläufigen Untersuchungsmethoden mit Beschränkung der Messung der Leitungsgeschwindigkeit in einem Extremitätenabschnitt erklärlich. Wir haben auch bei Fällen *akuten Nierenversagens Hinweise für eine neurogene Affektion* auffinden können. Die Nervenleitungsgeschwindigkeiten bleiben hier im Normbereich (Abb. 7/2 u. 7/3), während nun aber das Muskelaktionspotential (besonders bei Ableitung über den N. peroneus) seine physiologische Biphasigkeit verliert und desynchronisiert bzw. polyphasisch wird (Ableitung mit Oberflächenelektroden!). Gleichzeitig finden sich auch im Elektromyogramm Hinweise für eine neurogene Affektion in Form von Denervationspotentialen, desynchronisierten und polyphasischen Einheiten bei aktiver Innervation bei nicht selten gleichzeitig nachweisbarer auffallender Phasenverkürzung und Steilschenkligkeit der Einzelkomponenten der desynchronisierten Abläufe. Da gleichzeitig bei noch normalen Nervenleitungsgeschwindigkeiten die terminalen Überleitungszeiten im oberen Grenzbereich der Norm oder darüber liegen, wird man annehmen dürfen, daß es sich *überwiegend um eine Affektion in der terminalen Endstrecke der peripheren Nerven* handelt. Abb. 7/1—7/3 bringen den Befund einer elektromyographischen und elektroneurographischen Analyse eines akuten Nierenversagens bei Plasmakreatininanstieg bis auf 22 mg%.

Endplattenbelastungen — in unseren Untersuchungen zehnmal im Ausbreitungsgebiet nephrogen affizierter peripherer Nerven (nach pathologischem Elektromyogramm und verlängerten Nervenleitungsgeschwindigkeiten und terminalen Latenzen) abgeleitet, erbrachten nie den Befund einer myasthenen oder pseudomyasthenen Reaktion. Gleichfalls wurden posttetanische Potenzierungen nicht registriert. Bei

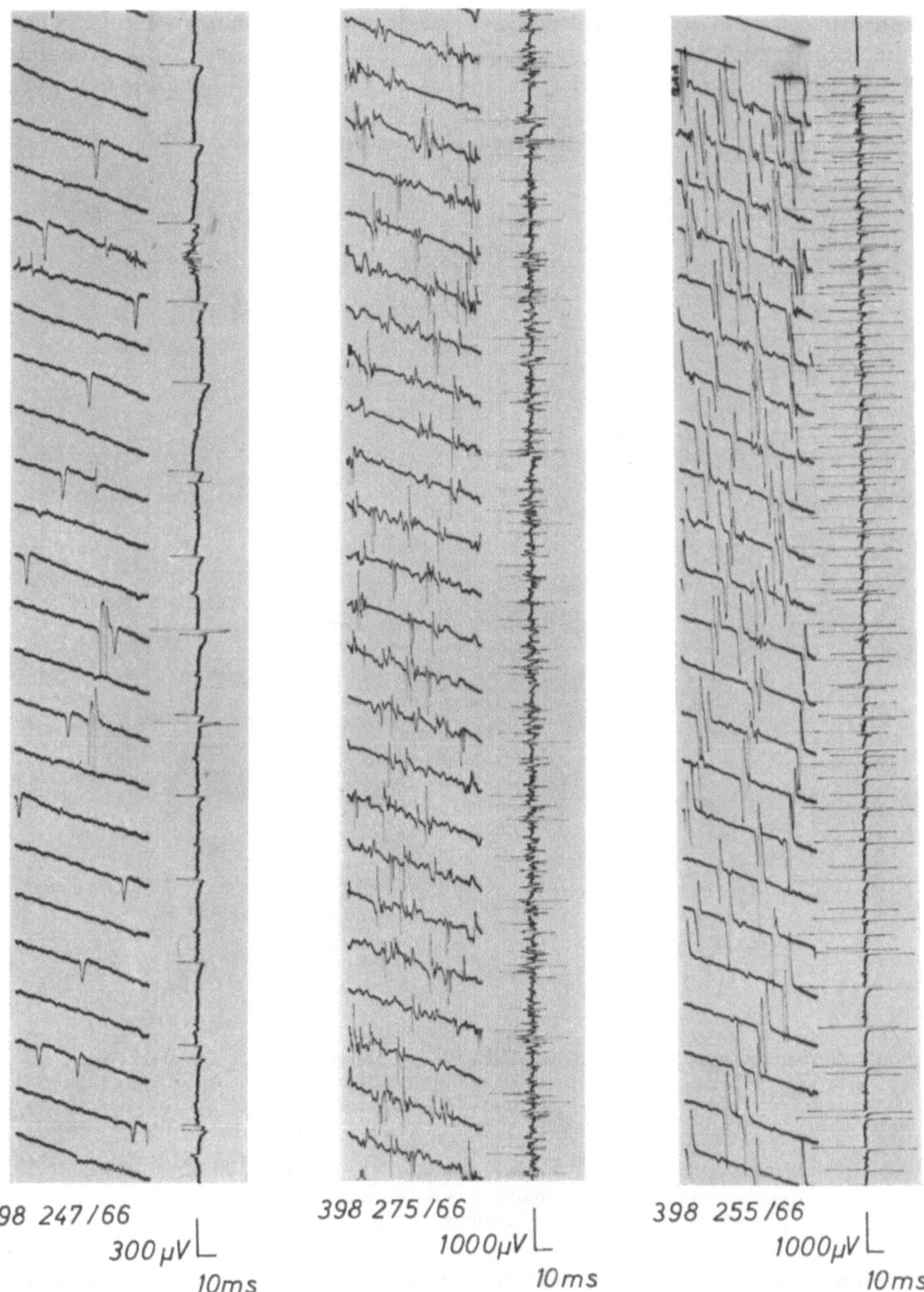

Abb. 7/1. Akutes postoperatives Nierenversagen. Fortsetzung in Abb. 7/2,3. Elektromyogramm mit physiologischer Insertionsaktivität, jedoch Denervationszeichen („positive scharfe Wellen" sowie einzelne Fibrillationen) und polyphasischem Fasciculieren (linker Bildstreifen). Bei mittelgradiger Innervation leicht reduzierte Interferenzdichte bei auffallender Phasenkürze (1—2 msec) steilschenkliger bi- und triphasischer Potentiale sowie desynchronisierte und einzelne polyphasische Einheiten mit kurzphasigen Einzelschenkeln (mittlerer Bildstreifen). Zone mit physiologischem Innervationsbild (rechter Bildstreifen). Akuter neurogener Prozeß des zweiten motorischen Neurons (M. tibialis ant.).

schnellen Zeitschreibungen mit 1 msec = 1 cm wurden gleichfalls Änderungen der Potentialform des Muskelantwortpotentials und Verkürzungen oder Verlängerungen der distalen Latenz nicht registriert. Somit ergeben sich nach unseren Befunden bei

N. ULNARIS

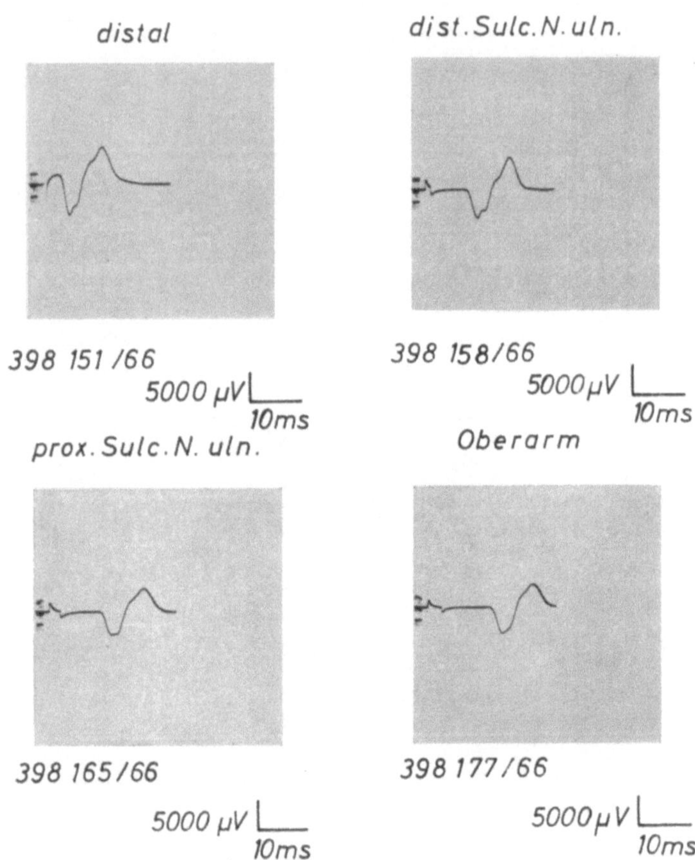

Abb. 7/2. Akutes postoperatives Nierenversagen. Elektroneurographie mit physiologischen Werten der motorischen Leitgeschwindigkeit im distalen und proximalen Abschnitt des N. ulnaris sowie der Parameter des Muskelantwortpotentials. Terminale Überleitungszeit mit 3,0 msec (5 cm) im obersten Normbereich bzw. geringfügig verlängert

Distale Latenz	(5 cm)	3,0 msec
Leitungsgeschwindigkeit distal		50,0 m/sec
Leitungsgeschwindigkeit Sulc. N. uln.		47,5 m/sec
Leitungsgeschwindigkeit proximal		58,5 m/sec

allerdings nur relativ kleiner Ausgangszahl *keine Hinweise für eine Beteiligung der motorischen Endplattenregion am nephrogenen neurogenen Prozeß des zweiten motorischen Neurons.*

Mitunter, so anläßlich des Dialyse-Symposions in Innsbruck im Februar 1967, werden Angaben laut, der Krankheitsprozeß spiele sich nicht nur am peripheren Nerven, sondern auch unmittelbar an der Muskelfaser ab, so daß demnach auch von nephrogenen Myopathien gesprochen werden müsse. Wir haben in unseren ausgedehnten Untersuchungen niemals sichere Zeichen einer derartigen

Schädigung nachweisen können. Wohl fielen auch uns die mitunter phasenverkürzten bi- und tri-phasischen bzw. desynchronisierten und polyphasischen Innervationspotentiale auf. Jedoch fehlten sonstige Kriterien des myopathischen Innervationsbildes (Amplitudenerniedrigung und Interferenz-verdichtung). Umgekehrt waren sogar Nachrekrutierung und Innervationsdichte entsprechend dem

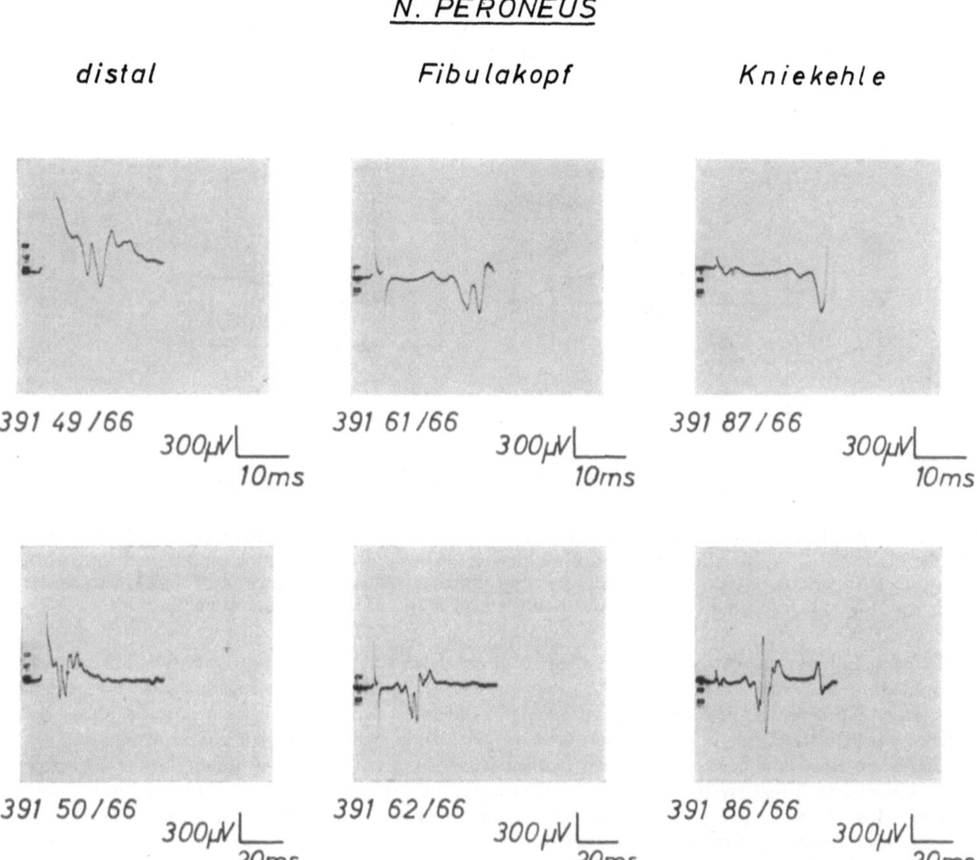

Abb. 7/3. Fortsetzung zu Abb. 7/2. Akutes postoperatives Nierenversagen. Neurographie mit physiologischer Leitgeschwindigkeit im proximalen und distalen Abschnitt des N. peroneus, aber geringfügig verlängerter terminaler Überleitungszeit (distale Latenz) und pathologischer Desynchro-nisation bei gleichzeitiger Amplitudenreduzierung des Muskelantwortpotentials. Akuter neurogener Prozeß

Distale Latenz	(5 cm)	3,9 msec
Leitungsgeschwindigkeit distal		57,2 m/sec
Leitungsgeschwindigkeit proximal		63,4 m/sec

Bild einer neurogenen Affektion nicht selten gegenüber der Norm vermindert. Die Korrelation der elektromyographischen und elektroneurographischen Daten zeigte uns dann — wie bereits er-wähnt — die Zusammenhänge in Richtung einer Schädigung der terminalen Endstrecke der peri-pheren Nerven auf (s. Anmerkung S. 139).

Die von dem Arbeitskreis von RIECKER u. BOLTE [7.6] bei Mikroableitungen aus Muskelzellen niereninsuffizienter Patienten herausgestellten Befunde einer Verminderung des Membranruhepoten-tials, einer Verminderung des cellulären Gesamtwiderstandes und einer Erhöhung der Schwellen-reizstromstärke werden bei den üblichen elektromyographischen Untersuchungen nicht erfaßt. Die Autoren vermuten eine gesteigerte Durchlässigkeit der Zellmembranen für Ionen bei Niereninsuffizienz. In welcher Form sich dies im klinischen Bild bemerkbar macht, ist bislang nicht mit Eindeutigkeit zu erfassen. Die von RIECKER u. BOLTE [7.6, 7.7, 7.8, 7.57, 7.58] veröffentlichten Untersuchungsdaten können nicht ohne weiteres als kongruenter Befund einer nephrogenen Myopathie gewertet werden.

Die Aufzeichnung von *Reizintensitäts-/Reizzeitkurven* (i/t-Kurven; Abb. 7/4) gibt Auskunft über das Ausmaß einer diffusen neurogenen Affektion. Grundlage für die Registrierungen ist die Bedingung, daß zur Erregung einer Membran zu kurzen Reizzeiten in exponentieller Abhängigkeit hohe Reizstärken erforderlich sind. Im Zustand der Denervation erfolgt hier gegenüber der physiologischen Innervation eine generelle Verschiebung zu hohen und schneller ansteigenden Reizwerten.

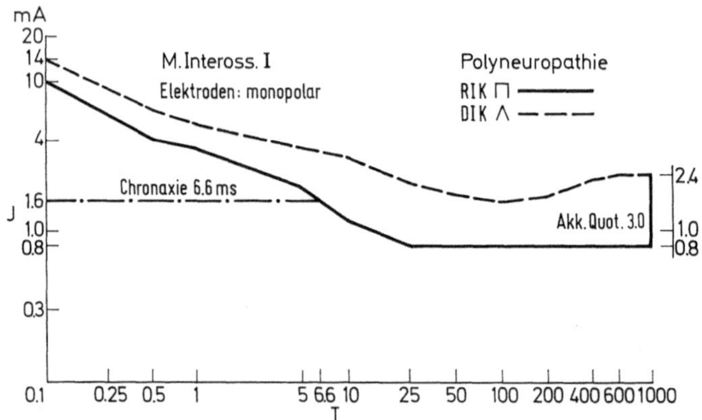

Abb. 7/4. Nephrogene Polyneuropathie. Reizstärke/Reizzeit-Kurven für „Rechteck"- (□) und Exponentialstrom-(∧)reizung mit noch physiologischer Akkomodabilität (Quotient 3,0), jedoch pathologischer Chronaxie (6,6 msec) und Zeichen einer diffusen neurogenen Affektion (Knickbildung der i/t-Kurve bei Reizzeiten zwischen 0,4 und 5 msec). Einzelheiten siehe Text

Ein noch höherer Aussagewert kommt der Methode dann zu, wenn nicht nur für „Rechteck"-Impulse mit momentanem Stromanstieg, sondern auch für Exponentialstromreizung mit verzögertem Stromanstieg derartige i/t-Kurven aufgezeichnet werden. Es wird hierbei die Akkomodabilität des Nerv-Muskelsystems, also die Eigenschaft eines Nerven, sich einem in der Intensität langsam ansteigendem Reiz so anpassen zu können, daß entweder keine oder erst bei hohen Reizstromwerten mit schnellerer Anstiegszeit eine Membrandepolarisation erfolgt, ausgenutzt. Physiologisch innervierte Muskeln mit hoher Akkomodabilität der Nerven werden im Fall partieller De- oder Reinnervation bei Prüfung mit Exponentialstrom (langsamer Stromanstieg!) noch keineswegs zur Kontraktion gebracht, wenn demgegenüber denervierte Muskeln mit niedriger Akkomodabilität bereits ansprechen. *Die Exponentialstromimpulskurve (∧) ist also die Kurve der Erregbarkeit der am stärksten (neurogen) pathologisch veränderten Muskulatur.* Andererseits erfordern physiologisch innervierte Muskeln bei Reizung mit „Viereck"-Stromimpulsen niedere Reizwerte als denervierte Muskeln, *so daß also eine Rechteckimpulskurve die Aufzeichnung der Erregbarkeit der im Gesamtverband am wenigsten geschädigten Nerv-Muskeleinheiten darstellt.* Aus dem Verlauf dieser Kurven kann also ausreichend vollständig zu den Innervationsverhältnissen eines Gesamtmuskels Stellung genommen werden. Aus dem in der Abb. 7/4 dargestellten charakteristischen Beispiel der nahezu regelrecht verlaufenden Exponentialstromkurve ergibt sich der Hinweis für eine insgesamt nur blande neurogene Affektion. Die Knickbildung in der „Rechteck"-Stromkurve zwischen etwa 0,4 und 5 msec Impulszeitdauer zeigt höhere Schwellenwerte für diesen Bereich an, was für eine neurogene Teilschädigung des Muskelgesamtverbandes spricht.

Die von uns registrierten *Liquorbefunde* (s. Kap. 2) zeigen keine signifikante Korrelation zum Ausmaß und zum Verlauf einer nephrogenen Polyneuropathie. Einige Patienten hatten erhebliche Polyneuropathien, zeigten aber keine Liquorveränderungen, während es in anderen Fällen umgekehrt war. Wir müssen unterstellen, daß die Liquorbefunde mit der zentralnervösen Affektion des Nervensystems bei renaler Insuffizienz in Zusammenhang stehen. Letztlich ergibt sich dies indirekt auch aus der Bewertung der elektrophysiologischen Befunde am peripheren Nervensystem. Sowohl Myographie als auch Neurographie zeigen stets in Übereinstimmung mit dem klinischen Befund (s. o.) eine Affektion des peripheren Neurons im distalen Abschnitt unter ganz eindeutiger Akzentuierung zugunsten der langen Extremitätennerven. Dieser Befund korreliert schließlich auch mit entsprechenden histologischen Untersuchungsergebnissen an peripheren Nerven urämischer bzw. chronisch-renal insuffizienter Patienten [7.1, 7.2]. *Die nephrogene Polyneuropathie manifestiert sich bevorzugt im distalen Abschnitt der langen Extremitätennerven unter Bevorzugung der unteren Gliedmaßen.*

Die *Pathogenese der nephrogenen Polyneuropathien* ist bislang nicht abgeklärt. Jedoch sind zahlreiche Diskussionen angestellt worden, die aber sicherlich nicht mehr als Teilaspekte erfassen.

Insbesondere von LASKER [7.44] wurde ein *dialyseabhängiger Verlust von wasserlöslichen Vitaminen der B-Gruppe* vermutet, zumal sich *im Beginn der Dialysebehandlung nephrogene Polyneuropathien mitunter intensivieren* (eigene Beobachtungen; [7.14, 7.35]). U. E. spielen hierbei andere Faktoren eine entscheidende Rolle, wie sich bei Diskussion der Wertigkeit der im Dialysebeginn häufig abzeichnenden Einschränkung der bisherigen Restharnmenge zeigen wird (s. u.). Jedenfalls darf die Bedeutung der Vitamine der B-Gruppe [7.10, 7.18, 7.20, 7.25, 7.35, 7.66] nicht überbewertet werden, da entsprechende Therapieversuche unterschiedlich ausfielen [7.46] bzw. ohne Erfolg blieben [7.65].

Die nephrogene Polyneuropathie wird mitunter auf pathologische Stoffwechselveränderungen bezogen, die mittelbar oder unmittelbar mit der Niereninsuffizienz in Zusammenhang stehen. Insbesondere wurden Zusammenhänge mit der *pathologischen Glucosetoleranz* renal insuffizienter Patienten [7.33, 7.34] gesehen. Neuerdings haben WILLMS, QUELLHORST u. HENNING [7.76] aus der Medizinischen Universitätsklinik Göttingen an 40 Patienten mit chronischer Niereninsuffizienz im Endstadium die Frage der Glucoseintoleranz unter anderem in Beziehung zum Ausmaß der Niereninsuffizienz überprüft. Zur Manifestation der pathologischen Regulation des Glucosestoffwechsels kam es erst bei Serum-Kreatininretentionen von durchschnittlich mehr als 10 mg%. In unserem Beobachtungsgut sind zum Teil die von WILLMS et al. untersuchten Patienten ebenfalls enthalten. Vergleiche sind daher mit der Manifestation nephrogener Polyneuropathien möglich, ohne daß sich jedoch eindeutige Zusammenhänge erkennen lassen. Wir werden sogleich noch darauf zu sprechen kommen, daß die Serumkreatininschwelle für Ausprägungen nephrogener peripherer Affektionen nach unseren Befunden bei etwa 6—8 mg% liegt. Damit aber werden *Polyneuropathien durchschnittlich eher manifest als dies für eine pathologische Glucosetoleranz gilt.* Ferner haben die Untersuchungen von WILLMS u. Mitarb. gezeigt, daß die Glucosedysregulationen bei zweimal wöchentlich intermittierend hämodialytisch behandelten Patienten etwa 4—8 Wochen nach Aufnahme in das Dauerdialyseprogramm normalisiert sein können. Unsere neurologischen Untersuchungen haben demgegenüber bei allen diesen Patienten mit Dauerdialyse das Bild einer nephrogenen Polyneuropathie unterschiedlicher Intensität auch noch nach monate- und jahrelanger Behandlung gezeigt. Es wird damit *unwahrscheinlich, eine Beziehung zwischen pathologischem Glucosestoffwechsel und nephrogener Polyneuropathie annehmen zu können.* Ungeklärt bleibt jedoch, wie sich bei Serum-Kreatininspiegeln über 10—15 mg% der pathologische Stoffwechselbefund evtl. zusätzlich auf die Entwicklung der Neuropathie auswirkt.

9 Prill, Die neurolog. Symptomat. der Niereninsuffizienz

Nicht zuletzt sind aber auch trotz mancher Ähnlichkeit zwischen diabetischer Polyneuropathie [7.3, 7.38] und nephrogener Polyneuropathie diese beiden Krankheitszustände nach klinischen aktuellen und Verlaufskriterien nicht miteinander identisch. Dies gilt gleichfalls für die von anderen Autoren (u. a. [7.42]) und uns selbst registrierten elektrophysiologischen Daten. Man muß sich stets vergegenwärtigen, daß bei jeder Polyneuropathie der periphere Nerv lediglich die letzte „gemeinsame Endstrecke" darstellt, hier aber — wie auch sonst im Bereich des Nervensystems — nur eine beschränkte Reaktionsmöglichkeit unter der Einwirkung durchaus zahlreicher und unterschiedlicher Noxen gegeben ist. Wie weit sich evtl. mit verfeinerten, z. B. elektronenoptischen Untersuchungsmethoden Differenzierungsmöglichkeiten ergeben können, ist vorläufig noch nicht zu entscheiden, da — abgesehen von wenigen elektronenmikroskopischen Aufnahmen peripherer Nerven urämischer Patienten (Prof. Dr. SEITELBERGER, Wien) — hinreichend sichere Abgrenzungskriterien noch nicht bekannt sind. Ob sich somit etwa der von BISCHOFF [7.4, 7.5] erhobene Befund nicht nur eines Markscheidenzerfalls, sondern auch von Verdoppelungen, Verdreifachungen und Verdickungen der Basalmembran der Schwannschen Zellen bei diabetischer Polyneuropathie als differentialdiagnostisches Kriterium gegenüber anderen Polyneuropathien wird verwerten lassen, muß noch abgewartet werden.

Wir haben an Hand der uns zur Verfügung stehenden Stoffwechseldaten aus den Krankenblättern der Medizinischen Universitättsklinik Göttingen versucht, Zusammenhänge zwischen Ausmaß renaler Insuffizienz und nephrogener Polyneuropathie zu finden. Es ergaben sich hierbei *keine Korrelationen zu Hypertonus bzw. hypertensiven Blutdruckkrisen*, wie dies gelegentlich angenommen wurde [7.61]. Ferner haben sich *keine Anhaltspunkte für einen Zusammenhang mit dem Ausmaß der metabolischen Acidose* ergeben. Auch bei pH-Werten von 7,2 (s. Abb. 7/8) zeigten sich noch eindeutige Besserungen einer zuvor intensiver ausgeprägten Neuropathie. Zu *Elektrolytdaten im Blutserum ist die Polyneuropathie ebenfalls nicht zu korrelieren.* Wir haben bereits an anderer Stelle (Kap. 3d) darauf aufmerksam gemacht, daß mitunter nachweisbare Hyporeflexien keineswegs Ausdruck einer nephrogenen Polyneuropathie sein müssen [7.53], da hier elektrophysiologische Korrelate zu Hyponatriämien gegeben sind, die bekanntlich zu einer verminderten Erregbarkeit peripherer Nerven führen (s. u. a. [7.50]). Gleichfalls dürfen periphere Lähmungen bei Störungen des Magnesium- und Kaliumstoffwechsels (s. Kap. 3d 2, 3d 4 [7.17, 7.62]) nicht als Polyneuropathie fehlinterpretiert werden.

Wird die Retention harnpflichtiger Stoffwechselprodukte für die Manifestation der nephrogenen Polyneuropathie pathogenetisch als wesentlich angesehen, so glaubten TENCKHOFF et al. [7.66] sowie JEBSEN et al. [7.35] aus der differenten Wirksamkeit verschiedener Dialysatoren auf die Rückbildung von Polyneuropathien schließen zu können, daß es sich um *langsam dialysable Stoffwechselprodukte* handeln könnte.

Gleichwertig unserer Beobachtung über nur geringfügige Denervationszeichen im Elektromyogramm bei nephrogener Polyneuropathie (s. o.) sind die Aussagen von DOBBELSTEIN et al. [7.14]. Wir haben bereits darauf aufmerksam gemacht, daß dies Folge einer bevorzugten Affektion der Markscheiden gegenüber den Achsencylindern sein kann, so daß Denervationserscheinungen trotz bereits eingetretener Minderung der Nervenleitungsgeschwindigkeit nicht (oder nicht wesentlich) hervortreten (s. a. [7.71]). Aus dem gleichen Befund ist jedoch auch die Vermutung abgeleitet worden, es handle sich bei der peripheren Nervenaffektion um „eine vorwiegend funktionelle Störung ohne den Untergang von Nervenfasern", sofern noch keine Atrophien und Lähmungen in Erscheinung getreten sind [7.14]. Als hinweisendes Argument in dieser Richtung werden u. a. Registrierungen der Nervenleitungsgeschwindigkeiten im unmittelbaren Zusammenhang mit fünf Hämodialysen angeführt. Die aufgezeigten Differenzen der Leitgeschwindigkeiten vor und nach den Dialysen für den N. tibialis (—6,7; —9,5; —5,3; —4,6; +5,0 m/sec) und für den N. peroneus (—1,0; —3,0; —0,8; +7,2; +0,9 m/sec) sind jedoch zum Beweis vorerst nicht signifikant (Besserungen +; Verschlechterungen —), da Abweichungen in verschiedenen Richtungen gefunden, vor allen Dingen aber mit Nadelelektroden registriert und die Beobachtungen an einem Elektromyographen mit relativ kleinem Kathodenstrahlschirm vorgenommen wurden, so daß natürliche Meßfehlergrenzen von einigen Metern je Sekunde zu berücksichtigen bleiben (S. 118 f.). Unberührt von diesen Erwägungen bleibt trotzdem die grundsätzliche Diskussionsbasis der funktionellen Nervenschädigung, so lange keine gröberen Atrophien und stärkeren Paresen nachweisbar sind, da nach den wenigen vorliegenden histologischen Befunden sich zunächst tatsächlich eine ödematöse Auflockerung im Peri- und Endoneurium sowie eine Aufquellung von Myelinscheiden [7.2, 7.14] abzeichnet, also eine ödembedingte Beeinträchtigung der Nerven-(Markscheiden-(?))Funktion zur Debatte stehen bleibt. Letztlich kann in gleichwertiger Richtung der längere Zeit vorherrschenden irritativen (gegenüber destruktiven) Funktionsstörung der Wechsel der Sensibilitätsstörungen (Paraesthesien) in Abhängigkeit von der Retention harnpflichtiger Substanzen weisen. Unbeantwortet ist ferner auch noch die Frage der Harnstoffeiweißbindung bei der Manifestation neurologischer nephrogener Störungen [7.22, 7.40], auch wenn wir bislang nach den uns vorliegenden Protokollen *keine beweisenden Anhaltspunkte für eine unmittelbare Abhängigkeit der (Intensität der) Polyneuropathie vom Ausmaß der Harnstoffretention* im Blutserum auffinden konnten. Es bleibt zu erwähnen, daß von uns *Verschiebungen im Serumeiweißbild ebenfalls nicht mit Signifikanz mit der Entwicklung einer Polyneuropathie in Zusammenhang gebracht* werden konnten.

Anzufügen sind an dieser Stelle die Mitteilungen über Polyneuropathien unter der Medikation von Furanderivaten (Furadantin = Nitrofurantoin). Nach unseren eigenen drei Beobachtungen und Berichten der Literatur (letzte Zusammenstellung mit Literaturangaben [7.63]) liegen ganz überwiegend (oder stets(?) — bei unzureichenden Stoffwechselangaben in einigen Berichten) gleichzeitig Nierenschädigungen vor. Unter diesen Bedingungen wird Nitrofurantoin vermindert tubulär sezerniert [7.60] und spielt nunmehr bei länger dauernd erhöhtem Serumspiegel pathogenetisch eine Rolle bei der Polyneuropathiemanifestation. In den vorliegenden Berichten wird in diesem Zusammenhang mitunter zu wenig die Auswirkung der Niereninsuffizienz selbst beachtet (u. a. [7.63]), zumal bei Kreatininserumretentionen oberhalb 6—8 mg% Polyneuropathiesymptome auftreten (s. u.).

Ist somit die Pathogenese der nephrogenen Polyneuropathie noch offen, so bleibt die Frage, ob sich dann wenigstens Hinweise für einen Indicator an Hand von Stoffwechselbefunden ergeben, die zum Auftreten einer peripheren Nervenschädigung korrelieren. Auf Grund unseres jetzt relativ großen Krankengutes können wir diesbezüglich unsere bereits früher gemachten Angaben [7.52, 7.53, 7.74] bestätigen, *daß die Serum-Kreatininretention diesen brauchbaren Indicator zur Beurteilung der Manifestation einer nephrogenen Polyneuropathie darstellt.* In Übereinstimmung mit TENCKHOFF et al. [7.66] ergibt sich an Hand unserer Beobachtung an 133 niereninsuffizienten

9*

Patienten, *daß Polyneuropathien bei einem Serum-Kreatininspiegel unter 5—6 mg% nicht registriert werden. Oberhalb einer Plasma-Kreatininkonzentration von 6—8 mg% ist dem- gegenüber mit einer nephrogenen peripher-nervösen Affektion zu rechnen.* Allerdings ergibt

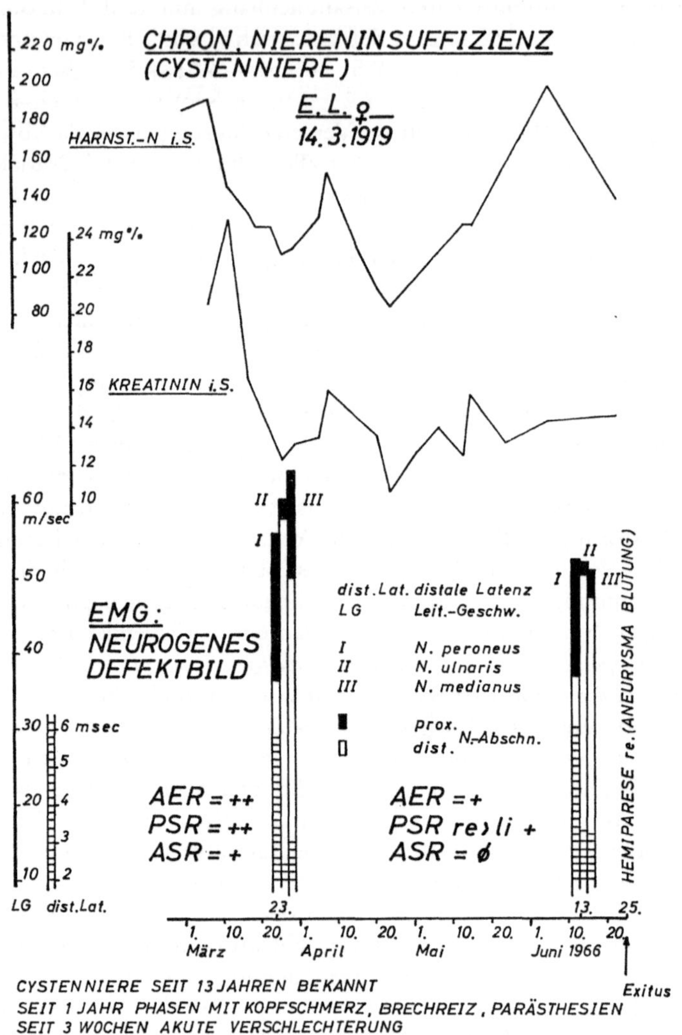

Abb. 7/5. Chronische Niereninsuffizienz mit langsamer Ausbildung einer nephrogenen Polyneuropathie

sich keine zwingende Korrelation zum Ausmaß und der Intensität der Polyneuropathie bei Retentionen über 10 mg%. Es muß lediglich mit einem mehr oder weniger schnellem Fortschreiten der peripheren Nervenschädigung gerechnet werden. Diese bereits früher von uns getroffene Angabe wird neuerdings von JEBSEN et al. durch die in Seattle erhobenen Befunde grundsätzlich bestätigt [7.35].

Diesen Feststellungen scheinen seltene Erfahrungen von JEBSEN et al. [7.35] selbst zu widersprechen, indem die Autoren auch bei einigen Patienten aus ihrem chronischen Hämodialyseprogramm mit progredienter nephrogener Polyneuropathie berichten, obwohl hier eher mit der Abnahme der Retention harnpflichtiger Stoffwechselendprodukte als umgekehrt gerechnet werden sollte (Kreatinindaten im einzelnen sind jedoch nicht angegeben). Es wird bemerkenswerterweise aber vermerkt, daß es sich ausschließlich um Patienten handelte, deren Dialysen nicht in der Klinik, sondern unter Selbstüberwachung zu Hause durchgeführt wurden. In der Arbeit von DOBBELSTEIN et al. [7.14] finden sich ähnliche Anmerkungen über ausbleibende Polyneuropathiebesserung bzw.

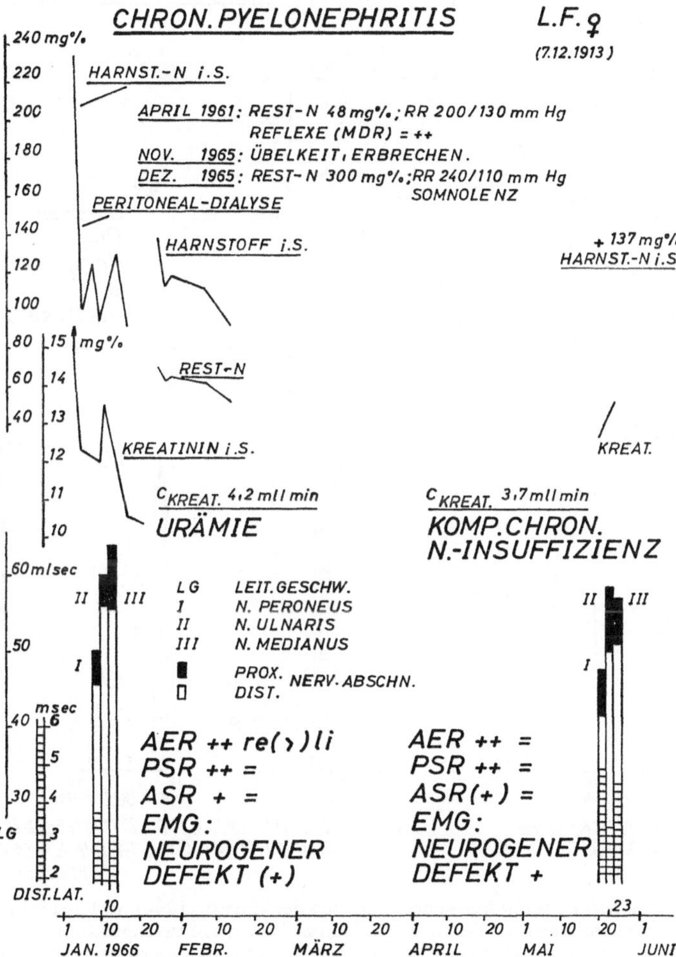

Abb. 7/6. Chronische Pyelonephritis im urämischen und kompensierten Stadium mit Ausbildung einer nephrogenen Polyneuropathie. Einzelheiten siehe Text

sogar partieller Verschlechterung unter Hämodialysebehandlung im Dauerprogramm. Die Durchsicht der Abbildungen läßt hier erkennen, daß die Kreatininmittelwerte im Serum nicht in den von uns angegebenen kritischen Bereich gesenkt worden waren. Teilweise (?) traten Besserungen nach Zeitverlängerung der Dialysen, d. h. aber mit nunmehr vermehrter Elimination harnpflichtiger Substanzen auf.

Einige Beispiele sollen aufzeigen, wie sich die Intensität der Neuropathie zum Parameter der Kreatininretention verhält. Abb. 7/5 zeigt das Beispiel einer chronischen Niereninsuffizienz ohne Dialysebehandlung und Abb. 7/6 nach einmaliger Urämie und nur zu dieser Zeit durchgeführter Peritonealdialyse. In beiden Fällen bleiben die Serumkreatininspiegel im Durchschnitt über 12 mg% fortbestehen. Hier wie da entwickelt sich unter Berücksichtigung des klinischen und elektromyographischen Befundes eine Polyneuropathie. In beiden Fällen ist eine Minderung der Nervenleitungsgeschwindigkeit im distalen Abschnitt des N. peroneus zu erkennen, die einmal (Abb. 7/5) bei ca. 35 m/sec und das andere Mal (Abb. 7/6) bei etwa 45 m/sec liegt. Gleichzeitig wird deutlich, daß bei der stärker ausgeprägten Neuropathie (Abb. 7/5) auch die distale Latenz mit nahezu 6 msec wesentlich stärker pathologisch ausfällt als im anderen Krankheitsfall, wo sie zunächst mit 3,6 msec

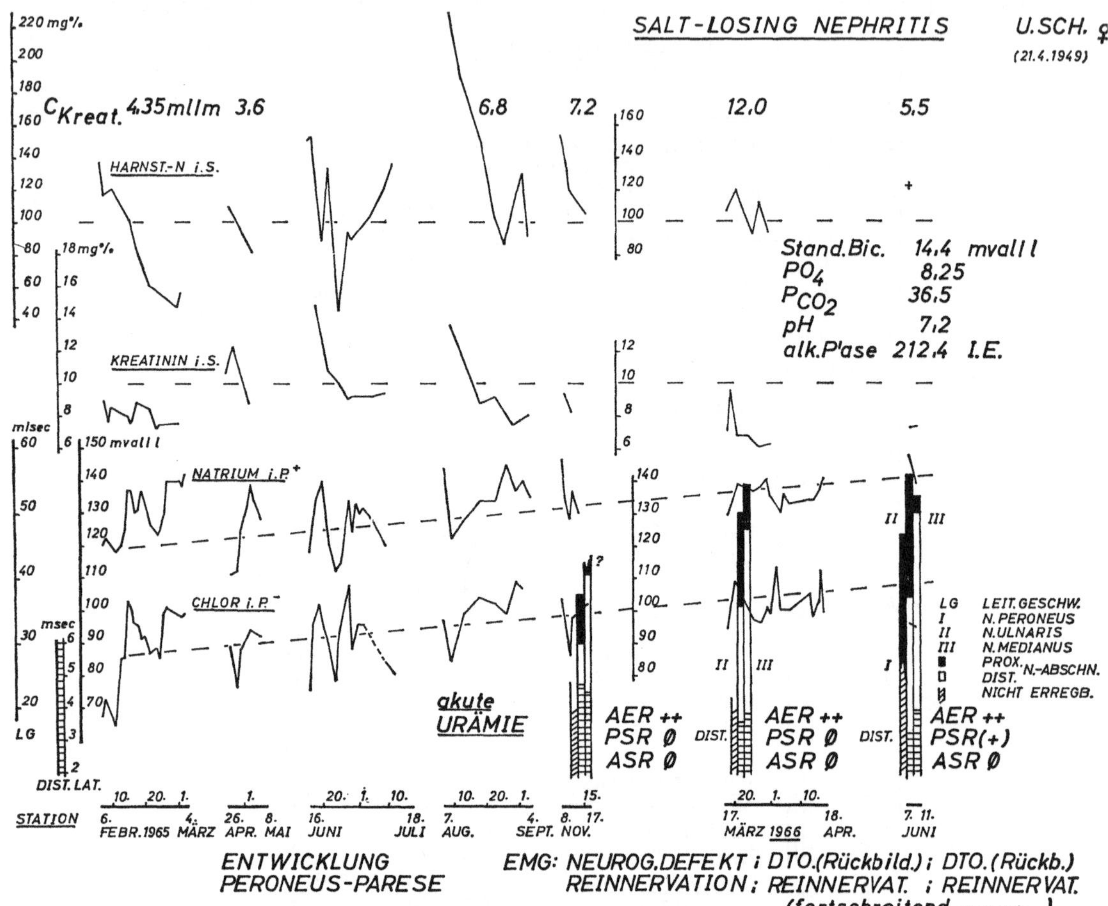

Abb. 7/7. Salt losing nephritis mit klinischen Angaben der Harnstoff-N- und Kreatininkonzentration im Serum sowie Elektrolytstatus. (Befunde der Medizinischen Universitätsklinik Göttingen.) Entwicklung einer doppelseitigen Peroneuslähmung mit Rückbildung derselben unter Besserung der Nierenfunktion bei (therapeutisch) kompensiertem Ausgleich der Na⁺- und Cl⁻-Bilanz

(N. peroneus), später aber auch mit 4,8 msec gefunden wird. Zu diesem (als pathologisch zu wertenden) Anstieg korreliert gleichzeitig eine weitere Minderung der Nervenleitungsgeschwindigkeit von ursprünglich etwa 45 m/sec auf nunmehr ca. 40 m/sec im distalen Abschnitt des N. peroneus.

Neben dem Hinweis auf unterschiedliche Krankheitsverläufe trotz etwa gleicher Intensität der Nierensuffizienz (s. u.), sofern sie am Maßstab der Kreatininretention bzw. der Größe der Kreatininclearance bewertet wird, verdient ebenso die Feststellung über die grundsätzliche *Rückbildungsfähigkeit der Neuropathie* Aufmerksamkeit. Es ist dies, wie u. a. Abb. 7/9 zeigt, dann möglich, wenn auf Grund dialytischer Behandlung harnpflichtige retinierte (dialysierbare!) Stoffwechselendprodukte in ausreichendem Maß eliminiert werden. Es ist hierzu eine Mindestdauer der Dialyse erforderlich, die nach unseren Befundprotokollen mit einer Ausschwemmung harnpflichtiger Substanzen entsprechend einer Minderung des Kreatininmittelwertes im Serum auf mindestens 6—8 mg% gleichbedeutend sein muß. Bei Gültigkeit dieses Parameters wird dann aber auch mit Besserungen der Neuropathie zu rechnen sein, wenn die Niereninsuffizienz auf andere als dialytische Art kompensiert oder gebessert werden kann.

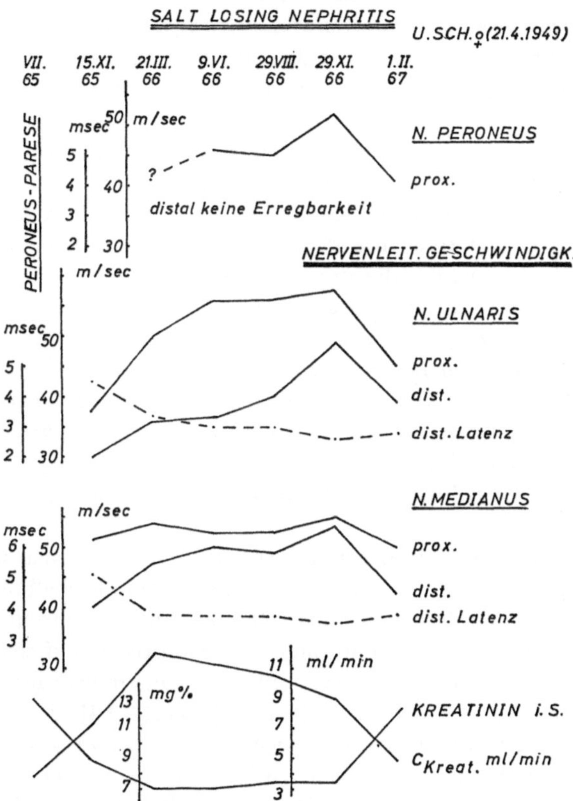

Abb. 7/8. Fortsetzung zu Abb. 7/7. Salt losing nephritis. Zusammenfassende Darstellung der elektroneurographischen Daten in Abhängigkeit zum Ausmaß der Niereninsuffizienz an Hand der Kreatininclearancewerte und der Kreatininretention im Blutserum. (Aus: PRILL [7.53])

Abb. 7/7 zeigt die entsprechenden Verhältnisse unter gleichzeitiger Berücksichtigung der Stoffwechseldaten bei einer Salzverlustnephritis. Es entwickelt sich hier spontan eine Peroneusparese, als bei deutlicher durchschnittlicher Hyponatriämie und Hypochlorämie auch eine wesentliche Einschränkung des Glomerulumfiltrates nachweisbar ist (zusätzliche Glomerulonephritis?). Mit Besserung der Nierenfunktion durch NaCl-Substitution und Absinken des Serum-Kreatininspiegels auf weniger als 8 mg% bildet sich allmählich die Peroneuslähmung zurück. Abb. 7/8 stellt die gleichen Verhältnisse nochmals zusammenfassend auf Grund aller vorgenommenen Untersuchungen dar. Es zeigt sich hier ganz eindeutig eine Besserung der Nervenleitungsgeschwindigkeiten mit Absinken des Serum-Kreatininspiegels von ursprünglich etwa 13 auf 7 mg% bei gleichzeitiger Zunahme der Kreatininclearance von anfänglich 4,35 auf 13—15 ml/min. Als es schließlich im November 1966 zu einer Verschlechterung der Nierenfunktion mit erneutem Anstieg des Serumkreatinins kommt, intensiviert sich sofort auch wieder die Neuropathie mit Absinken der Nervenleitungsgeschwindigkeiten.

Die nephrogene Polyneuropathie entwickelt sich unabhängig von den zentralnervösen Störungen und zwar wesentlich frühzeitiger, sofern es sich um chronische Krankheitsverläufe handelt. Bislang ist nicht sicher geklärt, wie es zu dieser Diskrepanz kommt. Wir müssen aber wohl beachten, daß das Zentralnervensystem durch Einschaltung der Blut/Hirn- und Blut/Liquor-Schranke, wie in Kap. 2 gezeigt wurde, gegenüber der Einwirkung harnpflichtiger Stoffwechselendprodukte relativ gut abgeschirmt ist. Allein bewertet an den Parametern des Kreatinins zeigt sich so z. B., daß bei Serumkonzentrationen von etwa 6—8 mg% die Liquorretention erst bei etwa 2—3 mg% liegt (Kap. 2c). *Das periphere Nervensystem ist also den Einflüssen harnpflichtiger Substanzen unmittelbarer ausgesetzt als das zentrale Nervensystem*, so daß sich dort bereits Störungen abzeichnen können, wenn sie hier noch nicht manifest werden. Vergleichsweise müßte etwa eine Serum-Kreatinkonzentration von etwa 18—20 mg% (!) vorliegen, damit eine Liquorkonzentration von ca. 6 mg% erreicht wird, wie sie im Serum als Indicator der Manifestation einer nephrogenen Polyneuropathie dient.

Die in Einzelheiten unterschiedlichen Krankheitsverläufe trotz etwa gleicher Serumkreatininspiegel (als Indicator der Niereninsuffizienz!) regen dazu an, nach weiteren *Parametern* zu suchen, die der Manifestation der Neuropathie kongruent sind. Als deren wichtigste haben sich uns bislang die Beurteilung

1. der *Akuität* bzw. der *zeitlichen Entwicklung* der Niereninsuffizienz sowie

2. der *Restharnmenge in Relation zur Serumkreatininkonzentration* erwiesen.

ad 1. An Hand der Abb. 7/1—7/3 war es möglich zu zeigen (s. o.), daß *die akute und zeitschnell entwickelte Retention größerer Mengen harnpflichtiger Substanzen* — über bislang unbekannte pathochemische Mechanismen — *zur Schädigung des peripheren Nervensystems* führen kann, die prinzipiell reversibel ist, sofern die Niereninsuffizienz beherrscht wird.

ad 2. Zu berücksichtigen sind hier in erster Linie die zahlreichen Patienten außerhalb eines Dialyseprogramms mit Serumkreatininspiegeln oberhalb 8—10 mg%, die jedoch nur gering ausgeprägte bzw. nur sehr langsam fortschreitende Polyneuropathien ohne wesentliche Beeinträchtigung der (motorischen) Leistungsbreite aufweisen. Eine hierzu neuerdings vorgenommene Differenzierung der Krankengeschichtsdaten und Befunde ließ uns erkennen [7.41a, 7.54], daß das Ausmaß der Neuropathie bei den erwähnten Serumkreatininkonzentrationen über 6—8 mg% in einem auffallend starken Maße in Parallele zur Restharnmenge steht. Von 51 Kranken aus dieser Kategorie mit Polyurie bzw. Harnausscheidungen bis 1500 ml herab pro Tag boten nur 25 eine geringfügige, die kurzfristige motorische Leistung praktisch noch nicht bzw. nur leicht beeinträchtigende Muskelschwäche der unteren Extremitäten. Bei Normwerten der distalen Leitungsgeschwindigkeit im Nervus peroneus von 47—50 m/sec boten von 36 Kranken nur 6 stärkere Reduzierungen auf Werte zwischen 10—39 m/sec, während 23mal nur kaum veränderte Leitungsgeschwindigkeiten zwischen 40—47 m/sec gemessen wurden. Wir besitzen Beobachtungen, für die dieser Status bis 3 Jahre nahezu unverändert erhalten blieb. Die Kranken, deren Protokolle in Abb. 7/5 und 7/6 aufgezeichnet sind, gehören in diese Kategorie.

Schon vor Abschluß noch fortdauernder Untersuchungen kann demgegenüber bereits jetzt angemerkt werden [7.73], daß aber umgekehrt *überwiegend jene Patienten, die oligurisch oder anurisch sind, mit einem intensiveren bzw. schnelleren Fortschreiten ihrer Polyneuropathie* rechnen müssen als jene Kranken, die — wenn auch isosthenurisch — noch eine ausreichende Harnausscheidung haben.

Es sind also, was sich in unseren früheren Untersuchungen [7.52, 7.53, 7.55, 7.74] noch nicht herausgestellt hatte, vorerst folgende Parameter als Indicator für die Entwicklung einer nephrogenen Polyneuropathie zu berücksichtigen: *Bei Serumkreatininkonzentrationen oberhalb 6—8 mg% manifestiert sich eine nephrogene Polyneuropathie. Um so geringer gleichzeitig die noch verbliebene Harnproduktion ist, desto größer wird das Risiko einer intensiveren bzw. schneller ablaufenden Verschlechterung. Solange eine Polyurie bestehen bleibt, sind — unabhängig von der Ernährungsweise! — die Zeichen einer Schädigung des peripheren Nervensystems relativ gering bzw. zeigen nur geringfügige Progredienz. Ferner bestimmt die zeitschnelle Retention erheblicher Mengen harnpflichtiger Substanzen die Manifestation der Polyneuropathie. Sowohl bei akuter Niereninsuffizienz als auch bei schnell entwickelter Exacerbation im Rahmen eines bereits chronischen Krankheitsverlaufes kann somit die prinzipiell chronisch fortschreitende Polyneuropathie akute bzw. schubweise Intensivierungen erfahren.*

Mit diesen Feststellungen zeichnen sich gleichzeitig Hinweise ab, die den eigenartigen, bislang in keiner Weise deutbaren Befund einer *Verschlechterung der Polyneuropathie unmittelbar im Beginn einer Dialysebehandlung* (s. o.) [7.11, 7.14, 7.18, 7.20, 7.70, 7.72] einer Erklärung näherbringen können. In dem unserer Beobachtung zugänglichen Krankengut befinden sich bislang sechs Patienten dieser Kategorie. In allen diesen Fällen reduzierte sich, wie keineswegs selten, mit Dialysebeginn die Harnmenge bis zur Oligurie bzw. Anurie. Offenbar ist, was weiter zu überprüfen sein wird [7.54, 7.73], *die schnelle Reduktion der Harnproduktion im Dialysebeginn für die Verschlechterung einer Polyneuropathie von entscheidender Bedeutung.* Diese Feststellung gilt insbesondere gegenüber der Hypothese eines dialyseabhängigen Verlustes von wasserlöslichen Vitaminen der B-Gruppe (s. o.).

Die pathogenetischen Bedingungen sind bislang noch nicht zu überschauen, zumal beachtet werden muß, daß unter Fortführung der dialytischen Therapie trotz bestehenbleibender Oligurie oder Anurie (!) die Neuropathie wieder besserungsfähig ist, sofern die Elimination harnpflichtiger Substanzen einer dauerhaften Senkung des Kreatininmittelwertes im Serum (als Indicatorfunktion der Niereninsuffizienz!) auf 6—8 mg% entspricht. Es ist daher nur schwer vorstellbar, daß allein die anuriebedingte Retention harnpflichtiger Substanzen die Manifestation oder Verschlechterung der peripheren Neuropathie verursachen sollte. Es muß sich vielmehr um andere Folgen der abrupten Oligurie bzw. Anurie handeln, wobei dem Zeitfaktor grundsätzlich insofern eine Rolle zukommen mag, als daß auch bei akutem Nierenversagen mit Anurie Neuropathiesymptome auftreten (in Abb. 7/1—7/3 ist ein entsprechendes Beispiel aufgeführt worden). Jedoch sind die pathogenetischen Bedingungen hier insofern anders, als daß gleichzeitig mit der Niereninsuffizienz und Retention harnpflichtiger Substanzen ein generelles Ödem auftritt, während bei dialyseabhängiger Anurie gegenüber zuvor kontinuierlich angestiegenen sehr hohen Retentionswerten von diesem Niveau her eine Entwässerung erfolgt. Diese aber ist keineswegs von vornherein in allen Verteilungsräumen gleichmäßig stark und zeitgleich ausgeprägt, was u. a. von der unterschiedlich schnellen Elimination osmotisch wirksamer Stoffwechselendprodukte (Harnstoff!) abhängt. Es deuten sich hier Zusammenhänge entsprechend dem Dysequilibriumsyndrom (s. Kap. 6) — nunmehr allerdings bezogen auf das periphere Nervensystem — an, was DOBBELSTEIN et al. [7.14] jedoch glaubten verfeinern zu dürfen, da ihre neurographischen Untersuchungen vor und nach Hämodialysen unterschiedliche Änderungen der Nervenleitungsgeschwindigkeiten im Sinne der Besserung wie auch der Verschlechterung erbracht hatten. Diese Befunde sind u. E. vorerst aber weder zur Ablehnung noch zur Bestätigung eines Wirkungsmechanismus entsprechend einem Dysequilibrium von Gewebswasser und harnpflichtigen Substanzen geeignet, da die möglichen (neurographischen) Meßfehler zu groß sind (s. o.) und Daten über die absolute Höhe der retinierten Substanzen (u. a. Harnstoff) wie auch die Angaben über die Häufigkeit der bereits zuvor unternommenen Dialysen fehlen. Es ist jedoch nicht gleichgültig, zum Beispiel die absolute Höhe der Retentionswerte harnpflichtiger Stoffwechselprodukte zu vernachlässigen, da deren dialytische Elimination nicht direkt zeitproportional, sondern offenbar exponentiell erfolgt und bei höheren Ausgangswerten (im Beginn der Dialysebehandlung!) eine stärkere Niveausenkung als bei niederer Ausgangsbasis erfolgt. Dementsprechend fällt auch der osmoregulative Einfluß auf den Wasserhaushalt unterschiedlich aus.

Ferner wird zu beachten sein, daß dialyseabhängige Verschlechterungen einer Neuropathie wohl bevorzugt schließlich dann auftreten, wenn gleichzeitig der Allgemeinbefund von vornherein schlecht

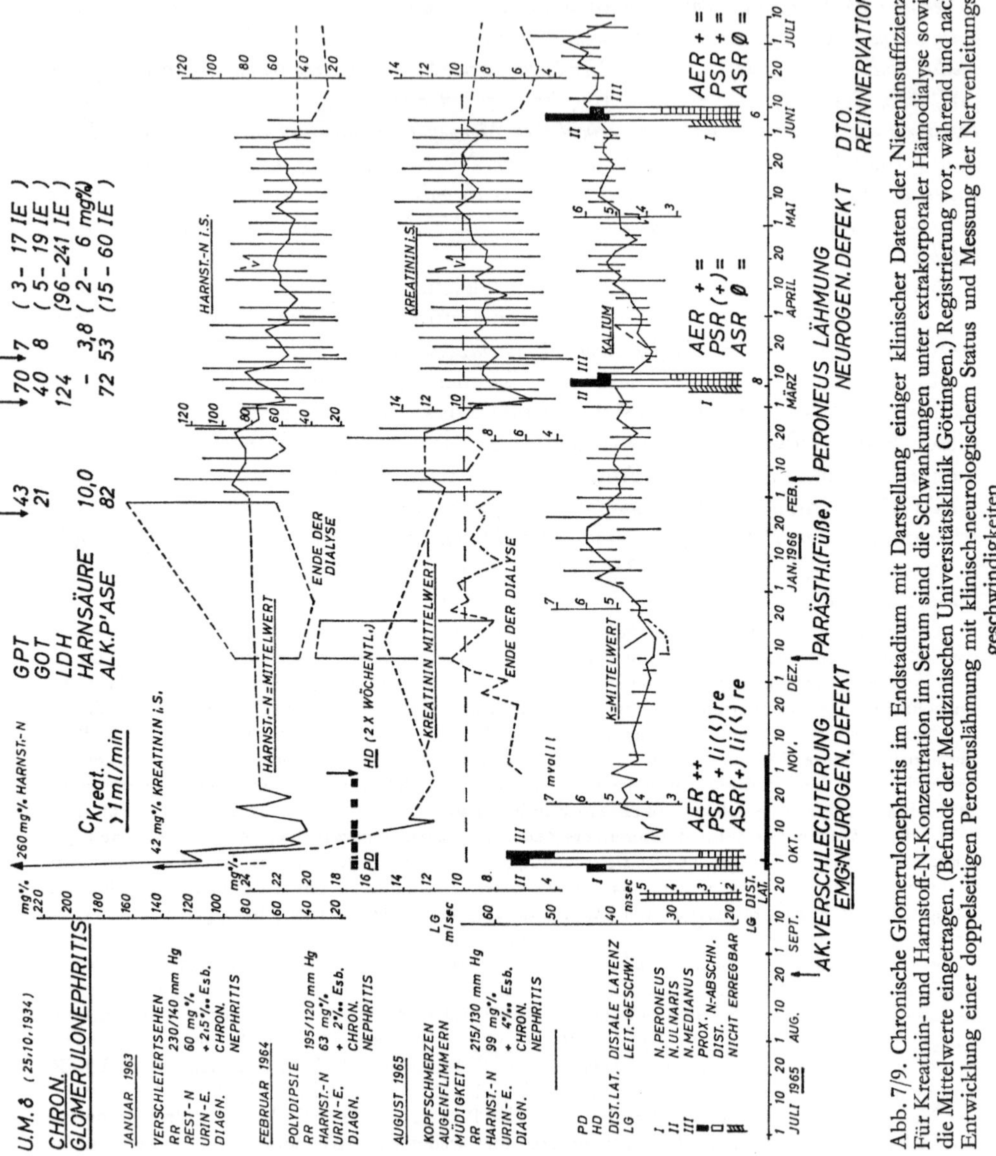

Abb. 7/9. Chronische Glomerulonephritis im Endstadium mit Darstellung einiger klinischer Daten der Niereninsuffizienz. Für Kreatinin- und Harnstoff-N-Konzentration im Serum sind die Schwankungen unter extrakorporaler Hämodialyse sowie die Mittelwerte eingetragen. (Befunde der Medizinischen Universitätsklinik Göttingen.) Registrierung vor, während und nach Entwicklung einer doppelseitigen Peroneuslähmung mit klinisch-neurologischem Status und Messung der Nervenleitungsgeschwindigkeiten

ist (Perikarditis usw.) oder insgesamt schwerwiegendere Entgleisungen des Stoffwechsels (s. u. a. Abb. 7/9) vorliegen (s. a. [7.14, 7.35, 7.66]). —Allein über dialyseabhängige Elektrolytverschiebungen (s. Kap. 3d u. Kap. 6) sind die Neuropathiezeichen nicht zu erklären. Die Erfahrung zeigt, daß zum Beispiel unmittelbar nach Beendigung oder in der zweiten Hälfte der Dialyse mitunter auftretende muskuläre Schwächezustände relativ schnell ausgleichbar sind. Sie müssen daher zumindest teilweise auf elektrolytabhängige Änderungen der Membranpotentiale der Nervenfasern und Muskelzellen zurückgeführt werden, zumal derartige Krisen nach unserer Beobachtung vornehmlich im Zusammenhang mit stärkerer zeitschneller Kaliumniveausenkung (bei vorangegangener renaler Hyperkaliämie im Endzustand der Niereninsuffizienz) auftreten, dieses Kation aber entscheidend das Membranruhepotential bestimmt (s. Kap. 2h 3).

An Hand der Abb. 7/9 möchten wir die Entwicklung einer nephrogenen Polyneuropathie in Abhängigkeit von einer Dialysebehandlung nach Urämie darstellen. Im Oktober 1965 zeigen der klinische und elektrophysiologische Befund das Bild einer blanden nephrogenen Affektion des N. peroneus beidseits. Es entwickelt sich dann nach einem Vorstadium mit stärkeren Paraesthesien der Füße im Februar 1966 eine doppelseitige Peroneuslähmung. Zu dieser Zeit liegen die Serumkreatininmittelwerte unter der Dialysebehandlung bei etwa 12—13 mg%. Gleichzeitig hat sich zwischenzeitlich eine Anurie eingestellt. Die Transaminasen sind leicht erhöht. Nach Steigerung des Dialyseeffektes mit nun absinkenden Serum-Kreatininmittelwerten auf 6—8 mg% zeigt auch die Neuropathie — hier bewertet am Parameter der Nervenleitungsgeschwindigkeiten und der distalen Latenz — eine langsame aber fortschreitende Besserung, was sich schließlich auch durch eine weitere, auf der Abbildung nicht mehr dargestellte Untersuchung im Frühjahr 1967 bestätigte.

Mit den vorangegangenen Ausführungen ist nunmehr auch die Frage nach der *absoluten Häufigkeit nephrogener Polyneuropathien* weitgehend gegenstandslos geworden (13% [7.12]; 24% [7.66]; 68% [7.19, 7.20]; 75% [7.27]; 85% [7.46]). Gleiches gilt für die unterschiedlichen Angaben über Besserungen [7.25, 7.27, 7.41, 7.46, 7.67] bzw. Verschlechterungen der Polyneuropathien unter Dialysebehandlung. Hier gilt, worauf u. a. auch JEBSEN et al. [7.35] hinwiesen, daß eine eindeutige Beziehung zum (quantitativen) Dialyseeffekt hinsichtlich der Elimination harnpflichtiger Substanzen besteht. Als brauchbarer Indicator hierfür kann vorerst der Serum-Kreatininmittelwert im Serum betrachtet werden.

Abschließend ist es notwendig, an Hand der vorerst noch wenigen Literaturangaben [7.14, 7.19, 7.20, 7.66, 7.70] auf die *Rückbildung der nephrogenen Polyneuropathie nach Nierentransplantation* hinzuweisen. Soweit bis heute zu übersehen, bilden sich die Störungen im Bereich des peripheren Nervensystems unter diesen Bedingungen zum Teil auffallend schnell zurück, wobei offenbar nur dann ein Residuum bestehen bleibt, wenn zuvor bereits erhebliche destruktive Nervenschäden gesetzt waren (u. a. [7.66]). DOBBELSTEIN et al. [7.14] machen diesbezüglich darauf aufmerksam, daß einer ersten auffallend schnellen Restitutionsphase ein zweites langsames Besserungsstadium folgt, das adäquat der Regenerationsgeschwindigkeit peripherer Nerven abläuft.

Somit stellt die nephrogene Polyneuropathie ein in sich geschlossenes Krankheitsbild dar, das sich zudem unabhängig von der (nephrogenen) zentralnervösen Symptomatologie (s. Kap. 3) entwickelt. Die Darstellung zeigt, daß trotz noch mancher Unsicherheit in der pathogenetischen Deutung die gegenüber anderen Polyneuropathien zu stellende Diagnose möglich ist, wenn klinische, elektrophysiologische und Stoffwechselbefunde gleichbedeutend bewertet werden. Gleiche Kriterien erlauben darüber hinaus bereits jetzt recht zuverlässige Aussagen über die Prognose dieser grundsätzlich chronischen, andererseits aber durchaus auch besserungsfähigen (stoffwechselabhängigen) Polyneuropathie.

Anmerkung bei der Korrektur:

Dem neuerlichen Befund von R. SUCHENWIRTH und H. D. BUNDSCHU (Jrs. Tg. Dtsch. Ges. f. Neurol., Tübingen, 31. März 1969) einer nunmehr erstmals enzymhistologisch wahrscheinlich gemachten nephrogenen toxischen Myopathie der „roten" Muskelfasern mit Störung des aeroben Stoffwechsels (Ref. ersch. in Zbl. ges. Neurol. Psychiat., 1969) ist elektrophysiologisch gegenüber der neurogenen Affektion bislang kein Korrelat zuzuordnen.

8. Zusammenfassung

Die neurologischen Komplikationen der akuten und chronischen renalen Insuffizienz manifestieren sich am peripheren und zentralen Nervensystem. Die Pathogenese der *nephrogenen Polyneuropathie*, die eine nach neurologischem und elektrophysiologischem Befund sowie Stoffwechseldaten umschriebene Krankheitseinheit darstellt, ist bislang nicht sicher bekannt. Da die Kreatininretention und das Ausmaß der verbliebenen Harnproduktion als Indicator der Manifestationsbedingungen gelten können, ist eine unmittelbare Stoffwechseleinwirkung unter den pathologischen Bedingungen der renalen Insuffizienz anzunehmen. Das Krankheitsbild manifestiert sich in einer chronisch ablaufenden, nahezu symmetrischen und überwiegend die unteren Extremitäten betreffenden sensibel-motorischen Polyneuropathie, die aber — wenn auch nur langsam und zum Teil nur unvollständig — remissionsfähig ist, sofern es gelingt, die Serum-Kreatininkonzentrationen unter 6—8 mg% zu senken.

Demgegenüber stehen die *zentralnervösen Krankheitserscheinungen* intensiver mit akuten Störungen des Elektrolyt-, Wasser- und Säure-Basen-Haushaltes im Zusammenhang, wenngleich grundsätzlich letztlich auch hier die pathologische Stoffwechselfunktion von maßgeblicher Bedeutung sein wird. Jedoch ist das Zentralorgan durch Blut/Hirn- und Blut/Liquor-Schranke gegenüber den Einflüssen ansonsten harnpflichtiger Stoffwechselendprodukte relativ gut abgeschirmt. Hier nun zeigt sich außerdem bei pathophysiologischer Betrachtung, daß die Blut/Hirn-Schranke nicht mit Funktionen anderer Körpermembranen, etwa dem Peritoneum, quantitativ und qualitativ vergleichbar ist. Es besteht ferner eine Unterschiedlichkeit der Barriere gegenüber verschiedenen retinierten Substanzen, wobei zusätzlich zum Teil auch noch deren Konzentration die Nettoschrankengängigkeit in unterschiedlichem Ausmaß bestimmt. Schließlich ist das Gehirn mittelbar pathologischen Einflüssen ausgesetzt, wobei vor allen Dingen Überwässerungszustände und Hypertonuskrisen zu erwähnen sind. Das klinische Bild zeigt im neurologischen Status vornehmlich eine Hyperreflexie und eine auffallende Neigung zu extrapyramidalen Hyperkinesen besonders unter dem Bild von Myoklonien. Sekundäre Faktoren — metabolische Acidose, Hypertonuskrisen, Überwässerungszustände, Elektrolytdysequilibrium — sind verantwortlich für die Manifestation von symptomatischen cerebralen Krampfanfällen. In psychopathologischer Hinsicht entwickelt sich meist über das Zwischenstadium eines neurasthenischen Syndroms eine mehr oder weniger ausgeprägte organische Hirnleistungsschwäche, deren frühzeitiges Charakteristikum die Reduzierung der Leistungsfähigkeit gegenüber permanenten Anforderungen darstellt.

Unter dialytischer Therapie bestehen zusätzliche Komplikationsmöglichkeiten, die unter dem Begriff des „cerebralen Dysequilibriumsyndroms" zusammengefaßt werden. Es hat sich herausgestellt, daß hierbei nicht nur die unterschiedlich schnelle Harnstoffelimination aus dem Intravasal- und (extracerebralen) Extracellularraum gegenüber dem zentralnervösen Parenchym einschließlich Intercellularfugensystem und Liquorraum mit Umkehrung des Harnstoffgradienten und damit Wassereinstrom in den Verteilungsraum des Gehirns mit Ausbildung eines Hirnödems eine Rolle spielt.

Insgesamt wird also die neurologische Symptomatologie der akuten und chronischen renalen Insuffizienz durch Krankheitserscheinungen am peripheren Nervensystem in Form einer Polyneuropathie und im Bereich des zentralen Nervensystems in Form einer sich allmählich entwickelnden Hirnleistungsschwäche bei Neigung zu Hyperreflexie und Ausprägung extrapyramidaler Hyperkinesen sowie mitunter auch auftretender cerebraler Anfälle unter den Bedingungen einer (sub-)akuten Exacerbation charakterisiert. Die neurologischen Krankheitserscheinungen sind unmittelbar und mittelbar Folgeerscheinungen der nephrogen unterhaltenen Stoffwechselstörungen, wobei einmal die Retention ansonsten harnpflichtiger Substanzen und zum anderen eine Störung des Gleichgewichts im Elektrolyt-, Säure-Basen- und Wasserhaushalt eine Rolle spielen.

Literatur

Die nachfolgend aufgeführten Literaturangaben sind nach den einzelnen Kapiteln der Abhandlung gegliedert und jeweils durch Voransetzung der Abschnitt-Nummer besonders gekennzeichnet.

1. Einleitung

1.1 ADDISON, T.: A collection of the collected works of Thomas Addison. Ed. by WILKS and DALDY. London: New Sydenham Society 1868.

1.2 ASBURY, A. K., M. VICTOR, and R. D. ADAMS: Uremic polyneuropathy. Arch. Neurol. (Chic.) **8**, 413 (1963).

1.3 BOWMAN, W.: On the structure and use of the Malpighian bodies of the kidney with observations on the circulations through the gland. Phil. Fr. Roy. Soc. (London) **132**, 57 (1842); in: Med. Classics **5**, 258 (1940).

1.4 CHANTEMESSE et TENNESON: De l'hémiplegie et de l'épilepsie partielle uremigues. — Rev. med. France **5**, 935 (1885).

1.5 CHAUFFARD, A.: De l'urémie convulsive a form d'épilepsies jacksonienne. Arch. gen. Med. (Paris) Ser. 7, Vol. 20; **160**, 5 (1887).

1.6 CULLERE, A.: Délire aigue et urémie. Arch. Neurol. (Paris) **12**, 449 (1901).

1.7 DEJERINE, J.: Sémiologie des affections du system nerveux. Paris: Masson 1914.

1.8 GOWERS, W. R.: A manual of diseases of the nervous system. London: Churchill 1893 (a).

1.9 — Lextures on the diagnosis of diseases of the brain. London: Churchill 1885 (b).

1.10 GURLAND, H. J., u. G. HERTEL: Probleme der Organisation und Finanzierung von Dauerdialyse-Zentren in Deutschland. Med. Klin. **61**, 656 (1966).

1.11 HEIDENHAIN, R.: Untersuchungen über den Vorgang der Harnabsonderung. Arch. ges. Physiol. 9, 1 (1874).

1.12 JEBSEN, R. H., H. TENCKHOFF, and J. C. HONET: Natural history of uremic polyneuropathy and effects of dialysis. New Engl. J. Med. **277**, 327—333 (1967).

1.13 KOLFF, W. J.: New ways of treating uraemia. London: Churchill 1947.

1.14 LUDWIG, E.: Beiträge zur Lehre vom Mechanismus der Harnsekretion. Marburg: Elwert 1843.

1.15 OPPENHEIM, H.: Text-book of nervous diseases. Edinburgh: Schulze & Co. 1911.

1.16 OSLER, W.: The principles and practice of medicine, p. 738. New York: Appleton-Century-Crofts, Inc. 1892.

1.17 PRILL, A.: Neurologische Komplikationen unter Peritonealdialyse. In: Peritonealdialyse. Hrsg. F. SCHELER. München: Urban & Schwarzenberg 1967.

1.18 —, E. VOLLES, F. SCHELER u. E. QUELLHORST: Verlaufsbeobachtungen neurologischer und hirnelektrischer Befunde bei chronischer Niereninsuffizienz und Dialysebehandlung. Verh. dtsch. Ges. inn. Med. 1966. **72**, 609—613 (1967).

1.19 — —, W. WIGGER u. F. SCHELER: Die Entwicklung der nephrogenen Polyneuropathie in Abhängigkeit von Stoffwechselbefunden. II. Symposium über aktuelle Probleme der Dialyseverfahren und der Niereninsuffizienz, Innsbruck, 23.—25. 2. 1967.

1.20 QUINTON, W., D. DILLARD, and B. H. SCRIBNER: Cannulation of blood vessels for prolonged hemodialysis. Trans. Amer. Soc. Artif. Intern. Organs 6, 104 (1960).

1.21 TENCKHOFF, H. A.: Peripheral neuropathy complicating chronic dialysis. Proceedings of the Working Conference on chronic Dialysis. Univ. of Washington, Seattle, Washington, USA 1964.

1.22 —, S. T. BOEN, R. H. JEBSEN, and J. H. SPIEGLER: Polyneuropathy in chronic renal insufficiency. J. Amer. med. Ass. **192**, 1121 (1965).

1.23 —, u. B. H. SCRIBNER: Langzeiterfolge und Komplikationen der chronischen Dialysebehandlung. Verh. dtsch. Ges. inn. Med. 1966. **72**, 645—649 (1967).

1.24 TYLER, H. R.: Neurological complications of acute and chronic renal failure. In: The treatment of renal failure. Ed. by J. P. MERRILL. New York-London: Grune & Stratton 1965.

1.25 VOLHARD, F.: Die doppelseitigen hämatogenen Nierenerkrankungen. Hdb. inn. Med., Bd. VI/I, S. 544 ff. Berlin: Springer 1931.

1.26 WARDENER, H. E. DE: Some ethical and economic problems associated with intermittent haemodialysis. In: Ethics in Medical Progress (Ciba Foundation Symposium). London: Churchill 1966.

1.27 WOODRUFF, M. F. A.: Transplantation: The clinical Problem. In: Ethics in Medical Progress (Ciba Foundation Symposium). London: Churchill 1966.

1.28 WYNN, V., and C. G. ROB: Water intoxication: Differential diagnosis of the hypotonic syndromes. Lancet **1954 I**, 587.

2. Auswirkungen der renalen Insuffizienz auf die Zusammensetzung der Cerebrospinalflüssigkeit, den Stoffwechsel des ZNS und zentralnervöse Funktionen

2.1 ABOOD, L. G., K. KOKETSU, and K. NODA: Effects of dinitrophenol on phosphorylation and bioelectric phenomena of excitable tissues. Amer. J. Physiol. **200**, 431 (1961).

2.2 ADAMS, R. D., D. DENNY-BROWN, and C. M. PEARSON: Diseases of Muscle. New York: Harper & Row 1962.

2.3 ADLER, S., A. ROY, and A. S. RELMAN: Intracellular acid base regulation. I. The response of muscle cells to changes in CO_2 tension or extracellular bicarbonate concentration. J. clin. Invest. **44**, 8 (1965 a).

2.4 — — — Intracellular acid-base regulation. II. The interaction between CO_2 tension and extracellular bicarbonate in the determination of muscle cells pH. J. clin. Invest. **44**, 21 (1965 b).

2.5 AGREST, A., y E. E. ROEHR: Relaction electrolitica y acidobasica entre sangre arterial y liquido cefalorra-quidea en trastornos del equilibrio acido-base. Medicina **23**, 173 (1963); zit. bei POSNER et al. (1965).

2.6 ALEU, F. P., R. KATZMAN, and R. D. TERRY: Fine structure and electrolyt analyses of cerebral edema induced by alkyl tin intoxikation. J. Neuropath. exp. Neurol. **22**, 403—413 (1963).

2.7 ALLEN, J. N.: Extracellular space in the nervous system. Arch. Neurol. Psychiat. (Chic.) **73**, 241 (1955).

2.8 AMES III, A., M. SAKANQUE, and S. ENDO: Na, K, Ca, Mg and Cl concentrations in choroid plexus fluid and cisternal fluid compared with plasma ultrafiltrate. J. Neurophysiol. **27**, 672—681 (1964).

2.9 ANDERSEN, B., and H. H. USSING: Solvent drag on non-electrolytes during osmotic flow through isolated toad skin and its response to antidiuretic hormone. Acta physiol. scand. **39**, 228 (1957).

2.10 BACHELARD, H. S., W. S. CAMPBELL, and H. McILWAIN: The sodium and other ions of mammalian cerebral tissues, maintained and electrically stimulated in vitro. Biochem. J. **84**, 225 (1962).

2.11 BAKAY, L.: Dynamic aspects of the blood brain barrier. In: Metabolism of the nervous system. Ed. by D. RICHTER. London: Pergamon Press 1957.

2.12 — Studies on sodium exchange; experiments with plasma cerebrospinal fluid and normal, injured and embryonic brain tissue. Neurology (Minneap.) **10**, 564—571 (1960).

2.13 BARTORELLI u. GARGONO: Internationales Furosemid-Symposium, Bad Homburg v. d. H., 5./6. 12. 1963. Hrsg. Farbwerke Hoechst AG, Frankfurt a. M.

2.14 BARRTER, F. C.: Hyper- und Hypoosmolaritätssyndrome. Fortschr. Med. **82**, 55 (1964).

2.15 BAUER, H.: Zur Frage der Identität der Liquorproteine mit den Eiweißkörpern des Blutserums. II. Die proteingebundenen Kohlenhydrate des Liquors. Dtsch. Z. Nervenheilk. **175**, 488—510 (1957).

2.16 — Die Cerebrospinalflüssigkeit. Internist 2, 85—94 (1961).

2.17 — Physiologie und Pathologie des Liquors. Klinik der Gegenwart. München-Berlin: Urban & Schwarzenberg 1967.

2.18 BECHER, E.: Studien über die Pathogenese der echten Uämie. Zbl. inn. Med. **46**, 369 (1925).

2.19 BERING, E. A. J.: The cerebrospinal fluid circulation. In: Cerebrospinal fluid and the regulation of ventilation. Ed. by CH. McC. BROOKS et al., p. 401 ff. Oxford: Blackwell 1965.

2.20 BERLINER, R. W.: Outline of renal physiology. In: Diseases of the kidney. Ed. by M. B. STRAUSSS, and L. G. WELT. Boston: Little, Brown and Co. 1963.

2.21 —, T. J. KENNEDY, JR., and J. ORLOFF: Relationship between acidification of the urine and potassium metabolism. Amer. J. Med. **11**, 274 (1951). —

2.22 BETZ, E.: Die Bedeutung der extracellulären Wasserstoffionenkonzentration für die Regulierung der Hirndurchblutung. In: Hydrodynamik, Säure-Basen- und Elektrolythaushalt in Liquor und Nervensystem. Hrsg. G. KIENLE. Stuttgart: Thieme 1967.

2.23 BISSOLD, D.: Die Wirkung von Magnesium auf die Nerventätigkeit. Psychiat. Neurol. med. Psychol. (Lpz.) **17**, 104 (1963).

2.24 BLUMENTALS, A. S., A. EICHENHOLZ, and R. O. MULHAUSEN: Acid-base balance changes during hemodialysis. Metabolism **14**, 667—673 (1965).

2.25 BONTING, S. L., K. A. SIMON, and N. M. HAWKINS: Sodium, potassium activated adenosine triphosphatase. I. Quantitative distribution in several tissues of the cat. Arch. Biochem. **95**, 416 (1961).

2.26 BORLE, A. B., u. B. E. NORDIN: Der Phosphor-Kalzium-Stoffwechsel. Documenta Geigy, Acta clinica Nr. 2 (1963).

2.27 BOWSHER, D.: A possible mechanism of hydrocephalus: the osmotic regulation of cerebrospinal fluid volume. In: The cerebrospinal fluid. A Ciba Foundation Symposium. Ed. by G. E. W. WOLSTENHOLM and C. M. O'CONNOR. London: Churchill 1958.

2.28 BRADBURY, M. W. B., and R. V. COXON: The penetration of urea in the central nervous system at high blood levels. J. Physiol. (Lond.) **163**, 423—435 (1962).

2.29 —, and H. DAVSON: The transport of urea, creatinine and certain monosaccharides between blood and fluid perfusing the cerebral ventricular system of rabbits. J. Physiol. (Lond.) **170**, 195—211 (1964).

2.30 —, J. STUBBS, I. E. HUGHES, and P. PARKER: The distribution of potassium, sodium, chloride and urea between lumbar cerebrospinal fluid and blood serum in human subjects. Clin. Sci. **25**, 97—105 (1963).

2.31 BRADLEY, R. D., G. T. SPENCER, and S. J. SEMPLE: Rate of change of CSF pCO_2 and HCO_3^- in acid-base distrurbances in man. In: Cerebrospinal fluid and the regulation of ventilation. Ed. by CH. McC. BROOKS et al. Oxford: Blackwell 1965.

2.32 BRECKENRIDGE, A.: Hypertension and hyperuricaemia. Lancet **1966 I**, 15—18.

2.33 BRIERLEY, J. B.: The blood-brain barrier: structural aspects. In: Metabolism of the nervous system. Ed. by D. RICHTER. London: Pergamon Press. 1957.

2.34 BÜHLMANN, A., W. SCHEITLIN u. P. H. ROSSIER: Die Beziehungen zwischen Blut und Liquor cerebrospinalis bei Störungen des Säure-Basen-Gleichgewichts. Schweiz. med. Wschr. **93**, 427 (1963).

2.35 CARSTENSEN, E.: Diagnostik und Therapie der Störungen des Wasser- und Elektrolythaushaltes bei akuter und chronischer Niereninsuffizienz. Melsunger med. Mitteilg. **40**, 45—60 (1966).

2.36 CARTER, N. W., F. C. RECTOR, JR., and D. W. SELDIN: Hyponatremia in cerebral diseases resulting from inappropriate secretion of antidiuretic hormon. New Engl. J. Med. **264**, 67—72 (1961).

2.37 CLASEN, R. A., P. M. COOKE, S. PANDOLFI, G. CARNECKI, and G. BRYAR: Hypertonic urea in experimental cerebral edema. Arch. Neurol. (Chic.) **12**, 424—434 (1965).

2.38 CLOETTA, M., u. H. FISCHER: Über die Wirkungen der Kationen Ca., Mg, Sr, Ba, K und Na bei intracerebralen Injektionen. Naunyn-Schmiedebergs Arch. exp. Path. Pharmak. **158**, 254 (1930).

2.39 COLE, K. S.: Ions, potentials and the nerve impulse. Lecture and Review, Series 53/7. Naval Medical Institute, Bethesda (Md.) 1953.

2.40 COOPER, E. S., E. LECHNER, and S. BELLET: Relation between serum and cerebrospinal fluid electrolytes under normal and abnormal conditions. Amer. J. Med. **18**, 613—621 (1955).

2.41 —, and H. McILWAIN: The sodium-plus-potassium ion-activated adenosine triphosphatase of cerebral microsomal fractions: Treatment with disrupting agents. Biochem. J. **102**, 675 (1967).

2.42 COPE, F. W.: A theory of ion transport across cell surfaces by a process analogous to electron transport across liquid-solid interfaces. Bull. math. Biophys. **27**, 99—109 (1965).

2.43 — NMR evidence for complexing of Na^+ in muscle, kidney and brain by actomyosin. The relation of cellular complexing of Na^+ to water structure and to transport kinetics. J. gen. Physiol. **50**, 1353—1375 (1967).

2.44 CORT, J. H.: Cerebral salt wasting. Lancet **1954 I**, 752—754.

2.45 COWIE, J., A. T. LAMBIE, and J. J. ROBSON: Influence of extracorporal dialysis on acid-base composition of blood and cerebrospinal fluid. Clin. Sci. **23**, 397 (1962).

2.46 DARROW, W. D. L., R. SCHWARTZ, J. F. IANNUCCI, and F. COVILLE: The relation of serum bicarboante concentration to muscle composition. J. clin. Invest. **27**, 198 (1948).

2.47 DAVSON, H.: A comparative study of the aqueous humor and cerebrospinal fluid in the rabbit. J. Physiol. (Lond.) **129**, 111 (1955).

2.48 — Some aspects of the relationship between the cerebrospinal fluid and the central nervous system. In: The cerebrospinal fluid. A Ciba-Foundation Symposium. Ed. by G. E. W. WOLSTENHOLM and C. M. O'CONNOR. London: Churchill 1958.

2.49 — Intracranial and intraocular fluids. Handbook of Physiology, Sect. I, Neurophysiology, Vol. III, p. 1761—1788. Washington (D. C.): Amer. Physiol. Soc. 1960.

2.49a — Physiology of the cerebrospinal fluid. London: Churchill 1967.

2.50 —, and M. BRADBURY: The extracellular space of the brain. In: Biology of Neuroglia. Progress in brain research, Vol. 15. Ed. by E. D. P. DE ROBERTIS and R. CARREA. Amsterdam: Elsevier 1965 (a).

2.51 — — Formation and drainage of the cerebrospinal fluid. In: Cerebrospinal fluid and the regulation of ventilation. Ed. by CH. McC. BROOKS et al. Oxford: Blackwell 1965 (b).

2.52 —, C. R. KLEEMAN, and E. LEVIN: Blood-brain barrier and extracellular space. J. Physiol. (Lond.) **159**, 67—68 (1961).

2.53 —, and E. SPAZIANI: Blood-brain barrier and extracellular space of brain. J. Physiol. (Lond.) **149**, 135—143 (1959).

2.54 DEL CASTILLO, J., and L. ENGBAEK: The nature of the neuromuscular block produced by magnesium. J. Physiol. (Lond.) **124**, 370 (1954).

2.55 —, and B. KATZ: The effect of magnesium on the activity of motor nerve endings. J. Physiol. (Lond.) **124**, 553 (1954).

2.56 DENCKER, S. J.: Studies of specific cerebrospinal gamma-Globulin components. Acta neurol. scand. **39**, Suppl. 4, 317 (1963).

2.57 DENNY-BROWN, D.: Clinical problems in neuromuscular physiology. Amer. J. Med. **15**, 368—390 (1953).

2.58 DE ROBERTIS, E. D. P.: Histophysiology of synapsis and neurosecretion. London: Pergamon Press 1964.

2.59 — Some new electron microscopical contributions to the biology of neuroglia. Progress in in Brain Research, Vol. 15. Amsterdam: Elsevier 1965.

2.60 DE ROUGEMONT, J., A. AMES III, F. B. NESBETT, and H. F. HOFMANN: Fluid formed by choroid plexus. J. Neurophysiol. **23**, 485—495 (1960).

2.61 DEUL, D. H., and H. McILWAIN: Activation and inhibition of adenosine triphosphatase of subcellular particles from the brain. J. Neurochem. **8**, 246 (1961).

2.62 DICKES, R.: Relations between the symptoms of uremia and the blood levels of phenols. Arch. intern. Med. **69**, 446 (1942).

2.63 DIETZ, T. H., L. B. KIRSCHNER, and D. PORTER: The roles of sodium transport and anion permeability in generating transepithelial potential differences in larval salamanders. J. exp. Biol. **46**, 85—96 (1967).

2.64 DOSSETOR, J. B., J. H. OH, L. DAYES, and H. M. PAPPIUS: Brain urea and water changes with rapid hemodialysis of uremic dogs. Trans. Amer. Soc. Artif. Int. Organs **10**, 323—327 (1964).

2.65 DUNHAM, E. T., and I. M. GLYNN: Adenosine triphosphatase activity and the active movements of alkali metal ions. J. Physiol. (Lond.) **156**, 274 (1961).

2.66 ECCLES, J. C.: The physiology of synapsis. Berlin-Göttingen-Heidelberg: Springer 1964.

2.67 EDEL, H. H., H. J. GURLAND, E. RENNER, J. EIGLER u. E. BUCHBORN: Das Verhalten des Blut-Liquorgradienten bei Azotämie und ihre Beeinflussung durch die Hämodialyse. Klin. Wschr. **43**, 1081—1086 (1965).

2.68 ELKINTON, J. R.: The role of magnesium in the body fluids. Clin. Chem. **3**, 319 (1957).

2.69 — Renal acidosis. Amer. J. Med. **28**, 165—168 (1960).

2.70 ELLIOT, K. A. C., and F. BILODEAN: The influence of potassium on respiration and glycolysis by brain slices. Biochem. J. **84**, 421 (1962).

2.71 EPSTEIN, F. H.: Cerebral hyponatremia. New Engl. J. Med. **265**, 513—518 (1961).

2.72 EUKEN-WICKE: Grundriß der physikalischen Chemie. 10. Aufl., S. 240 ff. Leipzig: Akademische Verlagsgesellschaft 1959.

2.73 FANCONI, A., and G. A. ROSE: The ionized, complexed and protein bound fraction of calcium in plasma. Quart. J. Med. (N. S.) **27**, 463—494 (1958).

2.74 FAW, M. L., and R. W. EWER: Intermittend paralysis and chronic adrenal insufficiency. Arch. intern. Med. **57**, 461 (1962).

2.75 FAWCETT, J. K., and J. E. SCOTT: A rapid and precise method for the determination of urea. J. clin. Path. **13**, 156—159 (1960).

2.76 FELDBERG, W.: Pattern of excitation and inhibition produced by injection of substances into the cerebral ventricle of the conscious cat. Rapport XXᵉ Congr. internat. de Physiol., Bruxelles 18, 1965.

2.77 FENCL, V., S. R. HEISEY, D. HELD, and J. PAPPENHEIMER: Role of cerebrospinal fluid in the respiratory response to CO_2 as studied in unanesthetized goats. In: Cerebrospinal fluid and the regulation of ventilation. Ed. by CH. MCC. BROOKS et al. Oxford: Blackwell 1965.

2.78 FINBERG, L.: Pathogenesis of lesions in the nervous system in hypernatremic states. I. Clinical observation of infants. Pediatrics **23**, 40 (1959).

2.79 —, and H. E. HARRISON: Hypernatremia in infants. An evaluation of the clinical and biochemical findings accompanying this state. Pediatrics **16**, 11 (1955).

2.80 FISHMAN, R. A.: Neurological aspects of magnesium metabolism. Arch. Neurol. (Chic.) **12**, 562—569 (1965).

2.81 FLÖRKEMEIER, V., u. W. KLAUS: Das Verhalten des Sauerstoffverbrauches und des K- und Ca-Umsatzes von Hirnschnitten bei Steigerung der extracellulären Mg-Konzentration. Naunyn-Schmiedebergs Arch. exp. Path. Pharmak. **251**, 140 (1965).

2.82 FOLIN, D.: The preparation of sodium tungstate free from molybdate together with a simplified process for the preparation of a correct uric acid reagent. J. biol. Chem. **106**, 311 (1934).

2.83 FOSTER, N. B.: The isolation of a toxic substance from the blood of uremic patients. Trans. Ass. Amer. Phycus **30**, 305 (1915).

2.84 — Uremia. J. Amer. med. Ass. **7 b**, 281 (1921).

2.85 FOURMAN, P.: Calciumstoffwechsel und Knochenkrankheiten. Thieme, Stuttgart 1963.

2.86 —, and P. M. LEESAN: Hypernatremia and hyponatremia with special reference to cerebral disturbances. In: Ciba Foundation Colloquia on Aging: Water and electrolyte metabolism in relation to age and sex. Ed. by G. E. WOLSTENHOLME. Boston: Little, Brown & Co. 1958.

2.87 FRANKENHAEUSER, B.: The effect of calcium on the myelinated nerve fibre. J. Physiol. (Lond.) **137**, 245 (1957).

2.88 —, and A. L. HODGKIN: The action of calcium on the electrical properties of squid axon. J. Physiol. (Lond.) **137**, 218 (1957).

2.89 GERSCHENFELD, H. M., F. WALD, J. A. ZADUNAISKY, and E. D. P. DE ROBERTIS: Function of the astroglia in the water-ion metabolism of the central nervous system. Neurology (Minneap.) **9**, 412—425 (1959).

2.90 GIACOBINI, E.: Metabolic relations between glia and neurons studied in single cells. In: Morphological and Biochemical Correlates of Neural Activity. Ed. by M. M. COTTEN and R. S. SNIDER. Hoeber Medical Division, New York. Harper & Row 1964.

2.91 GOLDBERG, M., and J. S. HANDLER: Hyponatremia and renal wasting of sodium in patients with malfunction of central nervous system. New Engl. J. Med. **263**, 1037—1043 (1960).

2.92 GOLDRING, W., and H. CHASIS: Hypertension and hypertensive disease. New York: Commonwealth Fund. 1944; zit. bei SELDIN et al. (1963).

2.93 GONATAS, N. K., H. M. ZIMMERMANN, and S. LEVIN: Ultrastructure of inflammation with edema in rat brain. Amer. J. Path. **42**, 455—469 (1963).

2.94 GOTTESLEBEN, A., and H. BAUER: Quantitative immunochemistry of cerebrospinal fluid proteins in inflammatory diseases of the nervous system. Germ. med. Mth. **12**, 331—334 (1967).

2.95 GOTTESLEBEN, A., A. PRILL, E. QUELLHORST, E. VOLLES, and F. SCHELER: The retention of urea, uric acid and creatinine in renal insufficiency and their relation to protein changes in blood and creatinine in renal insufficiency and their relation to protein changes in blood and cerebrospinal fluid. Quantitative immunochemical findings. V. Symposium d. Gesellschaft für Nephrologie, Lausanne 21.—23. 9. 1967. Berlin-Heidelberg-New York: Springer 1969.

2.96 GOTTSTEIN, U.: Zirkulation, Sauerstoff- und Glukosestoffwechsel des Gehirns bei den Encephalopathien. Verh. dtsch. Ges. inn. Med. Wiesbaden, April 1966. 72, 185—198 (1967).

2.97 GREVILLE, G. D.: Mechanisms of carbohydrate metabolism in the brain. In: Neurochemistry. Ed. by K. A. ELLIOT. Springfield (Ill.): Thomas 1962.

2.98 GROLLMAN, E. F., and A. GROLLMAN: Toxicity of urea and its role in the pathogenesis of uremia. J. clin. Invest. 38, 749—754 (1959).

2.99 GROSS, W., H. BRACHARZ u. H. LAAS: Vergleichende klinisch-therapeutische Erfahrungen beim Hochdruck. In: Hochdruckforschung. Herausgeb. L. HEILMEYER u. H. J. HOLTMEIER. Stuttgart: Thieme 1965.

2.100 GUTMAN, A. B., T'SAI FAN YU, and L. BERGER: Tubular secretion of urate in man. J. clin. Invest. 38, 1778 (1959).

2.101 HAGER, H.: Die feinere Cytologie und Cytopathologie des Nervensystems. Stuttgart: Fischer 1964.

2.102 HARRISON, H. F., L. FINEBERG, and E. FLEISHMAN: Disturbances of ionic equilibrium of intracellular and extracellular electrolytes in patients with tuberculous meningitis. J. clin. Invest. 31, 300—308 (1952).

2.103 HARRISON, T. R., and M. F. MASON: The pathogenesis of the uremic syndrom. Medicine (Baltimore) 16, 1 (1937).

2.104 — —, and H. RESNIK: Observation on the mechanism of muscular twitchings in uremia. J. clin. Invest. 15, 463 (1936).

2.105 HEILMEYER, L., u. W. KREBS: Die quantitative Bestimmung des Urobilins und Urobilinogens mit dem Zeiss'schen Stufenphotometer. Biochem. Z. 231, 393—398 (1930).

2.106 HEINZ, E.: Transport through biological membrane. Ann. Rev. Physiol. 29, 21 (1967).

2.107 HEISEY, S. R., D. HELD, and J. R. PAPPENHEIMER: Bulk flow and diffusion in the cerebrospinal fluid system of the goat. Amer. J. Physiol. 203, 775—781 (1962).

2.108 HELD, D., V. FENCL, and J. R. PAPPENHEIMER: Electrical potential of cerebrospinal fluid. J. Neurophysiol. 27, 942—958 (1964).

2.109 HERMAN, M. R. H., and M. M. K. McDOWELL: Hyperkalemic paralysis. Amer. J. Med. 35, 749—767 (1963).

2.110 HERTZ, L., and T. CLAUSEN: Effects of potassium and sodium on respiration: their specifity to slieces from certain brain region. Biochem. J. 89, 526 (1963).

2.111 —, and M. SCHOU: Univalent cations and the respiration of brain cortex slices. Biochem. J. 85, 93 (1962).

2.112 HESS, H. H., and A. POPE: Effects of metal cations on adenosine triphosphates of the rat brain. Fed. Proc. 16, 196 (1957).

2.113 — — Intralaminar distribution of adenosine triphosphatase activity in rat cerebral cortex. J. Neurochem. 3, 287 (1959).

2.114 HICKS, J. M., I. D. P. WOOTTON, and D. S. YOUNG: Abnormal blood constituents in acute renal failure. Clin. chim. Acta 7, 623—633 (1962).

2.115 HITZIG, H.: Die Plasmaproteine in der klinischen Medizin. Berlin-Göttingen-Heidelberg: Springer 1963.

2.116 HODGKIN, A. L., and B. KATZ: The effect of sodium ions on the electrical activity of the giant axon of the squid. J. Physiol. (Lond.) 108, 37—77 (1949).

2.117 —, and R. D. KEYNES: Active transport of cations in giant axons from sepia and loligo. J. Physiol. (Lond.) 128, 28—60 (1955).

2.118 — — Movement of labelled calcium in squid giant axons. J. Physiol. (Lond.) 138, 253 (1957).

2.119 HORSTMANN, E.: Was wissen wir über den interzellularen Raum im Nervensystem. Wld Neurol. 3, 112 (1962).

2.120 —, u. E. MEVES: Die Feinstruktur des molekularen Rindengraues und ihre physiologische Bedeutung. Z. Zellforsch. 49, 569—604 (1959).

2.121 Hutter, O. F., and K. Kostial: Effects of magnesium and calcium ions on the release of acetylcholine. J. Physiol. (Lond.) **124**, 234 (1954).

2.122 Huxley, A. F., and R. Stampfli: Effects of potassium and sodium on resting and action potentials of single myelinated nerve fibres. J. Physiol. (Lond.) **112**, 496—508 (1951).

2.123 Ischii, S., and E. Tani: Electrone microscopic study of the blood brain barrier in brain swelling. Acta neuropath. (Wien) **1**, 474—488 (1962).

2.124 Jaffurs, W. J., R. H. Herman, M. K. McDowell, and J. M. Blumberg: Hypercalemic paralysis. Metabolism **12**, 740—750 (1963).

2.125 Javid, M., and J. Anderson: The effect of urea on cerebrospinal fluid pressure in monkeys before and after bilateral nephrectomy. J. Lab. clin. Med. **53**, 484—489 (1959).

2.126 John, E. R., R. D. Tschirgi, and B. W. Wenzel: Effects of injectious of cations into the cerebral ventricles on conditioned response in the cat. J. Physiol. (Lond.) **146**, 550 (1959).

2.127 Katz, A. I., and F. H. Epstein: The physiological role of sodium-potassium activated adenosine triphosphatase in the active transport of cations across biological membranes. Israel J. med. Sci. **3**, 155—166 (1967).

2.128 Katzman, R., N. Gonatas, and S. Levine: Electrolytes and fluids in experimental focal leukoencephalopathy. Arch. Neurol. (Chic.) **10**, 58—65 (1964).

2.129 —, L. Graziani, R. Kaplan, and A. Escriva: Exchange of cerebrospinal fluid potassium with blood and brain. Arch. Neurol. (Chic.) **13**, 513—524 (1965).

2.130 Kennedy, A. C., A. L. Linton, and J. C. Eaton: Urea levels in cerebrospinal fluid after hemodialysis. Lancet **1962 I**, 410—411.

2.131 Kessel, M., R. Baethke, I. Bennhold, J. C. Fernandez, L. Molina u. A. Scholz: Einführung in die Peritonealdialyse-Therapie. Melsunger med. Mittlg. **41**, Suppl. 1 (1967).

2.132 Keynes, R. D.: The ionic movement during nervous activity. J. Physiol. (Lond.) **114**, 119—150 (1951).

2.133 — Electrolytes and nerve activity. In: Metabolism of the nervous system. Ed. by D. Richter. London: Pergamon Press 1957.

2.134 Kibler, R. F., R. P. O'Neill, and E. D. Robin: Intracellular acid-base relations of dog brain with reference to the brain extracelular volume. J. clin. Invest. **43**, 431—443 (1964).

2.135 Kimuzuka, H., and K. Koketsu: Changes in the membrane permeability of frogs sartorius muscle fibres in Cafree EDTA solution. J. gen. Physiol. **47**, 379 (1963).

2.136 Kinsey, D., R. Walther, H. S. Sise, G. Whitelaw, and R. Smithwick: Incidence of hyperuricaemia in 400 hypertensive patients. Circulation **24**, 972 (1961).

2.137 Klatzo, I., A. Piraux, and E. J. Laskowski: Relationship between edemy, blood brain barrier and tissue elements in local brain injury. J. Neuropath. exp. Neurol. **17**, 548—564 (1958).

2.138 Klaus, W.: Untersuchungen über den Elektrolytstoffwechsel isolierten Hirngewebes unter dem Einfluß narkotisch wirksamer Substanzen. Habilitationsschrift, Mainz 1964.

2.139 — Der Elektrolytstoffwechsel von Hirngewebe und seine Beeinflussung durch Narkotika. Berlin-Heidelberg-New York: Springer 1967.

2.140 Kleemann, Ch. R., H. Davson, and E. Levin: Urea transport in the central nervous system. Amer. J. Physiol. **203**, 739—749 (1962).

2.141 Knauff, H. G.: Der Aminosäurestoffwechsel bei den Encephalopathien (unter besonderer Berücksichtigung des Leberkomas). Verh. dtsch. Ges. inn. Med., Wiesbaden, April 1966. **72**, 165—184 (1967).

2.142 Knauff, H., W. Gottstein u. B. Miller: Austausch der freien Aminosäuren und des Harnstoffs zwischen Blut und Zentralnervensystem. Klin. Wschr. **42**, 27 (1964).

2.143 Koefoed-Johnson, V., and H. H. Ussing: The contribution of diffusion and flow to the passage of D_2O through living membranes. Acta physiol. scand. **28**, 60 (1953).

2.144 Koketsu, K.: Membrane calcium and bioelectric potentials. In: Studies in physiology. Ed. by D. R. Curtis and A. K. McIntyre. Berlin-Heidelberg-New York: Springer 1965.

2.145 Kostjuk, P. G.: Grundvorgänge in Riesen-Nervenzellen. Nova Acta Leopoldina, N.F.Nr.169. **28**, 65—72 (1964).

2.146 Kratzing, C. C.: The ability of some carboxylic acids to maintain phosphate levels and support electrical stimulation in cerebral tissues. Biochem. J. **54**, 312 (1953).

2.147 Krück, F.: Der Säure-Basen-Haushalt bei der chronischen Niereninsuffizienz. In: Aktuelle Probleme der klinischen Nephrologie. Herausgeb. D. P. Mertz u. R. Kluthe. Stuttgart: Thieme 1967.

2.148 KRÜCK, F.: Pathophysiologie und Klinik der hormonalen Regulationen des Wasser- und Elektrolythaushaltes. Melsunger med. Mitteilungen 38, 47—71 (1964).

2.149 KUFFLER, S. W., J. G. NICHOLLS, and R. K. ORKAND: Physiological properties of the gliae cells in the central nervous system of amphibia. J. Neurophysiol. 29, 768—787 (1966).

2.150 —, and D. D. POTTER: Glia in the leech central nervous system: physiological properties and neuron-glia relationship. J. Neurophysiol. 27, 290—320 (1964).

2.151 KUGELBERG, E.: Accomodation in human nerves and its significance for the symptoms in circulatory disturbances and tetany. Acta physiol. scand. Suppl 8, 24 (1944).

2.152 LAJTHA, A.: The "brain barrier system". In: Neurochemistry. Ed. by K. A. C. ELLIOT, I. H. PAGE, and J. H. QUASTEL. Springfield (Ill.): Thomas 1962.

2.153 LANGENDORF, H.: Theoretische Grundlagen des Säure-Basen-Haushaltes. In: Infusionstherapie. Hrsg.: K. LANG et al. (Anaestesiology and Resuscitation). Berlin-Heidelberg-New York: Springer 1966.

2.154 LEPPLA, W.: Die normale und pathologische Variation des Elektrolyt- und Flüssigkeitsbestandes. Melsunger med. Mitteilg. 38, 72—80 (1964).

2.155 — Grundlagen des Wasserstoffionen-Haushaltes. Melsunger med. Mitteilg. 40, 7 (1966).

2.156 LEUSEN, I.: The influence of calcium, potassium and magnesium ions in cerebrospinal fluid on vasomotor system. J. Physiol. (Lond.) 110, 319 (1950).

2.157 — Acid-base equilibrium between blood and cerebrospinal fluid. Amer. J. Physiol. 176, 513 (1954).

2.158 — Aspects of the acid-base balance between blood and cerebrospinal fluid. In: Cerebrospinal fluid and the regulation of ventilation. Ed. by CH. McC. BROOKS et al. Oxford: Blackwell 1965.

2.159 LEUTHARDT, F.: Lehrbuch der physiologischen Chemie. Berlin: de Gruyter 1959.

2.160 LEVY, W. A., J. M. TAYLOR, I. HERZOG, and L. C. SCHEINBERG: The effects of hypertonic urea on cerebral edema in the rabbit induced by triethyl tin sulfate. Arch. Neurol. (Chic.) 13, 58—64 (1965).

2.161 LOESCHKE, H. H.: A concept of the role of intracranial chemosensitivity in respiratory control. In: Cerebrospinal fluid and the regulation of ventilation. Ed. by CH. McC. BROOKS et al. Oxford: Blackwell 1965.

2.162 —, H. P. KOEPCHEN u. K. H. GERTZ: Über den Einfluß von Wasserstoffionenkonzentration und CO_2-Druck im Liquor cerebrospinalis auf die Atmung. Pflügers Arch. ges. Physiol. 266, 569—585 (1958).

2.163 LUDWIG, G. J.: Die hypernatriämische Encephalopathie des Erwachsenen. Schweiz. med. Wschr. 93, 705 (1963).

2.164 LUPS and HAAN: The cerebrospinal fluid. New York 1954; zit. in „Wissenschaftliche Tabellen" Documenta Geigy, 1960.

2.165 LUSE, A.: Ultra structure of the brain and its relation to transport of metabolism. In: Ultrastructure and metabolism of the nervous system. Ed. by S. R. KOREY et al. Baltimore: Williams & Wilkims 1962.

2.166 —, and B. HARRIS: Brain ultrastructure in hydration and dehydration. Arch. Neurol. (Chic.) 4, 139—152 (1961).

2.167 LUTRELL, CH. N., and L. FINBERG: Hemorrhagic encephalopathy induced by hypernatremia. Arch. Neurol. Psychiat. (Chic.) 81, 424 (1959).

2.168 — —, and L. P. DRAWDY: Hemorrhagic encephalopathy induced by hypernatremia. Arch. Neurol. (Chic.) 1, 153 (1959).

2.169 MANCINI, G., A. D. CARBONARA, and J. E. HEREMANS: Immunochemical quantitation of antigens by single radial immunodiffusion. Immunochemistry 2, 235 (1965).

2.170 MANERY, J. F.: Water and electrolyte metabolism. Physiol. Rev. 34, 334 (1954).

2.171 —, and A. B. HASTINGS: The distribution of electrolytes in mammalian tissues. J. biol. Chem. 127, 657—676 (1939).

2.172 MANN, F. D., and D. D. TRAVAINI: Experimental postoperative cerebral edema. J. Neurosurg. 20, 687—691 (1963).

2.173 MARKS, L. J., and E. FEIT: Fleccid quadriplegia, hyperkalemia and Addison's disease. Arch. intern. Med. 91, 56 (1953).

2.174 MASON, M. F., H. RESNIK, JR., A. S. MINOT, J. RAINEY, C. PILCHER, and T. R. HARRISON: Mechanism of experimental uremia. Arch. intern. Med. 60, 312 (1937).

2.175 McArdle, B.: Metabolic and endocrine Myopathies. In: Disorders of voluntary muscle. Ed. by J. N. Walton. London: Churchill 1964.

2.176 McIlwain, H.: Phosphates of brain during in vitro metabolism. Effects of oxygen, glucose, glutamate, glutamin and calcium and potassium salts. Biochem. J. **52**, 289 (1952).

2.177 — Phosphates, nucleotides and the speed of chemical change in the brain. In: Metabolism of the nervous system. Ed. by D. Richter. London: Pergamon Press 1957.

2.178 — Electrical pulses and the in vitro metabolism of cerebral tissues. In: Neurochemistry. Ed. by K. A. C. Elliot et al. Springfield (Ill.): Thomas 1962.

2.179 — Chemical exploration of the brain. A study of cerebral excitability and ion movement. Amsterdam: Elsevier 1963.

2.180 McNaughton, R. A.: Paralysis with potassium intoxication in renal insufficiency. J. Amer. med. Ass. **145**, 481 (1951).

2.181 Merei, F. T.: Über die pathologischen Veränderungen des Zentralnervensystems bei Hypernatriämie. Dtsch. Z. Nervenheilk. **181**, 174 (1960).

2.182 Mertens, H. G., u. M. Luratti: Mineralhaushaltstörungen bei periodischen Lähmungen. In: Hydrodynamik, Säure-Basen- und Elektrolythaushalt in Liquor und Nervensystem. Hrsg. G. Kienle. Stuttgart: Thieme 1967.

2.183 Metraux, H. R., u. U. Binswanger: Der hypernatriämische hypervolämische Gehirnschaden. Schweiz. med. Wschr. **93**, 1563 (1963).

2.184 Metz, R., and W. Cooper: Salt retention and uremia in brain injury. Brit. med. J. **1958 I**, 435.

2.185 Mitchell, R. A., C. T. Carman, J. W. Severinghaus, B. W. Richardson, M. M. Singer, and S. Shneider: The stability of cerebrospinal fluid (H$^+$) in chronic acid-base-disturbances of blood. Clin. Res. **11**, 120 (1963).

2.186 Mollaret, P.: Lähmungen bei Störungen des Kaliumstoffwechsels. Münch. med. Wschr. **102**, 165—169, 217—225, 280—281 (1960).

2.187 Mullins, L. J.: The penetration of some cations into muscle. J. gen. Physiol. **42**, 817 (1959).

2.188 — An analysis of pore size in excitable membranes. J. Physiol. (Lond.) **43**, (Suppl.) 105 (1960).

2.189 — The macromolecular properties of excitable membranes. Ann. N.Y. Acad. Sci. **94**, 390 (1961).

2.190 Muralt, A. v.: Neue Ergebnisse der Nervenphysiologie. Berlin-Göttingen-Heidelberg: Springer 1958.

2.191 Müting, D.: Der Eiweißstoffwechsel bei Leberkrankheiten. Stuttgart: Enke 1963.

2.192 — Studies on the pathogenesis of uremia. Clin. chim. Acta **12**, 551—554 (1965).

2.193 —, H. Reikowski, W. Eschrich u. H. Buhl: Untersuchungen zur Pathogenese des Coma hepaticum. Verh. dtsch. Ges. inn. Med. Wiesbaden 1966. **72**, 649—652 (1967).

2.194 Netter, H: Theoretische Biochemie Berlin-Göttingen-Heidelberg: Springer 1959.

2.195 Neuman, W. F., and M. W. Neuman: Chemical dynamics of bone mineral. Chicago: University Press 1958.

2.196 Nicholls, J. G., and St. W. Kuffler: Extracellular space as a pathway for exchange between blood and neurons in the central nervous system of the leech: ionic composition of glial cells and neurons. J. Neurophysiol. **27**, 645—671 (1964).

2.197 — — Na and K content of glial cells and neurons determined by flame photometry in the central nervous system of the leech. J. Neurophysiol. **28**, 519—525 (1965).

2.198 Noller, C. R.: Lehrbuch der organischen Chemie. Berlin-Göttingen-Heidelberg: Springer 1960.

2.199 Nugent, C. A., and F. H. Tyler: Renal excretion of uric acid in patients with gout and non-gouty subjects. J. clin. Invest. **38**, 1890 (1959).

2.200 Olsen, S.: The brain in uremia. Acta psychiat. scand. Suppl. **156** (1961).

2.201 Olsen, N. S., and J. W. Bassett: Blood levels of urea nitrogen, phenol guanidine and creatinine in uremia. Amer. J. Med. **10**, 52—59 (1951).

2.202 —, and J. R. Klein: Res. Publ. Ass. nerv. ment. Dis. **24**, 226 (1946); cit. by R. C. Spector: Enzyme chemistry of anoxie brain injury. In: Neurohistochemistry. Ed. by C. W. M. Adams. Amsterdam: Elsevier 1965.

2.203 Orkand, R. K., J. G. Nicholls, and S. W. Kuffler: Effects of nerve impulses on the membrane potential of glial cells in the central nervous system of amphibia. J. Neurophysiol. **29**, 788—806 (1966).

2.204 Oshima, T.: The sodium pump of mammalian nerve cells. In: Studies in physiology. Ed. by J. C. Eccles. Berlin-Heidelberg-New York: Springer 1965.

2.205 Pabst, K., W. Gerok u. P. Baum: Probleme der renalen Säure-Basen-Regulation. Dtsch. med. Wschr. **91**, 600—606 (1966).

2.206 Pappenheimer, J. R.: Über die Permeabilität der Glomerulummembranen in der Niere. Klin. Wschr. **33**, 363 (1955).

2.207 — Ion transport between blood, cerebrospinal fluid and brain. In: Cerebrospinal fluid and the regulation of ventilation. Ed. by Ch. McC. Brooks et al. Oxford: Blackwell 1965.

2.208 —, S. R. Heisey, and E. F. Jordan: Perfusion of the cerebral ventricular system in unanesthetized goats. Amer. J. Physiol. **203**, 763—774 (1962).

2.209 Pappius, H. M.: The distribution of water in brain tissues swollen in vitro and in vivo. In: Biology of neuroglia. Progress in brain research, Vol 15. Ed. by E. D. P. de Robertis and R. Carrea. Amsterdam: Elsevier 1965.

2.210 —, and L. A. Dayes: Hypertonic urea. Arch. Neurol. (Chic.) **13**, 395—402 (1965).

2.211 —, and K. A. C. Elliot: Water distribution in incubated slices of brain and other tissues. Canad. J. Biochem. **34**, 1007 (1956).

2.212 —, and D. R. Gulati: Water and electrolyte content of cerebral tissue in experimentally induced edema. Acta neuropath. (Berl.) **2**, 451 (1963).

2.213 —, I. Klatzko, and K. A. C. Elliot: Further studies on swelling of brain slices. Canad. J. Biochem. Physiol. **40**, 885 (1962).

2.214 —, M. Rosenfeld, D. M. Johnson, and K. A. Elliot: Effects of sodium-free media upon the metabolism and water contents of brain slices. Canad. J. Biochem. Physiol. **36**, 217 (1958).

2.215 — The effects of rapid hemodialysis of brain tissues and cerebrospinal fluid of dogs. Canad. J. Physiol. Pharmac. **45**, 129 (1967).

2.216 Pauli, H. G., C. Vorbuger, and F. Reubi: Chronic derangements of cerebrospinal fluid acid-base components in man. J. appl. Physiol. **17**, 993 (1962).

2.217 Pearson, C. M.: The periodic paralysis: differential features and pathological observations in permanent myopathic weakness. Brain **87**, 341—354 (1964).

2.218 Peters, J. P.: Salt-wasting syndrome associated with cerebral disease. Trans. Ass. Amer. Phycns **63**, 57 (1950).

2.219 Peters, J. H.: Pathogenesis of glomerulonephritis. In: Diseases of the kidney. Ed. by M. B. Strauss and L. G. Welt, p. 236 ff. Boston: Little, Brown and Co. 1963.

2.220 Pitts, R. F.: The renal metabolism and excretion of ammonia. Abstr. Proc. Int. Congr. Nephrology, Washington 1966, 110.

2.221 Pollen, R. H., and R. H. Williams: Hyperkalemic neuromyopathy in Addison's disease. New Engl. J. Med. **263**, 273 (1960).

2.222 Poppell, J. W.: The effects of ventilatory insufficiency on respiratory compensations in metabolic acidosis and alkalosis. J. Lab. clin. Med. **47**, 885 (1956).

2.223 Popper, H., E. Mandel u. H. Mayer: Zur Kreatininbestimmung im Blute. Biochem. Z. **291**, 354—367 (1937).

2.224 Posen, G. A.: Mg-metabolism in patients in chronic hemodialysis. E.D.T.A., Fourth Congr., Paris 1967.

2.225 Posner, J. B., and F. Plum: Spinal fluid pH and neurologic symptoms in systemic acidosis. New Engl. J. Med. **277**, 605—613 (1967).

2.226 —, A. G. Swanson, and F. Plum: Acid-base-balance in cerebrospinal fluid. Arch. Neurol. (Chic.) **12**, 479—496 (1965).

2.227 Prill, A.: Elektrophysiologische Differenzierung der Spontanaktivität bei neuromuskulären Erkrankungen und Myotonien. In: Progressive Muskeldystrophie, Myotonie, Myasthenie. Hrsg. E. Kuhn. Berlin-Heidelberg-New York: Springer 1966.

2.228 — Neurologische Komplikationen unter Peritonealdialyse. In: Peritonealdialyse. Hrsg. F. Scheler. München: Urban & Schwarzenberg 1967.

2.228a — Die Wertigkeit des K^+/Ca^{++}-Quotienten sowie der isolierten Kalium-Erhöhung im Liquor cerebrospinalis für die Beurteilung zentralnervöser Funktionen. Dtsch. med. Wschr. (im Druck).

2.228b — Die pathogenetische Bedeutung der Liquorelektrolytkonzentrationen für neurologische Erkrankungen. Vortrag Jahrestagung d. Dtsch. Gesellsch. f. Neurologie, Tübingen, 31. 3. bis 2. 4. 1969. Dtsch. Z. Nervenheilk. (in Vorbereitung).

2.229 PRILL, A., E. VOLLES, E. QUELLHORST, A. GOTTESLEBEN u. F. SCHELER: Beobachtungen über akute nephrogene Elektrolyt- und Wasserhaushaltstörungen in ihren Auswirkungen auf das Zentralnervensystem. In: Hydrodynamik, Säure-Basen- und Elektrolythaushalt im Liquor und Nervensystem. Hrsg. G. KIENLE. Stuttgart: Thieme 1967.

2.230 — —, W. WIGGER u. F. SCHELER: Die Entwicklung der nephrogenen Polyneuropathie in Abhängigkeit von Stoffwechselbefunden. II. Symposium über aktuelle Probleme des Dialyseverfahrens und der Niereninsuffizienz, Innsbruck 23.—25. 2. 1967.

2.231 QUASTEL, J. H.: Effects of electrolytes on brain metabolism. In: Neurochemistry. Ed. by K. A. C. ELLIOT et al. Springfield (Ill.): Thomas 1962.

2.232 — Effects of anaesthetics, depressants and tranquilziers on brain metabolism. In: Neurochemistry. Ed. by K. A. C. ELLIOT et al. Springfield (Ill.): Thomas 1962.

2.233 QUELLHORST, E.: Renale Acidose. Kolloquiumsvortrag Med. Univ.-Klinik Göttingen 1966.

2.234 —, u. F. SCHELER: Technische Anleitung zur Peritonealdialyse. In: Peritonealdialyse. Hrsg. F. SCHELER. München: Urban & Schwarzenberg 1967.

2.235 RAIMONDI, A. J., J. P. EVANS, and S. MULLEN: Studies of cerebral edema. III Alterations in the white matter. Acta neuropath. (Berl.) 2, 177—197 (1962).

2.236 RALL, D. P., W. W. OPPELT, and C. S. PATLAK: Extracellular space of brain as determined by diffusion of inulin from the ventricular system. Life Sci. 2, 43—48 (1962).

2.237 RAMSEY, J. A., and R. H. J. BROWN: Simplified apparatus and procedure for freezing-point determinations upon small volumes of fluid. J. sci. Instrum. 32, 372—375 (1955).

2.238 RANDALL, R. E., JR., M. D. COHEN, CH. C. SPRAY, and E. C. ROSSMEISL: Hypermagnesiemia in renal failure: etiology and toxic manifestation. Ann. intern. Med. 61, 73—88 (1964).

2.239 RAPOPORT, S., C. D. WEST, and W. A. BRODSKY: Salt losing conditions: renal defect in tuberculous meningitis. J. Lab. clin. Med. 37, 550—561 (1951).

2.240 RASKIN, N. H., and R. A. FISHMAN: Brain permeability, ion transfer and "spaces" in experimental myxedema and thyrotoxicosis. J. Neuropath. exp. Neurol. 25, 151 (1966).

2.241 REED, D. J., and D. M. WOODBURY: Effects of hypertonic urea on cerebrospinal fluid pressure and brain volume. J. Physiol. (Lond.) 164, 252—264 (1962a).

2.242 — — Effect of urea and acetazolamid on brain volume and cerebrospinal fluid pressure. J. Physiol. (Lond.) 164, 265—273 (1962b).

2.243 — —, and R. L. HOLTZER: Brain edema, electrolytes and extracellular space. Arch. Neurol. (Chic.) 10, 604—616 (1964).

2.244 RELMAN, A. S.: Clinical aspects of chronic glomerulonephritis. In: Diseases of the kidney. Ed. by M. B. STRAUSS and L. G. WELT, p. 322ff. Boston: Little, Brown and Co. 1963.

2.245 — Renal acidosis and renal excretion of acid in health and disease. Advanc. intern. Med. 12, 295 (1964).

2.246 —, W. B. SCHWARTZ: The kidney in potassium depletion. Amer. J. Med. 24, 764 (1958).

2.247 RENNER, D., u. R. HEINTZ: Untersuchungen des Zellstoffwechsels im Serum von Kranken mit Urämie. Klin. Wschr. 44, 1204—1209 (1966).

2.248 REULEN, H. J., u. A. BAETHMANN: Das Dinitrophenol-Ödem. Klin. Wschr. 45, 149—154 (1967).

2.249 —, u. W. BRENDEL: Das intracelluläre Ödem der grauen Substanz. In: Hydrodynamik, Säure-Basen- und Elektrolythaushalt im Liquor und Nervensystem. Hrsg. G. KIENLE. Stuttgart: Thieme 1967.

2.250 RICHARDSON, G. O., and J. C. SIBLEY: Flaccid quadriplegia associated with hyperpotassaemia. Canad. med. Ass. J. 69, 504 (1953).

2.251 RISER, P., P. VALDIGUIE et J. GIRAUD: Du passage dans le cerveau de l'urée injectée dans le sang. J. Physiol. Path. gén. 36, 694—705 (1938).

2.251a RITTER, G., A. PRILL u. E. VOLLES: Neuropsychiatrische Aspekte des sog. Pseudohypoparathyreoidismus. Dtsch. Z. Nervenheilk. (im Druck).

2.252 ROBERTS, J. H.: Syndrome of hyponatremia and renal sodium loss probably resulting from inappropriate secretion of antidiuretic hormone. Ann. intern. Med. 51, 1420—1426 (1959).

2.253 ROBIN, E. D.: Acid-base relations between spinal fluid and arterial blood with reference to control of ventilation. J. appl. Physiol. 13, 385 (1958).

2.254 ROBINSON, R. R., H. V. MURGDAUGH, JR., and E. PESCHEL: Renal factor responsible for the hypermagnesiemia of renal diseases. J. Lab. clin. Med. 53, 572 (1959).

2.255 RODRIGUES, B.: In vivo titration of acute alkali infusions in man. Clin. Res. 14, 369 (1966); zit. bei STINEBAUGH and AUSTIN (1967).

2.256 Ross, A.: Intracellular pH and intracellular buffering power of the cat brain. In: Cerebrospinal fluid and the regulation of ventilation. Ed. by Ch. McC. Brooks et al. Oxford: Blackwell 1965.

2.257 Rossier, P. A., F. Reutter u. P. Frick: Das hyperosmolare nicht acidotische Coma bei Diabetes mellitus. Dtsch. med. Wschr. 86, 2145—2148 (1961).

2.258 —, u. A. Bühlmann: Das Säure-Basen-Gleichgewicht im Liquor. In: Hydrodynamik, Säure-Basen- und Elektrolythaushalt im Liquor und Nervensystem. Hrsg. G. Kienle. Stuttgart: Thieme 1967.

2.259 Rothlin, E., M. Taeschler u. A. Cerletti: Beitrag zur biologischen Wirkung von komplexgebundenem Calcium. Schweiz. med. Wschr. 84, 1286—1289 (1954).

2.260 Rovit, R. L., and M. H. Sigler: Hyponatremia with herpes simplex encephalitis. Arch. Neurol (Chic.) 10, 595—603 (1964).

2.261 Rush, V. F., L. Finberg, G. F. Daviglus, and Ch. S. Cheung: Pathologic lesions in experimental hypernatremia induced by extracorporal dialysis. Surgery 50, 359 (1961).

2.262 Samaha, F. J.: Studies on Na$^+$-K$^+$-stimulated ATPase of human brain. J. Neurochem. 14, 333—341 (1967).

2.263 Sartorius, H., u. H. Lemperle: Änderungen des Säure-Basen-Zustandes während und nach Behandlung mit extrakorporaler Dialyse. Münch. med. Wschr. 38, 1856 (1963).

2.264 Schäfer, H. E., u. A. Schäfer: Zur Pathogenese der glomerulären Nierenerkrankungen. Mat. med. Nordmark 17, 158—177 (1965).

2.265 — — Zur Immunologie der chronischen Glomerulonephritis. V. Symposium der Gesellschaft für Nephrologie, Lausanne, 21.—23. 9. 1967. Berlin-Heidelberg-New York: Springer 1969.

2.266 Schain, R. J.: Cerebrospinal fluid and serum cation levels. Arch. Neurol. (Chic.) 11, 330—333 (1964).

2.267 Scheitlin, W., u. A. Hunziker: Die Beeinflussung des Liquormechanismus durch Hämodialyse beim urämischen Patienten. Schweiz. med. Wschr. 92, 673—676 (1962).

2.268 Scheler, F., W. Wigger, E. Quellhorst u. B. Willms: Zur Klinik des Hypernatriämiesyndroms. Verh. dtsch. Ges. inn. Med., Wiesbaden 1966. 72, 640—645 (1967).

2.269 Schoolar, J. C., C. F. Barlow, and L. J. Roth: The penetration of carbon-14-urea into cerebrospinal fluid and various areas of the cat brain. J. Neuropath. exp. Neurol. 19, 216—227 (1960).

2.270 Schreiber, W.: Über die blutdrucksenkende Wirkung des Salureticums polythiazid. Med. Welt (Stuttg.) 1963, 2147.

2.271 Schulte, F. J.: Bioelektrische Reaktionen des peripheren Nervensystems bei Hypocalcämie, Spasmophilie, Tetanie. Z. Kinderheilk. 90, 150—166 (1964).

2.272 —, H. G. ten Bruggencate u. U. Douthel: Die Impulse in sensiblen Nervenfasern bei experimenteller Hypocalcämie. Klin. Wschr. 42, 140—146 (1964).

2.273 Schultz, R. L., E. A. Maynard, and D. C. Pease: Electron microscopy of neurons and neuroglia of cerebral cortex and corpus callosum. Amer. J. Anat. 100, 369 (1957).

2.274 Schwab, M.: Das Säure-Basengleichgewicht im arteriellen Blut und Liquor cerebrospinalis bei chronischer Niereninsuffizienz. Klin. Wschr. 40, 765—772 (1962).

2.275 — Das Säure-Basen-Gleichgewicht im arteriellen Blut und Liquor cerebrospinalis bei Herzinsuffizienz und Cor pulmonale und seine Beeinflussung durch Carboanhydrasehemmung. Klin. Wschr. 40, 1233—1245 (1962).

2.276 — Die Liquorelektrolyte bei normalem und gestörtem Elektrolythaushalt. In: Hydrodynamik, Säure-Basen- und Elektrolythaushalt im Liquor und Nervensystem. Hrsg. G. Kienle. Stuttgart: Thieme 1967.

2.277 —, u. H. Dammaschke: Atmung, Säure-Basen-Gleichgewicht und Ammoniak/Ammonium im Blut und Liquor cerebrospinalis bei Lebercirrhose. Klin. Wschr. 40, 184—199 (1962).

2.278 —, u. K. Kühns: Die Störungen des Wasser- und Elektrolytstoffwechsels. Berlin-Göttingen-Heidelberg: Springer 1959.

2.279 Schwartz, A., H. S. Bachelard, and H. McIlwain: The sodium activated adenosine triphosphatase activity and other properties of cerebral microsomal fractions and subfractions. Biochem. J. 84, 626 (1962).

2.280 Schwartz, W. B., and J. P. Kassirer: Clinical aspects of acut glomerulonephritis. In: Diseases of the kidney. Ed. by M. B. Strauss and L. G. Welt, p. 271 ff. Boston: Little, Brown and Co. 1963.

2.281 —, and A. S. Relman: Acidoses in renal disease. New Engl. J. Med. 256, 1184 (1957).

2.282 Schwick, G., u. K. Störiko: Qualititative Plasmaprotein-Bestimmung durch Immunpräzipitation. Laboratoriumsblätter für die med. Diagnostik. Behring-Werk A.G., Ausg. Mai 1964; Neuauflage Juni 1965.
2.283 — — Ergebnisse der quantitativen immunologischen Bestimmung von Human-Plasma-Proteinen. Proc. 10th. Congr. europ. Soc. Haemat. Strasbourg 1965, 1 (1967).
2.284 Segal, J. R.: Electrical capacitance of ion-exchanger membrance. J. theor. Biol. **14**, 11—34 (1967).
2.285 Seldin, D. W., N. W. Carter, and F. C. Rector, Jr.: Consequences of renal failure and their management. In: Diseases of the kidney. Ed. by M. B. Strauss and L. G. Welt. Boston: Little, Brown and Co. 1963.
2.286 Selverstone, B.: Studies of the formation and absorbtion of the cerebrospinal fluid using radioactive isotopes. In: The cerebrospinal fluid. Ciba Foundation Symposium Ed. by G. E. W. Wolstenholm and C. M. O'Connor. Boston: Little, Brown & Co. 1958.
2.287 Severinghaus, J. W.: Electrochemical gradients for hydrogen and bicarbonate ions across the blood-c. s. f.-barrier in response to acid-base balance changes. In Cerebrospinal fluid and the regulation of ventilation. Ed. by Ch. McC. Brooks et al. Oxford: Blackwell 1965.
2.288 —, R. A. Mitchell, B. W. Richardson, and M. M. Singer: Respiratory control at high altitude suggesting active transport regulation of CSF pH. J. appl. Physiol. **18**, 1155—1166 (1963).
2.289 Shanes, A. M.: Electrochemical aspects of physiological and pharmacological action in excitable cells. II. The action potential and excitation. Pharmacol. Rev. **10**, 165 (1958).
2.290 Siesjö, B. K.: Active and passive mechanisms in the regulation of the acid-base metabolism of brain tissue. In: Cerebrospinal fluid and the regulation of ventilation. Ed. by Ch. McC. Brooks et al. Oxford: Blackwell 1965.
2.291 Silverman, S. H., and L. I. Gardoner: Ultrafiltration studies in serum magnesium. New Engl. J. Med. **250**, 938 (1954).
2.292 Smith, W. O., and J. F. Hamarsten: Serum magnesium in renal disease. Arch. intern. Med. **102**, 5 (1958).
2.293 Smith, P. K., A. W. Winkler, and H. E. Hoff: The pharmacological actions of parenterally administered magnesium salts. Anesthesiology **3**, 323 (1942).
2.294 Smythe, C. M., and A. Christanthis: The effect of lactate infusions on uric acid clearance in pregnancy. Clin. Res. **9**, 37 (1961).
2.295 Sporn, M. B., W. Dingman, A. Delfacco, and R. K. Davies: Synthesis of urea in the living rat brain. J. Neurochem. **5**, 62—67 (1959).
2.296 Stern, W. E.: The contribution of the laboratory to an understanding of the cerebral edemas. Neurology (Minneap.) **15**, 902—912 (1965).
2.297 Stewart, W. K.: Changes in plasma electrolytes and nerve conduction rates during chronic hemodialysis without magnesium. E.D.T.A., Fourth Congr., Paris 1967.
2.298 Stinebaugh, B. J., and W. H. Austin: Acid-base-balance. Arch. intern. Med. **119**, 182—188 (1967).
2.299 Stone, W. E., C. Marshall, and L. F. Nims: Amer. J. Physiol. **132**, 770 (1941); zit. bei K. C. Dixon: Ischaemia and the neurone. In: Neurohistochemistry. Ed. by C. W. M. Adams. Amsterdam: Elsevier 1965.
2.300 Strecker, H. J.: Glutamic acid and glutamine. In: Metabolism of the nervous system. Ed. by D. Richter. New York: Pergamon Press 1957.
2.301 Streicher, E.: Thiocyanate space of rat brain in experimental cerebral edema. J. Neuropath. exp. Neurol. **21**, 437—441 (1962).
2.302 Svetichin, G., K. Negishi, R. Fatehchand, B. D. Drujan, and A. Selvin de Testa: Nervous function based on interactions between neuronal and non-neuronal elements. In: Biology of Neuroglia. Progress in brain research, Vol. 15. Amsterdam: Elsevier 1965.
2.303 Tani, E., and P. Evans: Electron microscope studies of cerebral swelling. Acta neuropath. (Berl.) **4**, 507—526, 604—623, 624—639 (1965).
2.304 Takagaki, G., S. Berl, D. D. Clarke, D. P. Purpura, and H. Waelsch: Glutamic acid metabolism in brain and liver during infusion with ammonia labelled with nitrogen-15. Nature (Lond.) **189**, 326 (1961).
2.305 Takahashi, R., T. Nasu, T. Tamura, and T. Kariya: Relationship of ammonia and acetylcholine levels to brain excitability. J. Neurochem. **7**, 103 (1961).

2.306 TALBOTT, J. H., and K. L. TERPLAN: The kidney in gout. In: Diseases of the kidney. Ed. by B. STRAUSS and L. G. WELT. Boston: Little, Brown & Co. 1963.

2.307 TASAKI, I.: Conduction of the nerve impulse. In: Handbook of Physiology, Sect. I, Neurophysiol., Chapt. III, Vol. I. Washington: American physiological Society 1959.

2.308 — Excitability of neurons and glial cells. In: Biology of Neuroglia. Progress in brain research, Vol. 15. Amsterdam: Elsevier 1965.

2.309 —, T. TEORELL, and C. SPYROPOULOS: Movements of radioactive tracers across squid axon membrane. Amer. J. Physiol. 200, 11 (1961).

2.310 TEN BRUGGENCATE, H. G., u. E. J. SCHULTE: Entladungen von Muskelspindeln der Katze bei experimenteller Hypocalcämie. Pflügers Arch. ges. Physiol. 277, 650—661 (1963).

2.311 THOMAS, J.: Biochem. J. 64, 335 (1956); cit. by R. M. JOHNSTONE, and P. G. SCHOLEFIELD: Transport phenomena in brain. In Neurochemistry. Ed. by K. A. C. ELLIOT et al. Springfield (Ill.): Thomas 1962.

2.312 TORACK, R. M., R. D. TERRY, and H. M. ZIMMERMANN: Fine structure of cerebral fluid accumulation: II. Swelling produced by triethyl tin poisoning compared with that in human brain. Amer. J. Path. 36, 273 (1960).

2.313 TOWER, D. B., J. R. WHERRET, and G. M. McKHANN: In: Regional Neurochemistry, p. 65. Ed. by S. S. KETY and J. ELKES. Oxford: Pergamon Press 1965.

2.314 TSCHIRGI, R. D.: Chemical environment of the central nervous system. In Handbook of Physiology, Sect. I, Neurophysiology, Vol. III, Chapt. 78, p. 1865—1890. Amer. Physiology Society, Washington 1960.

2.315 —, and J. L. TAYLOR: Slowly changing bioelectric potentials associated with the blood-brain barrier. Amer. J. Physiol. 195, 7—22 (1958).

2.316 UEHLINGER, E.: Die Regulation des Kalziumstoffwechsels und primärer Hyperparathyreoidismus. Münch. med. Wschr. 106, 685—692 (1964).

2.317 ULE, G., u. F. W. KOCKMANN: Zur Ultrastruktur des periofokalen und histotoxischen Hirnödems bei der Ratte. Acta neuropath. (Wien) 1, 519—526 (1962).

2.318 ULLRICH, K. J.: Mechanismus des renalen Wasser- und Elektrolyttransportes. Melsunger med. Mittlg. 38, 7—17 (1964).

2.319 URSING, B., S. J. DENCKER, and B. SWAHN: Protein pattern of cerebrospinal fluid in meningitis and menigoencephalitis. Acta med. scand. 171, 715 (1962).

2.320 VORLAENDER, K. O.: Das Serumeiweißbild der entzündlichen Nierenerkrankungen. Fortschritte der Immunitätsforschung. Darmstadt: Steinkopff 1962.

2.321 —, K. W. FRITZ u. J. ROSS: Serumproteine und Nierenerkrankung. Die Med. Welt (Stuttg.) 17, 883 (1960).

2.322 WAELSCH, H., S. BERL, C. A. ROSSI, D. D. CLARKE, and D. P. PURPURA: Quantitative aspects of CO_2 fixation in mammalian brain in vivo. J. Neurochem. 11, 717—728 (1964).

2.323 WALLACE, S. L., J. M. LITTLE, and J. R. R. BOBB: The relation of phenol retention to uremia. J. Lab. clin. Med. 33, 845 (1948).

2.324 WARECKA, K., and H. BAUER: Studies on "brain-specific" proteins in aqueous extracts of brain tissue. J. Neurochem. 14, 783—787 (1967).

2.325 WECHSLER, W.: Zur Entwicklung der Liquorräume des Gehirns von Gallus domesticus. In: Symposium über den Liquor cerebrospinalis. Wien. Z. Nervenheilk. Suppl. 1, 49—69 (1965).

2.326 WEIL-MALHERBE, H.: Studies on brain metabolism; metabolism of glutamic acid in brain. Biochem. J. 30, 665 (1936).

2.327 — Ammonia metabolism in the brain. In: Neurochemisty. Ed. by K. A. C. ELLIOT et al. Springfield (Ill.): Thomas 1962.

2.328 WEICH, K.: The transport of materials by the choroid plexus. In: Cerebrospinal fluid and the regulation of ventilation, p. 413 ff. Ed. by CH. McC. BROOKS et al.. Oxford: Blackwell 1965.

2.329 WELT, L. G.: Hypo- and hypernatremia. Ann. intern. Med. 56, 161 (1962).

2.330 —, D. W. SELDIN, W. P. NELSON, W. G. GERMAN, and J. P. PETERS: Role of the central nervous system in metabolism of electrolytes and water. Arch. intern. Med. 90, 355—378 (1952).

2.331 WHITTAM, R.: The dependence of the respiration of brain cortex on active cation transport. Biochem. J. 82, 205 (1962).

2.332 WILBRANDT, W.: Aktiver Transport organischer Moleküle. In: Funktionelle und morphologische Organisation der Zelle. Berlin-Göttingen-Heidelberg: Springer 1963.

2.333 Winkler, A. W., P. K. Smith, and H. E. Hoff: Intravenous magnesium sulfate in the treatment of nephritic convulsions in adults. J. clin. Invest. 21, 207 (1942).

2.334 Wolfe, L. S., and K. A. Elliot: Chemical studies in relation to convulsive conditions. In: Neurochemistry. Ed. by K. A. C. Elliot et al. Springfield (Ill.): Thomas 1962.

2.335 Woodbury, D. M., A. Koch, and A. Vernadakis: Relation between excitablity and metabolism in brain as elucidated by anticonvulsant drugs. Neurology (Minneap.) 8, (Suppl. 1) 113—116 (1958 b).

2.336 —, L. Rollins, M. D. Gardner, W. L. Hirsch, J. R. Hogan, M. L. Rallison, G. S. Tanner, and D. A. Brodie: Effect of carbon dioxide on brain excitability and electrolytes. Amer. J. Physiol. 192, 79—90 (1958 a).

2.337 Wuhrmann, F., u. H. Märki: Dysproteinämien und Paraproteinämien. 4. Aufl. von „Die Bluteiweißkörper des Menschen". Ed.: Wuhrmann u. Wunderly. Basel: Schwabe 1963.

2.338 —, u. Ch. Wunderly: Die Bluteiweißkörper des Menschen. 2. Aufl. Basel: Schwabe 1952.

2.339 Yoshida, H., and H. Fujisawa: Influence of subcellular structures on the activity of Na^+, K^+ activated adenosine triphosphatase in brain. Biochim. biophys. Acta (Amst.) 60, 443 (1962).

2.340 Zellweger, H., et H. Idriss: La régulation nerveuse de l'homéostase et sa pathologie. Schweiz. med. Wschr. 89, 958—959 (1959).

3. Die zentralnervöse klinische Symptomatologie der akuten und chronischen Niereninsuffizienz

3.1 Adams, R. D., D. Denny-Brown, and C. M. Pearson: Diseases of Muscle. New York: Harper & Row 1962.

3.2 Addison, T.: A collection of the collected works of Thomas Addison. Ed. by Wilks and Daldy. London: New Sydenham Society. 1868.

3.3 Bartter, F. C.: Hyper- und Hypoosmolaritätssyndrome. Fortschr. Med. 82, 55 (1964).

3.4 Bell, H. S., and J. Garnold: The use of urea in intracranial surgery. Amer. Surg. 26, 322—325 (1960).

3.5 Berliner, R. W.: Outline of renal physiology. In: Diseases of the kidney. Ed. by M. B. Strauss and L. G. Welt. Boston: Little, Brown and Co. 1963.

3.6 —, T. J. Kennedy, Jr., and J. Orloff: Relationship between acidification of the urine and potassium metabolism. Amer. J. Med. 11, 274 (1951).

3.7 Borle, A. B., u. B. E. Nordin: Der Phosphor-Kalzium-Stoffwechsel. Documenta Geigy, Acta clinica Nr. 2 (1963).

3.8 Brod, J.: Akute diffuse glomerulonephritis. Amer. J. Med. 7, 317 (1949).

3.9 Carter, N. W., F. C. Rector, Jr., and D. W. Seldin: Hyponatremia in cerebral diseases resulting from inappropriate secretion of antidiuretic hormon. New Engl. J. Med. 264, 67—72 (1961).

3.10 Clarkson, E. M., S. J. McDonnald, H. E. de Wardener, and R. L. Warren: Magnesium metabolism in chronic renal failure. Clin. Sci. 28, 107—115 (1965).

3.11 —, R. L. Warren, S. J. McDonnald, and H. E. de Wardener: The effect of a high intake of calcium on magnesium metabolism in normal subjects and patients with chronic renal failure. Clin. Sci. 32, 11—18 (1967).

3.12 Cole, K. S.: Ions, potentials and the nerve impulse. Lecture and Review Series 53/7. Naval Medical Institute, Bethesda (Md.) 1953.

3.13 Cort, J. H.: Cerebral salt wasting. Lancet 1954 I, 752.

3.13a Crawford, J. D., and Ph. R. Doge: Complications of fluid therapy in patients with neurologic disease; with special emphasis on water intoxication and hypertonical dehydration. Pediat. Clin. N. Amer. 6 (1), 257—279 (1959).

3.14 Danowski, T. S., and I. D. N. Nabasso: Hyperosmolar and other types of nonketoacidotic coma in diabetes. Diabetes 14, 162 (1965).

3.15 Darrow, W. D. L., R. Schwartz, J. F. Iannucci, and F. Coville: The relation of serum bicarbonate concentration to muscle composition. J. clin. Invest. 27, 198 (1948).

3.16 Davson, H.: Physiology of the cerebrospinal fluid. London: Churchill 1967.

3.17   Dencker, S. J.: Studies of specific cerebrospinal gamma-globulin components. Acta neurol.
       scand. Suppl. **39**, 4, 317 (1963).
3.18   Denny-Brown, D.: Clinical problems in neuromuscular physiology. Amer. J. Med. **15**,
       368—390 (1953).
3.19   Droese, W., H. Stolley, W. Freislederer, F. Buchborn, G. Riecker u. K.-R. Koczorek:
       Chronische Hyperosmolarität bei Hirnschäden an Hand eines Falles von Cyklopenventrikel.
       Klin. Wschr. **37**, 918 (1959).
3.20   Durr, F.: Beitrag zum hyperosmolaren nichtacidotischen Coma bei Diabetes mellitus. Dtsch.
       med. Wschr. **89**, 76 (1964).
3.21   Edwards, G. A., and S. M. Daum: Increased spinal fluid protein in hyperparathyroidismus
       and other hypercalcemic states. Arch. intern. Med. **104**, 29 (1959).
3.22   Elkinton, J. R.: The role of magnesium in the body fluids. Clin. Chem. **3**, 319 (1957).
3.23   — Renal acidosis. Amer. J. Med. **28**, 165—168 (1960).
3.24   Epstein, F. H.: Cerebral hyponatremia. New Engl. J. Med. **265**, 513—518 (1961).
3.25   Fanconi, A., and G. A. Rose: The ionized, complexed and protein bound fraction of calcium
       in plasma. Quart. J. Med. (N. S.) **27**, 463—494 (1958).
3.26   Faw, M. L., and R. W. Ewer: Intermittend paralysis and chronic adrenalin insufficiency.
       Ann. intern. Med. **57**, 461 (1962).
3.27   Finberg, L.: Pathogenesis of lesions in the nervous system in hypernatremic states. I. Clinical
       observation of infants. Pediatrics **23**, 40 (1959).
3.28   —, and H. E. Harrison: Hypernatremia in infants. An evaluation of the clinical and bio-
       chemical findings accompanying this state. Pediatrics **16**, 11 (1955).
3.29   Fishman, R. A.: Neurological aspects of magnesium metabolism. Arch. Neurol. (Chic.) **12**,
       562—569 (1965).
3.30   Fourman, P.: Calciumstoffwechsel und Knochenkrankheiten. Stuttgart: Thieme 1963.
3.31   —, and P. M. Leesan: Hypernatremia and hyponatremia with special reference to cerebral
       disturbances. In: Ciba Foundation Colloquia on Aging: Water and electrolyte metabolism
       in relation to age and sex. Ed. by G. E. Wolstenhome. Boston: Little, Brown & Co.
       1958.
3.32   Goldberg, M., and J. S. Handler: Hyponatremia and renal wasting of sodium in patients
       with malfunction of central nervous system. New Engl. J. Med. **263**, 1037—1043 (1960).
3.33   Greville, G. D.: Mechanisms of carbohydrate metabolism in the brain. In: Neurochemistry.
       Ed. by K. A. Elliot. Springfield (Ill.): Thomas 1962.
3.34   Harrison, H. F., L. Finberg, and E. Fleishman: Disturbances of ionic equilibrium of intra-
       cellular and extracellular electrolytes in patients with tuberculus meningitis. J. clin. Invest.
       31, 300—308 (1952).
3.35   Heilmeyer, L., u. H. J. Holtmeier: Hochdruckforschung. Symposium Freiburg, 18./19. 7.
       1964. Stuttgart: Thieme 1964.
3.36   Hemmer, R.: Der Liquordruck. Stuttgart: Thieme 1959.
3.37   Herman, M. R. H., and M. M. K. McDowell: Hyperkalemic paralysis. Amer. J. Med. **35**,
       749—767 (1963).
3.38   Hodgkin, A. L., and B. Katz: The effect of sodium ions on the electrical activity of the giant
       axon of the squid. J. Physiol. (Lond.) **108**, 37—77 (1949).
3.39   Hunziker, A., A. Bühlmann, A. Uehlinger u. E. M. Osacar: Zur Pathophysiologie und
       Therapie des erhöhten intracraniellen Druckes. Schweiz. med. Wschr. **90**, 1051—1057
       (1960).
3.40   Huxley, A. F., and R. Stämpfli: Effects of potassium and sodium on resting and action
       potentials of single myelinated nerve fibres. J. Physiol. (Lond.) **112**, 496—508 (1951).
3.41   Jaffurs, W. J., R. H. Herman, M. K. McDowell, and J. M. Blumberg: Hypercalemic
       paralysis. Metabolism **12**, 740—750 (1963).
3.42   Javid, M., and P. Settlage: Effect of urea on cerebrospinal fluid pressure in human subjects.
       J. Amer. med. Ass. **160**, 943—949 (1956).
3.43   —, and J. Anderson: The effect of urea on cerebrospinal fluid pressure in monkeys before
       and after bilateral nephrectomy. J. Lab. clin. Med. **53**, 484—489 (1959).
3.44   Johnson, W. J., R. D. Wagoner, J. C. Hunt, G. J. Mueller, and G. A. Hallenbeck:
       Long term intermittend hemodialysis for chronic renal failure. Proc. Mayo Clin. **41**,
       73—94 (1966).

3.45 KNUTSON, J., and A. B. BAKER: The central nervous system in uremia. Arch. Neurol. Psychiat. (Chic.) **54**, 130 (1945).

3.46 KRÜCK, F.: Pathophysiologie und Klinik der hormonalen Regulation des Wasser- und Elektrolythaushaltes. Melsunger med. Mittlg. **38**, 47—71 (1964).

3.47 — Der Säure-Basen-Haushalt bei der chronischen Niereninsuffizienz. In: Aktuelle Probleme der klinischen Nephrologie. Hrsg. D. P. MERTZ u. R. KLUTHE. Stuttgart: Thieme 1967 (a).

3.48 — Aldosteron: Regulation, Wirkungsmechanismus und Pharmakodynamik. In: Postoperative Störungen des Elektrolyt- und Wasserhaushaltes. Hrsg. E. S. BÜCHERL et al. Stuttgart-New York: Schattauer 1968.

3.49 KUGELBERG, E : Accomadation in human nerves and its significance for the symptoms in circulatory disturbances and tetany. Acta physiol. scand Suppl. 8, **24** (1944).

3.50 LAUSON, H. D.: Metabolism of antidiuretic hormones. Amer. J. Med. **42**, 713—744 (1967).

3.51 LEAF, A.: Membrane effect of antidiuretic hormone. Amer. J. Med. **42**, 745—756 (1967).

3.52 LOCKE, S., J. P. MERRILL, and H. R. TYLER: Neurologic complications of acute uremia. Arch. intern. Med. **108**, 531 (1961).

3.53 LUDWIG, G. J.: Die hypernatriämische Encephalopathie des Erwachsenen. Schweiz. med. Wschr. **93**, 705 (1963).

3.54 LUTRELL, CH. N., and L. FINBERG: Hemorrhagic encephalopathy induced by hypernatremia. Arch. Neurol. Psychiat. (Chic.) **81**, 424 (1959).

3.55 — —, and L. P. DRAWDY: Hemorrhagic encephalopathy induced by hypernatremia. Arch. Neurol. (Chic.) **1**, 153 (1959).

3.56 MACH, R. S.: Coma avec hyperosmolalité et deshydrotation chez des malades hyperglycémiques sans acidocétose. Schweiz. med. Wschr. **93**, 1256 (1963).

3.57 MAHER, J. F., R. B. FREEMAN, and G. E. SCHREINER: Hemodialysis for chronic renal failure. II. Biochemical and clinic aspects. Ann. intern. Med. **62**, 535—549 (1965).

3.58 —, and G.E. SCHREINER: Hazards and complications of dialysis. New Engl. J. Med. **273**, 370—377 (1965).

3.59 MARKS, L. J., and E. FEIT: Flaccid quadriplegia, hyperkalemia and Addison's disease. Arch. intern. Med. **91**, 56 (1953).

3.60 McARDLE, B.: Metabolic and endocrine myopathies. In: Disorders of voluntary muscle. Ed. by J. N. WALTON. London: Churchill 1964.

3.61 McNAUGHTON, R. A.: Paralysis with potassium intoxication in renal insufficiency. J. Amer. med. Ass. **145**, 481 (1951).

3.62 MERTENS, H. G., u. M. LURATTI: Mineralhaushaltstörungen bei periodischen Lähmungen. In: Hydrodynamik, Säure-Basen- und Elektrolythaushalt im Liquor und Nervensystem. Hrsg. G. KIENLE. Stuttgart: Thieme 1967.

3.63 MERTRAUX, H. R., u. U. BINSWANGER: Der hypernatriämische hypervolämische Gehirnschaden. Schweiz. med. Wschr. **93**, 1563 (1963).

3.64 METZ, R., and W. COOPER: Salt retention and uremia in brain injury. Brit. med. J. **1958 I**, 435.

3.65 MOLLARET, P.: Lähmungen bei Störungen des Kaliumstoffwechsels. Münch. med. Wschr. **102**, 165—169, 217—225, 280—281 (1960).

3.66 NEUMAN, W. F., and M. W. NEUMAN: Chemical dynamies of bone mineral. Chicago: University Press 1958.

3.67 NEVSIMAL, O., u. B. ROTH: Tetanie und Zentralnervensystem. Berlin: VEB Verlag Volk und Gesundheit 1963.

3.68 PAPPENHEIMER, J. R.: Ion transport between blood, cerebrospinal fluid and brain. In: Cerebrospinal fluid and the regulation of ventilation. Ed. by CH. McC. BROOKS et al. Oxford: Blackwell 1965.

3.69 PEARSON, C. M.: The periodic paralysis: differential features and pathological observations in permanent myopathic weakness. Brain **87**, 341—354 (1964).

3.70 PETERS, J. P.: Salt-wasting syndrome associated with cerebral disease. Trans. Ass. Amer. Phycns **63**, 57 (1950).

3.71 POLLEN, R. H., and R. H. WILLIAMS: Hyperkalemic neuromyopathy in Addison's disease. New Engl. J. Med. **263**, 273 (1960).

3.72 POPPEL, J. W.: The effects of ventilatory insufficiency on respiratory compensations in metabolic acidosis and alkalosis. J. Lab. clin. Med. **47**, 885 (1956).

3.73 PRILL, A.: Neurologische Komplikationen unter Peritonealdialyse. In: Peritonealdialyse. Hrsg. F. SCHELER. München: Urban & Schwarzenberg 1967.

3.74 — Die pathogenetische Bedeutung der Liquorelektrolytkonzentration für neurologische Erkrankungen. Dtsch. Z. Nervenheilk. (im Druck).

3.75 —, F. SCHELER, E. VOLLES u. H.-V. HENNING: Störungen der Osmo- und Wasserregulation als Grundlage komatöser Zustände. — (Hyperosmolares nicht acidotisches Koma; diabetisches Koma; Hypernatriämie-Syndrom; urämisches und postdialytisches Koma). — Dtsch. Z. Nervenheilk. (im Druck).

3.76 —, E. VOLLES, E. QUELLHORST, A. GOTTESLEBEN u. F. SCHELER: Beobachtungen über akute nephrogene Elektrolyt- und Wasserhaushaltstörungen in ihren Auswirkungen auf das Zentralnervensystem. — In: Hydrodynamik, Säure-Basen- und Elektrolythaushalt im Liquor und Nervensystem. Hrsgb. G. KIENLE. Stuttgart: Thieme 1967.

3.77 — —, F. SCHELER u. E. QUELLHORST: Verlaufsbeobachtungen neurologischer und hirnelektrischer Befunde bei chronischer Niereninsuffizienz unter Dialysebehandlung. Verh. dtsch. Ges. inn. Med., Wiesbaden 1966. 72, 609—613 (1967).

3.78 QUELLHORST, E.: Renale Acidose. Kolloquiumsvortrag. Med. Universitätsklinik Göttingen, 1966.

3.79 RANDALL, R. E., JR., et al.: Hypermagnesiemia in renal failure: etiology and toxic manifestation. Ann. intern. Med. 61, 73—88 (1964); cit. by FISHMAN (1965).

3.80 RASKIN, N. H., and R. A. FISHMAN: Brain permeability, iontransfer and „spaces" in experimental myxedema and thyrotoxicoses. J. Neuropath. exp. Neurol. 25, 151 (1966).

3.81 REED, D. J., and D. M. WOODBURY: Effects of hypertonic urea on cerebrospinal fluid pressure and brain volume. J. Physiol. (Lond.) 164, 252—264 (1962a).

3.82 — — Effect of urea and acetazolamid on brain volume and cerebrospinal fluid pressure. J. Physiol. (Lond.) 164, 265—273 (1962b).

3.83 RELMAN, A. S., W. B. SCHWARTZ: The kidney in potassium depletion. Amer. J. Med. 24, 764 (1958).

3.84 RENNER, D., u. R. HEINTZ: Untersuchungen des Zellstoffwechsels im Serum von Kranken mit Urämie. Klin. Wschr. 44, 1204—1209 (1966).

3.85 REUTTER, F. V., u. P. H. ROSSIER: Hyperosmolares, nicht acidotisches Coma bei Diabetes mellitus. Schweiz. med. Wschr. 93, 1007 (1963).

3.86 RICHARDSON, G. O., and J. C. SIBLEY: Flaccid quadriplegia associated with hyperpotassaemia. Canad. med. Ass. J. 69, 504 (1953).

3.87 RICHET, G., et F. VACHON: Les troubles neuropsychiques de l'urémie chronique. Soc. méd. Hôp. (Paris) 116, 1253—1272 (1965); Presse méd. 74, 1177 (1966).

3.88 RICHTER, A. B.: Prognosis in acut glomerulonephritis. Ann. intern. Med. 9, 1057 (1935).

3.89 RITTER, G., A. PRILL u. E. VOLLES: Neuropsychiatrische Aspekte des sogenannten Pseudohypoparathyreoidismus. Dtsch. Z. Nervenheilk. (im Druck).

3.90 ROBERTS, J. H.: Syndrome of hyponatremia and renal sodium loss probably resulting from inappropriate secretion of antidiuretic hormone. Ann. intern. Med. 51, 1420—1426 (1959).

3.91 ROBINSON, R. R., H. V. MURDAUGH, JR., and E. PESCHEL: Renal factor responsible for the hypermagnesiemia of renal diseases. J. Lab. clin. Med. 53, 572 (1959).

3.92 ROCH, M., E. BERTHOLD et O. KORALNIK: De diverse causes de l'hypercalcémie et de son expression clinique. Bull. Soc. Med. (Paris) 68, 292 (1953).

3.93 ROSNER, K., u. W. NEUENDORF: Hyperosmolares diabetisches Koma ohne Ketoacidose. Z. ges. inn. Med. 19, 271 (1964).

3.94 ROSSIER, P. H., F. REUTTER u. P. FRICK: Das hyperosmolare nicht acidotische Coma bei Diabetes mellitus. Dtsch. med. Wschr. 86, 2145 (1961).

3.95 ROVIT, R. L., and M. H. SIGLER: Hyponatremia with herpes simplex encephalitis. Arch. Neurol. (Chic.) 10, 595—603 (1964).

3.96 SCHEID, W.: Die Zirkulationsstörungen des Gehirns und seiner Häute. In: Hdb. inn. Med. Bd. V/3, Neurologie, S. 1. Berlin-Göttingen-Heidelberg: Springer 1953.

3.97 SCHELER, F., W. WIGGER, E. QUELLHORST u. B. WILLMS: Zur Klinik des Hypernatriämiesyndroms. Verh. dtsch. Ges. inn. Med., Wiesbaden 1966. 72, 640—645 (1967).

3.98. SCHMIDT, K.: Klinisch-experimentelle Grundlagen der Osmotherapie. In: Infusionstherapie. Hrsg. K. LANG et al. Berlin-Heidelberg-New York: Springer 1966.

3.99 SCHOLAR, J. C., C. BARLOW, and L. J. ROTH: The penetration of carbon-14 urea into cerebrospinal fluid and various areas to the cat brain. J. Neuropath. exp. Neurol. **19**, 216—227 (1960).

3.100 SCHULTE, F. J.: Bioelektrische Reaktionen des peripheren Nervensystems bei Hypocalcämie, Spasmophilie, Tetanie. Z. Kinderheilk. **90**, 150—166 (1964).

3.101 —, H. G. TEN BRUGGENCATE u. U. DOUTHEL: Die Impulse in sensiblen Nervenfasern bei experimenteller Hypocalcämie. Klin. Wschr. **42**, 140—146 (1964).

3.102 SCHWAB, M.: Die Liquorelektrolyte bei normalem und gestörtem Elektrolythaushalt. In: Hydrodynamik, Säure-Basen- und Elektrolythaushalt im Liquor und Nervensystem. Hrsg. G. KIENLE. Stuttgart: Thieme 1967.

3.103 —, u. H. DAMMASCHKE: Atmung, Säure-Basen-Gleichgewicht und Ammoniak/Ammonium im Blut und Liquor cerebrospinalis bei Lebercirrhose. Klin. Wschr. **40**, 184—199 (1962).

3.104 —, u. K. KÜHNS: Die Störungen des Wasser- und Elektrolytstoffwechsels. Berlin-Göttingen-Heidelberg: Springer 1959.

3.105 SCHWARTZ, W. B., and J. P. KASSIRER: Clinical aspects of acute glomerulonephritis. In: Diseases of the kidney. Ed. by M. B. STRAUSS and L. G. WELT. Boston: Little, Brown & Co. 1963.

3.106 SELDIN, D. W., N. W. CARTER, and F. C. RECTOR, JR.: Consequences of renal failure and their management. In: Diseases of the kidney. Ed. by M. B. STRAUSS and L. G. WELT. Boston: Little, Brown & Co. 1963.

3.107 SELVERSTONE, B.: Studies of the formation and absorbtion of the cerebrospinal fluid using radioactive isotopes. In: The cerebrospinal fluid. Ciba Foundation Symposium. Ed. by G. E. W. WOLSTENHOLM and C. M. O'CONNOR. Boston: Little, Brown & Co. 1963.

3.108 SHEA, E. J., D. F. BOGDAN, R. B. FREEMAN, and G. E. SCHREINER: Hemodialysis for chronic renal failure. IV. Psychological considerations. Ann. intern. Med. **62**, 588—563 (1965).

3.109 SMITH, W. O., and J. F. HAMARSTEN: Serum magnesium in renal disease. Arch. intern. Med. **102**, 5 (1958).

3.110 SMITH, P. K., A. W. WINKLER, and H. E. HOFF: The pharmacological actions of parenterally administered magnesium salts. Anesthesiology **3**, 323 (1942).

3.111 SOTOS, J. F., PH. R. DODGE, P. MAERA, and N. B. TALBOT: Studies in experimental hypertonicity; I. Pathogenesis of the clinical syndrome, biochemical abnormalities and cuse of death Pediatrics (Springfield, Ill.) **26**, 925—938 (1960).

3.112 STERN, W. E., and R. V. COXON: Osmolality of brain tissue and its relation to brain bulk. Amer. J. Physiol. **206**, 1—7 (1964).

3.113 STOCHDORF, O., u. H. MEESSEN: Die arteriosklerotische und hypertonische Hirnerkrankung. In: Hdb. spez. pathol. Anat. und Histologie, Bd. XIII/1 B, S. 1465. Berlin-Göttingen-Heidelberg: Springer 1957.

3.114 SVANN, R. C., and J. P. MERRILL: The clinical causes of acute renal failure. Medicine (Baltimore) **32**, 215 (1953).

3.115 TEN BRUGGENCATE, H. G., u. E. J. SCHULTE: Entladungen von Muskelspindeln der Katze bei experimenteller Hypocalcämie. Pflügers Arch. ges. Physiol. **277**, 650—661 (1963).

3.116 THAUER, R.: Kreislauf und Gehirn. Stuttgart: Fischer 1954.

3.117 THÖLEN, H., u. R. BOSSHART: Urämische Bewußtseinsveränderungen und Elektrolytstörungen. Schweiz. med. Wschr. **89**, 955 (1959).

3.118 THOMAS, W. C., JR., J. G. WISWELL, T. B. CONNOR, and J. E. HOWARD: Hypercalcemic crisis due to hyperparathyroidism. Amer. J. Med. **24**, 229 (1958).

3.119 TRUNIGER, B., u. D. KÜNZLER: Chronische Hyperosmolarität bei Hypothalamusläsion. Klin. Wschr. **40**, 872 (1962).

3.120 TYLER, H. R.: Neurological complications of acute and chronic renal failure. In: The treatment of renal failure. Ed. by J. P. MERRILL. New York-London: Grune and Stratton 1965.

3.121 UEHLINGER, E.: Die Regulation des Kalziumstoffwechsels und primärer Hyperparathyreoidismus. Münch. med. Wschr. **106**, 685—692 (1964).

3.122 WELT, L. G.: Hypo- und hypernatremia. Ann. intern. Med. **56**, 161 (1962).

3.123 —, D. W. SELDIN, W. P. NELSON, W. G. GERMAN, and J. P. PETERS: Role of the central nervous system in metabolism of electrolytes and water. Arch. intern. Med. **90**, 355—378 (1952).

3.124 WILLIAMS, T. F.: Renal cortical necrosis, renal infarction and hypertension due to renal vascular disease. In: Diseases of the kidney. Ed. by M. B. STRAUSS and L. G. WELT. Boston: Little, Brown & Co. 1963.

3.125 WILSON, W. P., G. T. TINDALL, and J. S. GREENFIELD: Effects of an acute increase of intracranial pressure upon the electroencephalogram. Electroenceph. clin. Neurophysiol. **19**, 184 (1965).

3.126 ZELLWEGER, H., et H. IDRISS: La régulation nerveuse de l'homéostase et sa pathologie. Schweiz. med. Wschr. **89**, 958—959 (1959).

3.127 ZIEGLER, D. K., A. ZOSA, and T. ZILELI: Hypertensive Encephalopathy. Arch. Neurol. (Chic.) **12**, 472—478 (1965).

4. Hirnelektrische Befunde
bei chronischer und akuter renaler Insuffizienz

4.1 BENNHOLD, I.: Elektroencephalographische Verlaufskontrollen bei Peritonealdialysen. Verh. dtsch. Ges. inn. Med., Wiesbaden 1966. **72**, 613—617 (1967).

4.2 CADILHAC, J., M. RIBSTEIN, and R. JEAN: The EEG and metabolic disorders. Electroenceph. clin. Neurophysiol. **10**, 755 (1958).

4.3 COHN, R., L. C. KOLB, and D. W. MULDER: Electroencephalographic changes induced by water intoxication. J. nerv. ment. Dis. **106**, 513 (1947).

4.4 DAVIDSON, S., and C. W. WATSON: Hereditary light sensitive epilepsies. Neurology (Minneap.) **6**, 235 (1956).

4.5 DURR, F., E. ZYSNO u. A. NIETH: Der Einfluß der extracorporalen Hämodialyse auf das Elektroencephalogramm bei akutem und chronischem Nierenversagen. Klin. Wschr. **43**, 1140 (1965).

4.6 JACOB, J. C., P. GLOOR, O. H. ELWAN, J. L. DOSSETOR, and V. R. PATERAS: Electroencephalographic changes in chronic renal failure. Neurology (Minneap.) **15**, 419—429 (1965).

4.7 KENNEDY, A. C., A. L. LINTON, R. G. LUKE, and S. RENFREW: Electroencephalographic changes during hemodialysis. Lancet **1963 I**, 408—411.

4.8 KLINGLER, M.: EEG observations in uremia. Electroenceph. clin. Neurophysiol. **6**, 519 (1954).

4.9 LOCKE, S., J. P. MERRILL, and H. R. TYLER: Neurologic complications of acut uremia. Arch. intern. Med. **108**, 519—531 (1961).

4.10 NEKHOROCHEFF, I.: Metabolic abnormalities and the EEG in childhood. Electroenceph. clin. Neurophysiol. **6**, 164 (1954).

4.11 PRILL, A.: Neurologische Komplikationen unter Peritonealdialyse. In: Peritonealdialyse. Hrsg. F. SCHELER. München: Urban & Schwarzenberg 1967.

4.12 —, E. QUELLHORST u. F. SCHELER: Epilepsy, clinical and electroencephalographical findings among patients with renal insufficiency. In: The physiopathogenesis of the epilepsies. Ed. by H. GASTAUT et al. Springfield (Ill.): Thomas 1969 (in press).

4.13 —, E. VOLLES, E. QUELLHORST, A. GOTTESLEBEN u. F. SCHELER: Beobachtungen über akute nephrogene Elektrolyt- und Wasserhaushaltstörungen in ihren Auswirkungen auf das Zentralnervensystem. In: Hydrodynamik, Säure-Basen- und Elektrolythaushalt im Liquor und Nervensystem. Hrs. G. KIENLE. Stuttgart: Thieme 1967.

4.14 — —, F. SCHELER u. E. QUELLHORST: Verlaufsbeobachtungen neurologischer und hirnelektrischer Befunde bei chronischer Niereninsuffizienz und Dialysebehandlung. Verh. dtsch. Ges. inn. Med., Wiesbaden 1966. **72**, 609—613 (1967).

4.15 TYLER, II. R.: Neurological complications of acute and chronic renal failure. In: The treatment of renal failure. Ed. by J. P. MERRILL. New York-London: Grune & Stratton 1965.

4.16 UCHIHORI, M. D., D. KOBOTA, and N. NISHIOKA: Electroencephalogram of uremia, nephritis and nephrosis. Proc. VII. Ann. Meet. Japan EEG Soc., p. 88, 1957.

4.17 WATSON, C. W., E. MARCUS, R. BOWKER, and S. DAVIDSON: The "photomyoclonic response" as a manifestation of uremia; observations of uremic man and cat. Electroenceph. clin. Neurophysiol. **10**, 364 (1958).

4.18 ZYSNO, E., F. DÜRR, H. E. REICHENMILLER u. H. NIETH: EEG-Untersuchungen bei urämischen Encephalopathien unter intermittierender Peritonealdialyse. Verh. dtsch. Ges. inn. med., Wiesbaden 1966. **72**, 227—229 (1967). — Zbl. ges. Neurol. Psychiat. **186**, 489 (1966).

5. Cerebrale Krampfanfälle bei Azotämie und Urämie

5.1 BERLINER, R. W.: Outline of renal physiology. In: Diseases of the kidney. Ed. by M. B. STRAUSS and L. G. WELT. Boston: Little, Brown & Co. 1963.

5.2 BRADLEY, R. D., G. T. SPENCER, and S. J. G. SEMPLE: Rate of change of CSF pCO_2 and HCO_3 in acid-base disturbances in man. In: Cerebrospinal fluid and the regulation of ventilation. Ed. by CH. McC. BROOKS et al. Oxford: Blackwell 1965.

5.3 FRANKENHAEUSER, B.: The effect of calcium on the myelinated nerve fibre. J. Physiol. (Lond.) **137**, 245 (1957).

5.4 —, and A. L. HODGKIN: The action of calcium on the electrical properties of squid axon. J. Physiol. (Lond.) **137**, 218 (1957).

5.5 GASTAUT, H.: Sémiologie et physiopathogénie des crises épileptiques géneralisées. Helv. med. Acta **30**, 319—337 (1963).

5.6 —, and M. FISHER-WILLIAMS: The physiopathology of epileptic seizures. Handbook of Physiology, Sect. I Neurophysiology, Vol. I, pp. 329—363. Washington (D. C.): Amer. Physiol. Soc. 1959.

5.7 GOTTSTEIN, U.: Zirkulation, Sauerstoff- und Glukosestoffwechsel des Gehirns bei den Encephalopathien. Verh. dtsch. Ges. inn. Med., Wiesbaden 1966. **72**, 185—198 (1967).

5.8 GRÜNTHAL, E., u. M. REMY: Über die Wirkung des Thalamusausfalles auf das EEG des Menschen. Mschr. Psychiat. Neurol. **124**, 263—272 (1952).

5.9 HESS, R.: The influence of stereotactic lesions on the EEG. Electroenceph. clin. Neurophysiol. Suppl. **19**, 166—171 (1961).

5.10 HEYMAN, A., J. L. PATTERSON, and R. W. JONES: Cerebral circulation and metabolism in uremia. Circulation **3**, 588 (1951).

5.11 JACOB, J. C., P. GLOOR, D. H. ELWAN, J. B. DOSSETOR, and V. R. PATERAS: Electroencephalographic changes in chronic renal failure. Neurology (Minneap.) **15**, 419—429 (1965).

5.12 JASPER, H., and J. VAN BUREN: Interrelationship between cortex and subcortical structures: clinical electroencephalographic studies. Electroenceph. clin. Neurophysiol. Suppl. **4**, 168—188 (1953).

5.13 KENNEDY, A. C., A. L. LINTON, and J. C. EATON: Urea levels in cerebrospinal fluid after hemodialysis. Lancet **1962 I**, 410—411.

5.14 KREINDLER, A.: Experimental epilepsy. Progress in Brain Research. Vol. 19. Amsterdam: Elsevier 1965.

5.15 LOCKE, S., J. P. MERRILL, and H. R. TYLER: Neurologic complications of acute uremia. Arch. intern. Med. **108**, 519—531 (1961).

5.16 LOESCHKE, H. H., H. P. KOEPCHEN u. K. H. GERTZ: Über den Einfluß von Wasserstoffionenkonzentration und CO_2-Druck im Liquor cerebrospinalis auf die Atmung. Pflügers Arch. ges. Physiol. **266**, 569—585 (1958).

5.17 NIEDERGERKE, R., u. R. STAMPFLI: Die Kohlensäurewirkung an der einzelnen markhaltigen Nervenfaser bei Rheobasenbestimmungen. Pflügers Arch. ges. Physiol. **258**, 95—102 (1953).

5.18 OLSEN, S.: The brain uremia. Acta psychiat. scand. Suppl. **156** (1961).

5.19 PRILL, A.: Elektrophysiologische Differenzierung der Spontanaktivität bei neuromuskulären Erkrankungen und Myotonien. In: Progressive Muskeldystrophie, Myotonie, Myasthenie. Hrsg. E. KUHN. Berlin-Heidelberg-New York: Springer 1966.

5.20 —, E. QUELLHORST, and F. SCHELER: Epilepsy, clinical and electroencephalographical findings among patients with renal insufficiency. In: The physiopathogenesis of the epilepsies. Ed. by H. GASTAUT et al. Springfield (Ill.): Thomas 1969 (in press).

5.21 ROGER, A., and H. GASTAUT: Electroclinical correlations in 36 cases of vascular syndroms of the brain stem. Electroenceph. clin. Neurophysiol. **6**, 164 (1954).

5.22 ROSSIER, P. H., u. A. BÜHLMANN: Das Säure-Basen-Gleichgewicht im Liquor. In: Hydrodynamik, Säure-Basen- und Elektrolythaushalt in Liquor und Nervensystem. Hrsg. G. KIENLE. Stuttgart: Thieme 1967.

5.23 SCHEINBERG, P.: Effects of uremia on cerebral blood flow and metabolism. Neurology (Minneap.) **4**, 101—105 (1954).

5.24 SCHEITLIN, W., u. A. HUNZIKER: Die Beeinflussung des Liquormechanismus durch Hämodialyse beim urämischen Patienten. Schweiz. med. Wschr. **92**, 673—676 (1962).

5.25 SCHNEIDER, M.: Durchblutung und Sauerstoffversorgung des Gehirns. Verh. dtsch. Ges. Kreisl.-Forsch. **19**, 3 (1953).

5.26 SCHULTE, F. J.: Bioelektrische Reaktionen des peripheren Nervensystems bei Hypocalcämie, Spasmophilie, Tetanie. Z. Kinderheilk. **90**, 150—166 (1964).

5.27 SCHWAB, M.: Das Säure-Basen-Gleichgewicht im arteriellen Blut und Liquor cerebrospinalis bei chronischer Niereninsuffizienz. Klin. Wschr. **40**, 765—772 (1962).

5.28 — Die Liquorelektrolyse bei normalem und gestörtem Elektrolythaushalt. In: Hydrodynamik, Säure-Basen- und Elektrolythaushalt im Liquor und Nervensystem. Hrsg. G. KIENLE. Stuttgart: Thieme 1967.

5.29 SELDIN, D. W., N. W. CAETER, and F. C. RECTOR, JR.: Consequences of renal failure and their management. In: Diseases of the kidney. Ed. by M. B. STRAUSS and L. G. WELT. Boston: Little, Brown & Co. 1963.

5.30 SHANES, A. M.: Electrochemical aspects of physiological and pharmacological in excitable cells. II. The action potential and excitation. Pharmacol. Rev. **10**, 165 (1958).

5.31 SWANSON, A. G., and O. A. ISERI: Acute encephalopathy due to water intoxication. New Engl. J. Med. **258**, 811 (1958).

5.32 TUCKER, J. S.: The electroencephalogram in brain stem vascular diseases. Electroenceph. clin. Neurophysiol. **10**, 405—416 (1958).

5.33 TYLER, H.: Neurological complications of acute and chronic renal failure. In: The treatment of renal failure. Ed. by J. P. MERRILL. New York: Grune and Stratton (1965 a).

5.34 — Neurological complications of dialysis transplantations and other forms of treatment in chronic uremia. Neurology (Minneap.) **15**, 1081—1088 (1965 b).

5.35 VAN DER DRIFT, J. H. A.: Primary thalamic lesions. Electroenceph. clin. Neurophysiol. Suppl. **19**, 125—137 (1961).

5.36 WATSON, C. W., E. MARKUS, R. BOWKER, and S. DAVIDSON: The "photomyoclonic response" as one manifestation of uremia. Electroenceph. clin. Neurophysiol. **10**, 364 (1958).

5.37 WOODBURY, D. M., A. KOCH, and A. VERNADAKIS: Relation between excitability and metabolism in brain as elucidated by anticonvulsant drugs. Neurology (Minneap.) **8**, Suppl. 1, 113—116 (1958 a).

5.38 —, L. ROLLINS, M. D. GARDNER, W. L. HIRSCH, J. R. HOGAN, M. L. RALLISON, G. S. TANNER, and D. A. BRODIE: Effect of carbon dioxide on brain excitability and electrolytes. Amer. J. Physiol. **192**, 79—90 (1958 b).

6. Auswirkungen der Dialyse auf das Zentralnervensystem

6.1 ADLER, S., A. ROY, and A. S. REIMAN: Intracellular acid-base regulation. I. The response of muscle cells to changes in CO_2 tension or extracellular bicarbonate concentration. J. clin. Invest. **44**, 8 (1965 a).

6.2 — — — Intracellular acid-base regulation. II. The interaction between CO_2 tension and extracellular bicarbonate in the determination of muscle cell pH. J. clin. Invest. **44**, 21 (1965 b).

6.3 AGREST, A., and E. E. ROEHR: Relaction electrolitica y acidobasica entre sangre arterial y liquido cefalorraquidea en trastornos del equilibrio acido-base. Medicina (B. Aires) **23**, 173 (1963); zit. bei POSNER et al. (1965).

6.4 BENNHOLD, I.: Elektroencephalographische Verlaufskontrollen bei Peritonealdialysen. Verh. dtsch. Ges. inn. Med., Wiesbaden 1966. **72**, 613—617 (1967).

6.5 BISSOLD, D.: Die Wirkung von Magnesium auf die Nerventätigkeit. Psychiat. Neurol. med. Psychol. (Lpz.) **17**, 104 (1963).

6.6 BLUMENTALS, A. S., A. EICHENHOLZ, and R. O. MULHAUSEN: Acid-base balance changes during hemodialysis. Metabolism **14**, 667—673 (1965).

6.7 COPE, F. W.: A theory of ion transport across cell surfaces by a process analogous to electron transport across liquid-solid interfaces. Bull. math. Biophys. **27**, 99—109 (1965).

6.7a COWIE, J., A. T. LAMBIE, and J. J. ROBSON: Influence of extracorporal dialysis on acid-base composition of blood and cerebrospinal fluid. Clin. Sci. **23**, 397 (1962).

11*

6.8   Del Castillo, J., and L. Engbaek: The nature of the neuromuscular block produced by magnesium. J. Physiol. (Lond.) **124**, 370 (1954).

6.9   —, and B. Katz: The effect of magnesium on the activity of motor nerve endings. J. Physiol. (Lond.) **124**, 553 (1954).

6.10 Eccles, J. C.: The physiology of synapsis. Berlin-Göttingen-Heidelberg: Springer 1964.

6.11 Edel, H. H., H. J. Gurland, E. Renner, J. Eigler u. E. Buchborn: Das Verhalten des Blut-Liquorgradienten bei Azotämie und ihre Beeinflussung durch die Hämodialyse. Klin. Wschr. **43**, 1081—1086 (1965).

6.12 Fabre, J.: Ödeme und ihre Behandlung. Documenta Geigy, Acta clinica Nr. 1 (1961).

6.13 Gauer, O. H.: Das Blutvolumen und seine Kontrollmechanismen. Melsunger med. Mittlg. **39**, 7—14 (1965).

6.14 —, and J. P. Henry: Circulatory basis of fluid volume control. Physiol. Rev. **43**, 432 (1963).

6.15 —, and H. L. Thorn: Properties of veins in vivo: integrated effects of their smooth muscle. Physiol. Rev. **42**, 283 (1962).

6.16 Hampers, C. L., J. J. Skillman, J. H. Lyons, J. E. Olsen, and J. P. Merrill: A hemodynamic evaluation of bilateral nephrectomy and hemodialysis in hypertensive man. Circulation **35**, 272—288 (1967).

6.17 Heinz, E.: Transport through biological membrane. Ann. Rev. Physiol. **29**, 21 (1967).

6.18 Hutter, O. F., and K. Kostial: Effects of magnesium and calcium ions on the release of acetylcholine. J. Physiol. (Lond.) **124**, 234 (1954).

6.19 Kennedy, A. C., A. L. Linton, and J. C. Eaton: Urea levels in cerebrospinal fluid after hemodialysis. Lancet **1962 I**, 410—411.

6.20 — —, R. G. Luke, and S. Renfrew: Electroencephalographic changes during hemodialysis. Lancet **1963 I**, 408—411.

6.21 Kessel, M., R. Baethke, I. Bennhold, J. G. Fernandez, L. Molina u. A. Scholz: Einführung in die Peritonealdialysetherapie. Melsunger med. Mittlg. **41**, Supl. 1 (1967).

6.22 Klaus, D.: Die Dehydration. Therapiewoche **17**, 543 (1967).

6.23 Kleemann, Ch. R., H. Davson, and E. Levin: Urea transport in the central nervous system. Amer. J. Physiol. **203**, 739—749 (1962).

6.24 Klütsch, K., A. Heidland u. E. Scheitza: Beziehungen zwischen Verschiebung des intravasalen Volumens und des Körpergewichtes bei Peritonealdialyse. In: Peritonealdialyse. Hrsg. F. Scheler. München: Urban & Schwarzenberg 1967.

6.25 Johnson, W. J., R. D. Wagoner, J. C. Hunt, G. J. Mueller, and G. A. Hallenbeck: Long-term intermittent hemodialysis for chronic renal failure. Proc. Mayo Clin. **41**, 73—93 (1966).

6.26 Leaf, A.: Membran effects of antidiuretic hormone. Amer. J. Med. **42**, 745—756 (1967).

6.27 Leusen, I.: Aspects of the acid-base balance between blood and cerebrospinal fluid. In: Cerebrospinal fluid and the regulation of ventilation. Ed. by Ch. McC. Brooks et al. Oxford: Blackwell 1965.

6.28 Maher, J. F., and G. E. Schreiner: Hazards and complications of dialysis. New Engl. J. Med. **273**, 370—377 (1965).

6.29 Merrill, J. P.: Dialytic methods of treatment. In: Diseases of the kidney. Ed. by M. B. Strauss and L. G. Welt. Boston: Little, Brown & Co. 1963.

6.30 — The treatment of renal failure, 2ed Ed. New York-London: Grune & Stratton 1965.

6.31 Nieth, H., P. Schollmeyer u. W. Kaufmann: Therapie der renalen Acidose. In: Peritonealdialyse. Hrsg. F. Scheler. München: Urban & Schwarzenberg 1967.

6.32 Pauli, H. G., C. Vorbuger, and F. Reubi: Chronic derangements of cerebrospinal fluid acid-base components in man. J. appl. Physiol. **17**, 993 (1962).

6.33 Peterson, H.: Acute encephalopathy occuring during hemodialysis. The reverse urea effect. Arch. intern. Med. **113**, 877 (1964).

6.34 Posen, G. A.: Mg-metabolism in patients in chronic hemodialysis. E.D.T.A., Fourth Congr., Paris 1967.

6.35 Posner, J. B., and F. Plum: Spinal fluid pH and neurologic symptoms in systemic acidosis. New Engl. J. Med. **277**, 605—613 (1967).

6.36 —, A. G. Swanson, and F. Plum: Acid-base-balance in cerebrospinal fluid. Arch. Neurol. (Chic.) **12**, 479—496 (1965).

6.37 PRILL, A.: Neurologische Komplikationen unter Peritonealdialyse. In: Peritonealdialyse. Hrsg. F. SCHELER. München: Urban & Schwarzenberg 1967.

6.38 —, E. VOLLES, E. QUELLHORST, A. GOTTESLEBEN u. F. SCHELER: Beobachtungen über akute nephrogene Elektrolyt- und Wasserhaushaltstörungen in ihren Auswirkungen auf das Zentralnervensystem. In: Hydrodynamik, Säure-Basen- und Elektrolythaushalt im Liquor und Nervensystem. Hrsg. G. KIENLE. Stuttgart: Thieme 1967.

6.39 QUELLHORST, E., G. MIETZSCH, H. HENNING u. F. SCHELER: Verbesserte Wirkung der Peritonealdialyse durch Ultrafiltration. Dtsch. med. Wschr. 92, 1417—1421 (1967).

6.40 —, B. WILLMS u. F. SCHELER: Erfahrungen mit der intermittierenden Dialysebehandlung chronisch Nierenkranker. Verh. dtsch. Ges. inn. Med., Wiesbaden 1966. 72, 407—411 (1967).

6.41 RAPOPORT, S., C. D. WEST, and W. A. BRODSKY: Salt losing conditions: renal defect in tuberculous meningitis. J. Lab. clin. Med. 37, 550—561 (1951).

6.42 REED, D. J., and D. M. WOODBURY: Effect of hypertonic urea on cerebrospinal fluid pressure and brain volume. J. Physiol. (Lond.) 164, 252—264 (1962a).

6.43 — — Effect of urea and acetazolamid on brain volume and cerebrospinal fluid pressure. J. Physiol. (Lond.) 164, 265—273 (1962b).

6.44 RIECKER, G.: Encephalopathien als Folge von Elektrolytstörungen (unter besonderer Berücksichtigung der Niereninsuffizienz). Verh. dtsch. Ges. inn. Med., Wiesbaden 1966. 72, 125—141 (1967).

6.45 ROBIN, E. D.: Acid-base relations between spinal fluid and arterial blood with reference to control of ventilation. J. appl. Physiol. 13, 385 (1958).

6.46 ROSSIER, P. A., and A. BÜHLMANN: Das Säure-Basen-Gleichgewicht im Liquor. In: Hydrodynamik, Säure-Basen- und Elektrolythaushalt im Liquor und Nervensystem. Hrsg. G. KIENLE. Stuttgart: Thieme 1967.

6.47 SARTORIUS, H., u. H. LEMPERLE: Änderungen des Säure-Basen-Zustandes während und nach Behandlung mit extracorporaler Dialyse. Münch. med. Wschr. 38, 1865 (1963).

6.48 SZENTAGOTHAI, J., u. B. HALASZ: Regulation des endokrinen Systems über Hypothalamus. In: Die Nervenphysiologie im gegenwärtigen Licht. Nova Acta Leopoldina (N. F.) 28, 227—248 (1964).

6.49 SCHEITLIN, W., u. A. HUNZIKER: Die Beeinflussung des Liquormechanismus durch Hämodialyse beim urämischen Patienten. Schweiz. med. Wschr. 92, 673—676 (1962).

6.50 SCHELER, F.: Peritonealdialyse. Ein Symposium. München: Urban & Schwarzenberg 1967.

6.51 SEGAL, J. R.: Electrical capacitance of ion-exchanger membranes. J. theor. Biol. 14, 11—34 (1967).

6.52 SEVERINGHAUS, J. W.: Electrochemical gradienz for hydrogen and bicarbonate ions across the blood-c.s.f.-barrier in response to acid-base balance changes. In: Cerebrospinal fluid and the regulation of ventilation. Ed. by CH. McC. BROOKS et al. Oxford: Blackwell 1965.

6.53 STEWART, W. K.: Changes in plasma electrolytes and nerve-conduction rates during chronic hemodialysis without magnesium. E.D.T.A., Fourth Congr., Paris 1967.

6.54 WETZEL, E.: Hämodialyse und Peritonealdialyse. Berlin-Heidelberg-New York: Springer 1968.

6.55 WILBRANDT, W.: Aktiver Transport organischer Moleküle. In: Funktionelle und morphologische Organisation der Zelle. Berlin-Göttingen-Heidelberg: Springer 1963.

6.56 WILLMS, B., E. QUELLHORST u. H.-V. HENNING: Kohlehydratstoffwechsel bei Niereninsuffizienz. In: Peritonealdialyse. Hrsg. F. SCHELER. München: Urban & Schwarzenberg 1967.

6.57 WOLLHEIM, E.: Hämodynamik und Organdurchblutung beim Hochdruck. In: Hochdruckforschung. Hrsg. L. HEILMEYER u. H. J. HOLTMEIER. Stuttgart: Thieme 1965.

7. Nephrogene Polyneuropathie

7.1 ASBURY, A. K., M. VICTOR, and R. D. ADAMS: Uremic polyneuropathy. Trans. Amer. neurol. Ass. 87, 100—103 (1962).

7.2 — — — Uremic polyneuropathy. Arch. Neurol. Psychiat. (Chic.) 8, 413—448 (1963).

7.3 BAUER, H., u. D. SEITZ: Diabetes mellitus und Nervensystem. Dtsch. med. J. 17, 639—645 (1967).

7.4 BISCHOFF, A.: Die Ultrastruktur peripherer Nerven bei der diabetischen Neuropathie. Verh. dtsch. Ges. inn. Med., Wiesbaden 1966. 72, 1138—1141 (1967).

7.5 — Diabetische Neuropathie. Dtsch. med. Wschr. 93, 237—241 (1968).

7.6   Bolte, H. D., H. Menninger u. G. Riecker: Die Schwellenreizstromstärke einzelner Skelett-
      muskelzellen des Menschen bei der Niereninsuffizienz. Klin. Wschr. **44**, 337—339
      (1966).
7.7   —, G. Riecker, and D. Röhl: Measurement of membrane potential of individual muscle cells
      in normal and patient with renal insufficiency. Proc. 2. internat. Congr. Nephrology,
      Prague 1963. Excerpta med. (Amst.) Int. Congr. Ser. **78**, 114—117 (1964).
7.8   —, A. Ronneberger u. G. Riecker: Messungen von Ruhepotential und Erregbarkeit ein-
      zelner menschlicher Muskelzellen von Gesunden und Patienten mit Niereninsuffizienz.
      Verh. dtsch. Ges. inn. Med., Wiesbaden 1965. **71**, 617—618 (1966).
7.9   Buchthal, F.: An introduction to electromyography. Kobenhagen: Scandinavian University
      Books, Gyldendal 1957.
7.10 Callaghan, N.: Restless legs syndrome in uremic neuropathy. Neurology (Minneap.) **16**,
      359—361 (1966).
7.11 Chaumont, P., J. Lefebvre et J. L. Lerique: Exploration plectrologiques au cours des
      insuffisance rénales graves. Rev. neurol. **108**, 199—201 (1963).
7.12 Coomes, F. N., G. M. Berlyne, and A. B. Shaw: Incidence of neuropathy in non dialysed
      chronic renal failure patients. Proc. of the European Dialysis and Transplant Association.
      Vol. II. Excerpta med. (Amst.) Int. Congr. Ser. **103** (1965).
7.13 Corbat, F.: Über Messungen der Leitgeschwindigkeit am peripheren Nerven und deren
      Verwertung in der Klinik. Dtsch. Z. Nervenheilk. **182**, 652 (1961).
7.14 Dobbelstein, H., B. Altmeyer, H. Edel, H. J. Gurland, R. Müller, H. Pichlmaier u.
      A. Jabour: Periphere Neuropathie bei chronischer Niereninsuffizienz, bei Dauerdialyse-
      behandlung und nach Nierentransplantation. Med. Klin. **63**, 616—622 (1968).
7.15 Erlanger, J., and H. S. Gasser: Electrical signs of nervous activity. Philadelphia: University
      Press 1937.
7.16 Fernand, V. S. V., and J. Z. Young: The size of the nerve fibers of muscle nerves. Proc. roy.
      Soc. B. **139**, 38 (1951).
7.17 Firnhaber, W., u. D. Höffler: Hypokaliämische Lähmungen bei akutem Schub einer
      chronischen Pyelonephritis? Nervenarzt **39**, 132—135 (1968).
7.18 Funck-Brentano, J. L., P. Chamont, J. P. Mery, J. Vantelon et J. Zingraff-Kok: Inérêt
      de la mesure de la vitesse de conduction nerveuse dans la surveillance des malades uremiques
      soumis à des hémodialyses répetées. Proc. of the European Dialysis and Transplant As-
      sociation 1964, p. 23—29. Amsterdam: Scholtma & Holma 1965.
7.19 — — et D. Perrin: Actualités nephrologique de l'Hôpital Necker. Edit. Med. Paris: Flam-
      marion 1965.
7.20 — et J. Vantelon: Les polynévritis des urémies chroniques traitées par hémodialysis répétées.
      Proc. of the Internat. Congr. Nephrology, Prague 1963. Excerpta med. (Amst.). Int. Congr.
      Ser. **78**, 173—175 (1964).
7.21 Grabowski, S.: Restharnmenge und Kreatininretention im Serum als Manifestationsmaßstab
      nephrogener Polyneuropathien. Dissertation Göttingen 1969. (In Vorbereitung, s. 7.41 a.)
7.22 Grollman, E. F., and A. Grollman: Toxicity of urea and its role in the pathogenesis of
      uremia. J. clin. Invest. **38**, 749—754 (1959).
7.23 Gutman, E.: Neurotrophic relations in the regenerating process. Progress in Brain Research,
      Vol. 13. Amsterdam-London-New York: Elsevier 1964.
7.24 —, and H. Hnik: The effect of use and disuse on neuromuscular function. Amsterdam-
      London-New York: Elsevier 1963.
7.25 Hegstrom, R. N., J. S. Murray, J. P. Pendras, J. M. Burnell, and B. H. Scribner: Two
      years experience with periodic hemodialysis in the treatment of chronic uremia. Trans.
      Amer. Soc. Int. Org. **8**, 266 (1962).
7.26 Henriksen, J. D.: Conduction velocity of motor nerves in normal subjects and patients with
      neuromuscular disorders. Thesis, Mayo Foundation, Graduate School of the University
      of Minnesota, 1956.
7.27 Heron, J. R., F. I. Konotey-Ahulu, S. Shaldon, and P. K. Thomas: Nerve conduction in
      chronic renal failure treated by dialysis. Proc. of the European Dialysis and Transplant.
      Association, Vol. II. Excerpta med. (Amst.) Int. Congr. Ser. **103**, 138—143 (1965).
7.28 Hillbom, E., u. E. Rechardt: Über Muskelkrämpfe und Crampuskrankheit. Ann. Med. int.
      Fenn. Suppl. **38**, **51**, 31—58 (1962).

7.29   HODES, R., M. R. LARRABEE, and W. GERMAN: The human electromyogram in response to nerve stimulation and the conduction velocity of motor axons. Arch. Neurol. Psychiat. (Chic.) **60**, 340 (1948).

7.30   HONET, J. C., R. H. JEBSEN, H. TENCKHOFF, and J. R. McDONALD: Motor nerve conduction velocity in chronic renal insufficiency. Arch. phys. Med. **47**, 647—652 (1966).

7.31   HOPF, H. C.: Untersuchungen über die Unterschiede in der Leitgeschwindigkeit motorischer Nervenfasern beim Menschen. Dtsch. Z. Nervenheilk. **183**, 579 (1962).

7.32   — Das Elektromyogramm bei Nervenreizung. Fortschr. Neurol. Psychiat. **31**, 585 (1963).

7.33   HUTCHINGS, R. H., R. M. HEGSTROM, and B. H. SCRIBNER: Glucose intolerance in patients on long-term intermittent dialysis. Ann. intern. Med. **65**, 275—285 (1966).

7.34   JARVIS, D. B., and R. M. HEGSTROM: Glucose metabolism in patients with chronic uremia receiving periodic dialysis. Clin. Res. Proc. **10**, 94 (1962).

7.35   JEBSEN, R. H., H. TENCKHOFF, and J. C. HONET: Natural history of uremic polyneuropathy and effects of dialysis. New Engl. J. Med. **277**, 327—333 (1967).

7.36   JOHNSON, E. N., and K. J. OLSEN: Clinic value of motor nerve conduction velocity determination. J. Amer. med. Ass. **172**, 2030—2035 (1960).

7.37   KAESER, H. E.: Veränderungen der Leitgeschwindigkeiten bei Neuropathien und Neuritiden. Fortschr. Neurol. Psychiat. **33**, 221—250 (1965).

7.38   KALM, H.: Diabetische Polyneuropathie. Verh. dtsch. Ges. inn. Med., Wiesbaden 1966. **72**, 1129—1137 (1967).

7.39   KATO, M.: The conduction velocity of the ulnar nerve and the spinal reflex time measured by means of the H wave in average adults and athletes. Tohoku J. exp. Med. **73**, 74—85 (1960).

7.40   KLEEMAN, CH. R., H. DAVSON, and E. LEVIN: Urea transport in the central nervous system. Amer. J. Physiol. **203**, 739—749 (1962).

7.41   KONOTEY-AHULU, F. I.: Effect of periodic dialysis on peripheral neuropathy of end-stage renal failure. Brit. med. J. **1965 II**, 1212—1215.

7.41a KRATZ, S. (geb. GRABOWSKI, S.): Restharnmenge und Kreatininretention im Serum als Manifestationsmaßstab nephrogener Polyneuropathien. Dissertation Göttingen 1969. (In Vorbereitung.)

7.42   KUNZE, K.: Neurophysiologische Untersuchungen bei diabetischer Neuropathie. Verh. dtsch. Ges. inn. Med., Wiesbaden 1966. **72**, 1175—1179 (1967).

7.43   LAMBERT, E. H.: Diagnostic value of electrical stimulation of motor nerves. In: Progress in Electromyography. Ed. by P. PINELLI. Electroenceph. clin. Neurophysiol. Suppl. **22** (1962).

7.44   LASKER, N., and H. A. BAKER: Vitamin levels in hemodialysis and intermittend peritoneal dialysis. Trans. Amer. Soc. Int. Org. **9**, 51—56 (1963).

7.45   LEHMANN, H. J.: Die Nervenfaser. In: Handbuch der mikroskopischen Anatomie des Menschen, Bd. 4 (Ergänzung zu Bd. IV/1). Berlin-Göttingen-Heidelberg: Springer 1959.

7.46   LINDHOLM, D. D., J. M. BURNELL, and J. S. MURRAY: Experience in treatment of chronic uremia in outpatient community hemodialysis center. Trans. Amer. Soc. Artif. Int. Org. **9**, 3—10 (1963).

7.47   LOCKE, S., J. P. MERRILL, and H. P. TYLER: Neurologic complications of acute uremia. Arch. intern. Med. **108**, 519—531 (1961).

7.48   MAGLADERY, J. W., and D. B. McDOUGAL, JR.: Electrophysiological studies of nerve and reflex activity in normal man. Bull. Johns Hopk. Hosp. **86**, 265 (1950).

7.49   MARIN, O. S. M., and H. R. TYLER: Hereditary interstitial nephritis associated with polyneuropathy. Neurology (Minneap.) **11**, 999—1005 (1961).

7.50   MURALT, A. v.: Neue Ergebnisse der Nervenphysiologie. Berlin-Göttingen-Heidelberg: Springer 1958.

7.51   PRESWICK, G., and D. JEREMY: Subclinical polyneuropathy in renal insufficiency. Lancet **1964 II**, 731.

7.52   PRILL, A.: Die Beeinflussung der urämischen Polyneuropathie durch die Dialysebehandlung. Vortr. v. d. Med. Gesellsch. Göttingen, 21. 7. 1966 (erscheint in: Klin. Wschr. (Referat)).

7.53   — Neurologische Komplikationen unter Peritonealdialyse. In: Peritonealdialyse, Hrsg. F. SCHELER. München-Berlin: Urban & Schwarzenberg 1967.

7.54   — Polyneuropathie als Kriterium chronischer und akuter Niereninsuffizienz. 3. Hannoversches Symposium „Diagnostik und Therapie der Nierenerkrankungen", 21./22. Februar 1969.

7.55 PRILL, A., E. VOLLES, F. SCHELER u. E. QUELLHORST: Verlaufsbeobachtungen neurologischer und hirnelektrischer Befunde bei chronischer Niereninsuffizienz. Verh. dtsch. Ges. inn. Med., Wiesbaden 1966. **72**, 609—613 (1967).

7.56 — —, W. WIGGER u. F. SCHELER: Die Entwicklung der nephrogenen Polyneuropathie in Abhängigkeit von Stoffwechselbefunden. II. Symposium über aktuelle Probleme der Dialyseverfahren und der Niereninsuffizienz, Innsbruck, Februar 1967. Diskussionsreferat in: PRILL et al. (1967). In: Hydrodynamik, Säure-Basen- und Elektrolythaushalt im Liquor und Nervensystem. Stuttgart: Thieme 1967.

7.57 RIECKER, G.: Encephalopathien als Folge von Elektrolytstörungen (unter besonderer Berücksichtigung der Niereninsuffizienz). Verh. dtsch. Ges. inn. Med., Wiesbaden 1966. **72**, 125—141 (1967).

7.58 —, u. H. D. BOLTE: Die Erfassung cellulärer Elektrolytstörungen in der klinischen Medizin. Réanimat. org. artific. **1**, 113—121 (1964).

7.59 — — Membranpotentiale einzelner Skelettmuskelzellen bei hypokaliämischer periodischer Muskelparalyse. Klin. Wschr. **44**, 804—807 (1965).

7.60 SCHIRMEISTER, J., F. STEFANI, H. WILLMANN u. H. HALLAUER: Der intrarenale Nitrofurantoin-Transport am Menschen. Klin. Wschr. **44**, 402—407 (1966).

7.61 SCRIBNER, B. H., E. B. FERGUS, S. T. BOEN, and E. D. THOMAS: Some therapeutic approaches to chronic renal insufficiency. Ann. Rev. Med. **16**, 112 (1965).

7.62 SPAAR, F.-W., u. H. ORTHNER: Über entzündliche Veränderungen mit Kerneinschlüssen in der Nebenniere (Adrenalitis inclusio-nectroticans) beim akuten Landry-Guillain-Barré-Syndrom. Dtsch. Z. Nervenheilk. **193**, 195—218 (1968).

7.63 SUCHENWIRTH, R., u. P. DAHL: Die Nitrofurantoin-Polyneuritis. Fortschr. Neurol. Psychiat. **36**, 100—115 (1968).

7.64 TASAKI, I.: Conduction of the nerve impulse. In: Handbook of Physiology, Sect. I: Neurophysiology, Vol. I, p. 75—122. Washington (D. C.): Amer. Physiol. Soc. 1959.

7.65 TENCKHOFF, H. A.: Peripheral neuropathy complicating chronic dialysis. Proc. of the Working Conference on Chronic Dialysis. Seattle: Univ. of Washington (Wash.) 1964.

7.66 —, S. T. BOEN, R. H. JEBSEN, and J. H. SPIEGLER: Polyneuropathy in chronic renal insufficiency. J. Amer. med. Ass. **192**, 1121—1124 (1965).

7.67 —, and B. H. SCRIBNER: Langzeiterfolge und Komplikationen der chronischen Dialysebehandlung. Verh. dtsch. Ges. inn. Med., Wiesbaden 1966. **72**, 645—648 (1967).

7.68 TYLER, H. R.: Neurological complications of acute and chronic renal failure. In: The treatment of renal failure. Ed. by J. P. MERRILL. New York-London: Grune & Stratton 1965a.

7.69 — Neurological complications of dialysis, transplantation and other forms of treatment in chronic uremia. Neurology (Minneap.) **15**, 1081—1088 (1965b).

7.70 —, and A. A. GOTTLIEB: Peripheral neuropathy in uremia. Proc. of the 8th Internat. Congr. of Neurology, Wien 1965, Vol. II, pp. 351—356. Wien: Med. Akademie 1965.

7.71 ULRICH, J., E. ESSLEN, F. REGLI u. A. BISCHOFF: Die Beziehungen der Nervenleitgeschwindigkeit zum histologischen Befund am peripheren Nerven. Dtsch. Z. Nervenheilk. **187**, 770—786 (1965).

7.72 VERSACI, A. A., K. J. OLSEN, P. B. McMAIN, S. NAKAMOTO, and W. J. KOLFF: Uremic polyneuropathy and motor nerve conduction velocities. Trans. Amer. Soc. Artif. Int. Org. **10**, 328—330 (1964).

7.73 VOLLES, E., A. PRILL, A. GOTTESLEBEN, S. KRATZ, H.-V. HENNING u. F. SCHELER: Die Abhängigkeit der nephrogenen Polyneuropathie vom Grad der Niereninsuffizienz und der Größe der Restharnmenge. (In Vorbereitung.)

7.74 — —, F. SCHELER u. W. WIGGER: Die Abhängigkeit der nephrogenen Polyneuropathie von der Dialysebehandlung. 67. Tgg. nrdw.-dtsch. Gesellsch. inn. Med., Lübeck 1966; Kongreßbericht: Hanseatisches Verlagskontor Lübeck 1966.

7.75 WAGMAN, J. H., and H. LESSE: Maximum conduction velocities of motor fibers of ulnar nerve in human subjects of various ages and sizes. J. Neurophysiol. **15**, 235 (1952).

7.76 WILLMS, B., E. QUELLHORST, and H. V. HENNING: Kohlehydratstoffwechsel bei Niereninsuffizienz. In: Peritonealdialyse. Hrsg. F. SCHELER. München-Berlin: Urban & Schwarzenberg 1967.

7.77 WULLEN, F.: Zur Frage der urämischen Polyneuropathie. Med. Klin. **60**, 840—843 (1965).

Sachverzeichnis